W0355652

Moses
Die Akademisierung
der Pflege
in Deutschland

Verlag Hans Huber
Programmbereich Pflege

Projektreihe der Robert Bosch Stiftung

HUBER

Simone Moses

Die Akademisierung der Pflege in Deutschland

Verlag Hans Huber

Anschrift der Autorin:
Dr. Simone Moses
Steigäckerstr. 29
73433 Aalen

Lektorat: Dr. Klaus Reinhardt
Herstellung: Daniel Berger
Bearbeitung: Ulrike Boos, Freiburg
Umschlagillustration: pinx, Wiesbaden
Umschlaggestaltung: Claude Borer, Basel
Druckvorstufe: sos-buch, Lanzarote
Druck und buchbinderische Verarbeitung: Hubert & Co., Göttingen
Printed in Germany

Bibliografische Information der Deutschen Nationalbibliothek
Die Deutsche Nationalbibliothek verzeichnet diese Publikation in der Deutschen Nationalbibliografie; detaillierte bibliografische Daten sind im Internet über http://dnb.d-nb.de abrufbar.

Anregungen und Zuschriften bitte an:
Verlag Hans Huber
Lektorat Medizin/Gesundheit
Länggass-Strasse 76
CH-3000 Bern 9
Tel: 0041 (0)31 300 45 00
E-Mail: verlag@hanshuber.com
Internet: www.verlag-hanshuber.com

1. Auflage 2015

(E-Book-ISBN [PDF] 978-3-456-95510-0)
(E-Book-ISBN [EPUB] 978-3-456-75510-6)
ISBN 978-3-456-85510-3

Inhalt

Vorwort

Es ist mir eine Freude, der Öffentlichkeit ein Buch vorlegen zu können, das einen besonders interessanten Aspekt der Krankenpflege während der letzten vierzig Jahre in der Bundesrepublik Deutschland betrifft. Dieser wichtige und besonders in Deutschland viel zu lange unterschätzte Bereich der Medizin bekommt erst seit einigen Jahren etwas mehr Aufmerksamkeit, weil sich eine nun rapide alternde Gesellschaft stärker für Fragen der Pflege interessiert. Die medizinisch-technischen Leistungen standen bisher zu sehr im Vordergrund des öffentlichen Interesses – übrigens auch in der Medizin- und Sozialgeschichtsschreibung.

Dieses Schattendasein der Pflege hing und hängt mit ihrem beruflich und fachlich ungesicherten Status zusammen. Weder richtiger Lehrberuf noch Gegenstand eines Studiums befindet sich das Berufsfeld seit langem institutionell zwischen allen Stühlen. Klar war und ist, dass eine verbesserte Qualifizierung der dort Tätigen seit langem dringend geboten war. Entsprechende Reformen, die sich zum Beispiel an den Niederlanden oder Großbritannien hätten orientieren können, wurden immer wieder im Geflecht der Interessen blockiert. Die dortigen Standards hat Deutschland immer noch nicht erreicht.

Das war die Situation, in der die Robert Bosch Stiftung Ende der 1980er-Jahre begann, sich für eine Verbesserung einzusetzen und Fördermittel dafür aufzuwenden. Wie das im Einzelnen geschah, ist eines der Themen dieses Buches, das im Auftrag der Stiftung entstand. Es ging aber um wesentlich mehr als um eine Selbstdarstellung: Angestrebt wurde eine umfassende Geschichte der Qualifizierungsbemühungen in der Pflege. Diese erhielten durch die Vereinigung der beiden deutschen Staaten weitere Impulse, da die DDR schon früh einen anderen Weg in der Pflegeausbildung beschritten hatte. Auch dies wird in dem vorliegenden Werk dargestellt. Demgegenüber wurde eine zeitgeschichtliche Analyse der Altenpflege von vornherein ausgeschlossen, da dieser große Bereich eigenständige Forschungsanstrengungen verlangt, mit denen am Institut für Geschichte der Medizin der Robert Bosch Stiftung mittlerweile begonnen wurde.

Als Archivar und Betreuer des Projekts war ich selbst erstaunt, wie spannend der trockene Stoff der Aushandlungsprozesse von Krankenhausträgern mit Verbänden sowie staatlichen und kommunalen Verwaltungen um die (Sub-)Professionalisierung der Krankenpflege sein kann. Obwohl das Material für diese Untersuchung im Wesentlichen aus den naturgemäß bürokratisch formulierten Schriftsätzen dieser Akteure und aus den Beständen des Archivs der Robert Bosch Stiftung bestand, ist es der Bearbeiterin, Frau Dr. Simone Moses, doch gelungen, ein wirklich lesenswertes Buch zu schreiben.

Da die Probleme in diesem Berufsfeld trotz erreichter Verbesserungen immer noch nicht umfassend gelöst sind, kann das Buch Orientierung für die gegenwärtigen Debatten bieten. Das ist das Beste, was Zeitgeschichtsschreibung leisten kann. Ich wünsche dem Werk viele Leser und Leserinnen.

Prof. Dr. Martin Dinges
Institut für Geschichte der Medizin der Robert Bosch Stiftung Stuttgart

1 Einleitung

1.1 Pflegeausbildung in Deutschland: der «Sonderweg» der Pflege im Ausbildungsgefüge der Bundesrepublik

Bis heute ist die Krankenpflegeausbildung in Deutschland nicht in eines der bestehenden Ausbildungssysteme eingebunden. Die dreijährige Ausbildung erfolgt an einer staatlich anerkannten Krankenpflegeschule, die mit einem Krankenhaus verbunden sein muss, und wird durch Bundesgesetz geregelt. Das Berufsbildungsgesetz findet laut Krankenpflegegesetz keine Anwendung, weshalb Krankenhäuser nicht als «Betriebe» betrachtet werden und Krankenpflegeschülerinnen und -schüler nicht als Auszubildende gelten.[1] Obwohl praxisorientiert organisiert, ist die Krankenpflegeausbildung somit keine duale Ausbildung nach dem Berufsbildungsgesetz, aber auch keine eindeutige Berufsfachausbildung. Während der Bund die übergeordnete Gesetzgebungskompetenz wahrnimmt, haben die Länder eine Aufsichtsfunktion und können rahmengebenden Einfluss auf die curriculare Entwicklung nehmen. Hierfür sind aber nicht wie im sonstigen schulischen Bereich die Kultusministerien zuständig, sondern die jeweilige oberste Gesundheitsbehörde und die ihr nachgeordneten Behörden.[2] Außerdem müssen die Schulleiter und Lehrkräfte an Krankenpflegeschulen keine Lehramtsprüfung nachweisen, werden die Kosten der Ausbildung im Wesentlichen von den Krankenhäusern getragen, an die die Schulen angeschlossen sind, und gelten für die «Schülerinnen und Schüler» tarifvertrag

1 Vgl. z. B. Schmidbaur, Marianne: Vom «Lazaruskreuz» zu «Pflege aktuell». Professionalisierungsdiskurse in der deutschen Krankenpflege 1903–2000. Königstein/Taunus 2002, S. 204f. Ausführlicher: Kruse, Anna-Paula: Die Krankenpflegeausbildung in ihrer unklaren Stellung zwischen dualer Ausbildung und Berufsfachschulausbildung und die Bestrebungen um eine Integration in das Bildungssystem (Sekundarstufe II). Diplomarbeit. Sonderdruck aus der Deutschen Krankenpflegezeitschrift. September, Oktober, November und Dezember 1978.

2 Siehe Schmidbaur, Marianne: Vom «Lazaruskreuz» zu «Pflege aktuell». Professionalisierungsdiskurse in der deutschen Krankenpflege 1903–2000. Königstein/Taunus 2002, S. 205. Dies gilt jedoch nicht für Bayern!

liche Vereinbarungen.[3] Demgegenüber ist die Altenpflege in Deutschland sowohl gesetzlich als auch ausbildungsbezogen komplett von der Krankenpflege getrennt. Bis zum Inkrafttreten des Altenpflegegesetzes im August 2003 war die Ausbildung zum Altenpfleger beziehungsweise zur Altenpflegerin in den einzelnen Bundesländern unterschiedlich durch Schulgesetze, Berufsgesetze oder ministerielle Verordnungen geregelt. Da die Entwicklung der Altenpflege in Deutschland einen anderen Weg gegangen ist als die Krankenpflege und die Professionalisierungsbestrebungen in diesem Bereich ebenfalls unterschiedlich verliefen, wird in der vorliegenden Studie explizit den Entwicklungen in der Krankenpflege nachgegangen und die Altenpflege mehr oder weniger ausgeklammert.

Eine weitere Besonderheit, die die Pflege entschieden geprägt hat und noch heute spürbare Auswirkungen zeigt, ist die jahrzehntelange enge Verbindung der Krankenpflege zu christlich-religiösen Gemeinschaften. Aus diesem Grund wurden Ausbildungsfragen oft im Zusammenhang mit der christlichen Verpflichtung zur Nächstenliebe diskutiert.[4] Die Pflegetätigkeit war mit einem religiösen Auftrag verbunden, so dass sich eine gute Krankenschwester weniger durch ihre Ausbildung als vielmehr durch ihre Berufung zur Barmherzigkeit auszeichnete. Als gegen Ende des 19. Jahrhunderts Arbeitnehmerorganisationen begannen, die Interessen von Krankenpflegepersonal zu vertreten, das außerhalb der konfessionellen Verbände agierte, führte vor allem diese Auffassung zu bis heute gültigen gegensätzlichen Anliegen. So legen die Schwesternschaften größten Wert auf die berufsethischen Wertvorstellungen und Normen, während die Arbeitnehmerorganisationen hauptsächlich arbeitsrechtliche Forderungen stellen. Dies schließt eine weitere Ambivalenz mit ein. Vorschläge zur Ausbildungsverbesserung wurden immer wieder mit der Forderung nach besseren Arbeitsbedingungen verbunden, wodurch dem Personalmangel entgegengesteuert werden sollte, während gleichzeitig erhöhte Ausbildungsanforderungen oft mit dem Hinweis auf den Schwesternmangel abgewehrt wurden.[5]

---

3 Kruse, Anna-Paula: Die Krankenpflegeausbildung in ihrer unklaren Stellung zwischen dualer Ausbildung und Berufsfachschulausbildung und die Bestrebungen um eine Integration in das Bildungssystem (Sekundarstufe II). Diplomarbeit. Sonderdruck aus der Deutschen Krankenpflegezeitschrift. September, Oktober, November und Dezember 1978, S. 1f.

4 Vgl. Kruse, Anna-Paula: Krankenpflegeausbildung seit Mitte des 19. Jahrhunderts. 2., überarb. Aufl. Stuttgart/Berlin/Köln 1995 (Erstauflage: 1987).

5 Ebd., S. 10.

Durch die enge Verbindung mit einem religiös begründeten Gehorsam und die dadurch geförderte berufliche Bescheidenheit wurde die jahrhundertelange Fremdbestimmung durch die Medizin begünstigt. Die Pflege wurde so als eigenständige gesellschaftlich wichtige Aufgabe erst spät wahrgenommen.[6] Obwohl im Krankenpflegegesetz von 1985 als Ausbildungsziel die «verantwortliche Mitwirkung bei der Verhütung, Erkennung und Heilung von Krankheiten» genannt wird,[7] dürfen Pflegekräfte nur auf ärztliche Anordnung hin tätig werden und tragen lediglich die Verantwortung für deren fachkundige Umsetzung. Als «Heilhilfsberuf» bezeichnet, wird so pflegerisches Tun auf handwerkliches Handeln reduziert, in dem eigenständiges Denken und Planen nicht vorgesehen sind. Der schwer zu fassende Charakter der Pflege erhielt zwar mit der Neufassung des Gesetzes 2004 ein deutlicheres Gesicht, heißt es doch ausführlicher:

> *Die Pflege [...] ist dabei unter Einbeziehung präventiver, rehabilitativer und palliativer Maßnahmen auf die Wiedererlangung, Verbesserung, Erhaltung und Förderung der physischen und psychischen Gesundheit der zu pflegenden Menschen auszurichten.*[8]

Trotzdem gelang es bisher nicht, eine auf die ursprüngliche Pflegearbeit bezogene Definition zu entwickeln. Das Fehlen eines rational begründeten Begriffs von Pflege erwies und erweist sich als weiteres Problem. So lässt sich das im Gesetz formulierte Ausbildungsziel ohne eine klare Pflegedefinition nicht erreichen.[9] Nur wenn die Pflegepraxis wissenschaftlich fundiert wird und ohne ärztlichen Einfluss agieren kann, können Pflegende eigenverantwortlich neue Aufgaben übernehmen. Zentrales Argument für eine bessere wissenschaftliche Qualifizierung sind die vielfältigen gesellschaftlichen Veränderungsprozesse, die tiefgreifend auf das Gesundheitswesen einwirken und zu neuen und eigenständigen Aufgaben im Pflegebereich führen werden. Argumentiert wird mit den demografischen Veränderungen und dem sich daraus ableitenden erheblich wachsenden Pflegebedarf in der

---

6 Vgl. dazu Bartholomeyczik, Sabine: Zur Entwicklung der Pflegewissenschaft in Deutschland. In: Pflege 12 (1999), Nr. 3, S. 158–162, hier S. 161.

7 Siehe § 4 Absatz 1 Gesetz über die Berufe in der Krankenpflege vom 4. Juni 1985.

8 § 3 Absatz 1 Gesetz über die Berufe in der Krankenpflege vom 1. Januar 2004.

9 Vergleiche dazu auch Mischo-Kelling, Maria: Zur Ausbildung in der Pflege. In: Mischo-Kelling, Maria; Wittneben, Karin (Hrsg.): Pflegebildung und Pflegetheorien. München/Wien/Baltimore 1995, S. 207–251.

Versorgung und Betreuung chronisch kranker und behinderter Menschen aller Altersstufen.[10]

Durch seine Entstehungsgeschichte und seine Konstitutionsbedingungen – zurückzuführen auf die historisch begründete Einbindung in die Arbeits- und Lebensgemeinschaften konfessioneller Schwesternschaften und «auf die enge Verknüpfung zwischen Berufsausbildung und Berufsausübung in der Krankenpflege und den spezifischen Anforderungen des Dienstleistungsbetriebes Krankenhaus»[11] – ist der Pflegeberuf in Deutschland in einzigartiger Weise geprägt. Im Vergleich zu anderen europäischen Staaten und zum angloamerikanischen Raum erscheint die Pflege in Deutschland überholt und nicht mehr zeitgemäß. Mit Blick auf die Regelungen anderer Staaten bemüht sich die Pflege in Deutschland seit Jahrzehnten um eine Modernisierung. Die dabei immer wieder bemühte Zauberformel heißt «Professionalisierung». Von ihr

> *versprach und verspricht man sich die Beseitigung der als «sonderbar» beschriebenen Merkmale des oder der Pflegeberufe; man verspricht sich Gleichwertigkeit mit der Medizin, Klarheit in der Arbeitsteilung mit der Medizin und Gleichberechtigung in der Geltung je eigener beruflicher Perspektiven; man verspricht sich auch erhöhtes gesellschaftliches Ansehen, und letztlich auch die Lösung konkreter Probleme der Berufsgruppe wie etwa die Verbesserung von Arbeitsbedingungen und Tariferhöhungen sowie die Förderung der Verweildauer im Beruf. Professionalisierung meint aber auch Verbesserung der Qualität der Pflege durch deren wissenschaftliche Fundierung durch die fallbezogene Planung und Evaluierung des pflegerischen Handelns.*[12]

Im Verlauf der 1970er-Jahre traten vor allem zwei Problemfelder im Bereich der Krankenpflege immer deutlicher zutage: der schon seit dem Ende der 1950er-Jahre bestehende Personalmangel und die ungenügenden Qualifizierungsmöglichkeiten, die die Pflege daran hinderten, der Bedeutung,

10 Dazu beispielsweise Krampe, Eva-Maria: Emanzipation durch Professionalisierung? Akademisierung des Frauenberufs Pflege in den 1990er-Jahren: Erwartungen und Folgen. Frankfurt a. M. 2009, S. 107 f.

11 Siehe Kruse, Anna-Paula: Die Krankenpflegeausbildung in ihrer unklaren Stellung zwischen dualer Ausbildung und Berufsfachschulausbildung und die Bestrebungen um eine Integration in das Bildungssystem (Sekundarstufe II). Diplomarbeit. Sonderdruck aus der Deutschen Krankenpflegezeitschrift. September, Oktober, November und Dezember 1978, S. 2.

12 Siehe Bollinger, Heinrich; Gerlach, Anke; Grewe, Annette: Die Professionalisierung der Pflege zwischen Traum und Wirklichkeit. In: Pundt, Johanne (Hrsg.): Professionalisierung im Gesundheitswesen. Positionen – Potenziale – Perspektiven. Bern 2006, S. 76–92, S. 76 f., Zitat S. 77.

die ihr im Gesundheitswesen zukam, gerecht zu werden. Seit dieser Zeit gibt es in Deutschland intensive Bemühungen, die berufliche Situation von Pflegekräften zu verbessern. So wurde begonnen, die Pflege wissenschaftlich zu fundieren, indem angloamerikanische Pflegetheorien und -modelle rezipiert und zum Teil in die Pflegeausbildung integriert wurden. Die Einrichtung von Fachakademien sollte den Bildungsstand in der Pflege erhöhen. Immer wieder wurden Vorstöße zur Einrichtung von Pflegekammern gemacht und auch die Gründung einer eigenständigen Pflegegewerkschaft diskutiert. Es gelang, die Arbeitssituation der Pflegenden zu verbessern und das öffentliche Bild der Pflege positiv zu beeinflussen.[13] Neben einzelnen Krankenschwestern, die nach dem Zweiten Weltkrieg die Möglichkeit einer Weiterbildung im Ausland ergriffen hatten und nach ihrer Rückkehr in die Bundesrepublik dafür kämpften, den Stellenwert der Krankenpflege durch eine Akademisierung voranzutreiben, leisteten weitere Akteure wichtige Beiträge zur Lösung dieser Problematik. Krankenpflegeverbände, Gewerkschaften, Politik und private Organisationen setzten sich mit dem «Schwesternmangel» und den Defiziten in der Qualifizierung auseinander und suchten nach Möglichkeiten, die oftmals kontrovers diskutiert wurden.

Auch die Robert Bosch Stiftung nahm angesichts der zunehmend schwierigen Lage die Pflege seit den 1970er-Jahren verstärkt in den Blick ihrer Fördertätigkeiten und richtete in den 1980er-Jahren einen Pflege-Schwerpunkt ein. 1992 gelang es, mit der Denkschrift «Pflege braucht Eliten» Akzente zu setzen, und zu einer deutlich verbesserten Ausbildung des Leitungs- und Pflegepersonals beizutragen und dieses auch in Organisations- und Führungsfragen zu qualifizieren. In der folgenden Untersuchung sollen zum einen die Akteure der Qualifizierung der Pflege in Deutschland näher betrachtet und zum anderen die Aktivitäten der Robert Bosch Stiftung im gesellschaftlichen und politischen Kontext analysiert werden, um den Anteil der Stiftung am Gesamtprozess einschätzen zu können. Angesichts der demografischen Veränderungen, der Rationalisierung im Akutkrankenhaus, der geringen Wertschätzung der Pflege im Verhältnis zu medizinisch-therapeutischen Leistungen und der sinkenden Attraktivität der Pflegeberufe kommen auf die Pflege neue Herausforderungen, Brüche und Zäsuren zu. In diesem Zusammenhang bleibt die Frage nach einer Aka-

13 Siehe Bollinger, Heinrich; Grewe, Annette: Die akademisierte Pflege in Deutschland zu Beginn des 21. Jahrhunderts. Entwicklungsbarrieren und Entwicklungspfade. In: Jahrbuch für kritische Medizin 37. Qualifizierung und Professionalisierung. Hamburg 2002, S. 43–59, hier S. 44.

demisierung der Pflege beständig aktuell. Inwieweit es den Akteuren bisher gelungen ist, diese voranzutreiben, soll im Folgenden geklärt werden.

1.2 Die bundesdeutsche Krankenpflegeausbildung Ende der 1950er-Jahre und in den 1960er-Jahren

Bis 1957 wurde die Krankenpflegeausbildung in Deutschland weitgehend durch das Krankenpflegegesetz von 1938 geregelt, das auf einem Gesetz vom 1. Juni 1907 fußte. Gegenstand dieser ländergesetzlichen Regelung war zwar die Einführung einer staatlich anerkannten Krankenpflegeausbildung, die mit einer ebenfalls staatlich anerkannten Krankenpflegeprüfung abgeschlossen wurde, aber keine Voraussetzung für die Ausübung des Berufes darstellte. Da dem Gesetz zufolge als Krankenpflegeschulen nur Krankenanstalten in Frage kamen, die bestimmte Kriterien erfüllten, geriet die Pflegeausbildung endgültig in den Zuständigkeitsbereich der Krankenhäuser, die nun ganz nach eigenem Ermessen ihr Personal ausbilden konnten. Diese Anbindung erlaubte es, das Ausbildungsgeschehen sehr eng in den Krankenhausbetrieb einzubinden, was sich nicht immer als Vorteil für die Schülerinnen erwies, deren Arbeitskraft auf den Stellenplan der Klinik angerechnet wurde. Auch standen die Schulen unter ärztlicher Leitung, wodurch der ärztliche Einfluss auf die Krankenpflegeausbildung gefestigt wurde.[14] Mit dem Krankenpflegegesetz von 1938, das nach dem Zweiten Weltkrieg weiterhin Gültigkeit hatte, wurden erstmalig reichseinheitliche Ausbildungsbestimmungen festgelegt. Die Schwesternschülerinnen mussten das 18. Lebensjahr vollendet und die Schule mit dem Volksschulabschluss beendet haben. Außerdem wurde der Nachweis über eine einjährige hauswirtschaftliche Tätigkeit verlangt. Während der eineinhalbjährigen Ausbildung waren lediglich 200 Stunden theoretischer Unterricht vorgesehen, der zur Hälfte von Ärzten erteilt werden musste.[15]

14 Vgl. Wanner, Bernd: Lehrer zweiter Klasse? Historische Begründung und Perspektiven der Qualifizierung von Lehrerinnen und Lehrern der Pflege. 2. Aufl., überarb. und erw. von Claudia Bischoff, Frankfurt a. M. 1993 (Erstauflage: 1987), S. 79f. Siehe außerdem: Kruse, Anna-Paula: Krankenpflegeausbildung seit Mitte des 19. Jahrhunderts. 2. überarb. Aufl., Stuttgart/Berlin/Köln 1995, S. 86ff.

15 Siehe Kreutzer, Susanne: Vom «Liebesdienst» zum modernen Frauenberuf. Die Reform der Krankenpflege nach 1945. Frankfurt 2005, S. 231f.

Anfang der 1950er-Jahre war das Berufsbild der Krankenpflege noch stark religiös geprägt und basierte auf dem christlichen Gebot der Barmherzigkeit und Nächstenliebe.[16] Neben medizinischen und pflegerischen Kenntnissen wurde vor allem Wert auf eine entsprechende Persönlichkeitsbildung gelegt. Während der Ausbildung standen die Lernschwestern unter ständiger Kontrolle. Sie lebten in den Unterkünften der Krankenhäuser und bekamen von den älteren Krankenschwestern neben den nötigen praktischen Fertigkeiten das berufliche Selbstverständnis vermittelt. Der theoretische Unterricht hatte lediglich eine nachrangige Bedeutung. Selbst leitende Schwestern hatten ihre berufliche Position in der Regel ihrer langjährigen Erfahrung zu verdanken und sich keineswegs entsprechend fortgebildet.[17]

Mit der ersten bundeseinheitlichen Regelung wurde 1957 die Ausübung der Krankenpflege weiterhin nicht gesetzlich geschützt. Die Mutterhausverbände und deren parlamentarische Vertreter sperrten sich dagegen, nur examinierte Schwestern zu beschäftigen. Auch die Gewerkschaften setzten sich für ein möglichst niedriges Zulassungsniveau ein, um den Beruf für die unteren Bildungsschichten offen zu halten. Zugangsvoraussetzung zur Krankenpflegeausbildung war der Volksschulabschluss, nach dem die Krankenpflegeschülerinnen einen zweijährigen Lehrgang mit mindestens 400 Stunden theoretischen Unterricht und eine einjährige praktische Ausbildung absolvieren mussten.[18] Mit dem Krankenpflegegesetz von 1957 wurde die Ausbildung nur wenig verändert. Wie bisher sollte die Krankenpflege überwiegend praktisch erlernt werden. Neu war, dass die Schulen jetzt nicht mehr nur von einem Arzt geleitet werden konnten, sondern auch von einer leitenden Schwester oder von einem Arzt und einer leitenden Schwester zusammen.[19]

Die Weiterbildung in der Krankenpflege war nicht gesetzlich geregelt, so dass die Schwesternschaften die Weiterbildung ihrer Mitglieder und damit deren Qualifizierung zur Übernahme von Leitungsfunktionen in Eigenregie übernahmen. Finanziert wurde die Weiterbildung in der Regel von den Kursteilnehmern selbst. 1953 gründete beispielsweise der Agnes-Karll-Verband in Westberlin die «Agnes-Karll-Schule für Schwesternvorbildung und

16 Ebd., S.17.

17 Ebd., S. 230.

18 Schmidbaur, Marianne: Vom «Lazaruskreuz» zu «Pflege aktuell». Professionalisierungsdiskurse in der deutschen Krankenpflege 1903–2000. Königstein/Taunus 2002, S.154.

19 Vgl. Kreutzer, Susanne: Vom «Liebesdienst» zum modernen Frauenberuf. Die Reform der Krankenpflege nach 1945. Frankfurt 2005, S. 246f.

Schwesternfortbildung», die 1960 nach Frankfurt am Main verlegt wurde.[20] Karin Wittneben weist in ihrer Untersuchung zur Entwicklung von Weiterbildungsmöglichkeiten für Pflegekräfte darauf hin, dass die Nachfolgeorganisation der von Agnes Karll mitbegründeten Berufsorganisation der Krankenpflegerinnen Deutschlands im Gegensatz zur Diakonie und zum Roten Kreuz – die «als ‹freie› Träger wohl kein ausgeprägtes Interesse an einer Einflussnahme auf die Weiterbildungsgestaltung von Seiten des Staates hatten» – wahrscheinlich durchaus mit einer Weiterbildungseinrichtung in öffentlicher Trägerschaft einverstanden gewesen wären.[21] Da aber die Gründung der Schule nur mit einer einmaligen Förderung des Bundesinnenministeriums und der Unterstützung des Paritätischen Wohlfahrtsverbandes gefördert wurde, musste der laufende Schulbetrieb kostendeckend geführt werden. Der Schwesternschaft wurde so das Finanzierungs- und Berufsbildungsproblem überlassen und der Staat von seinen Bildungsaufgaben entlastet.[22] Lediglich in Berlin wurde 1957 ein zunächst sechs Monate dauernder Lehrgang unter der Trägerschaft des Senators für Gesundheit und Soziales eingerichtet, zu dem Frauen und Männer ohne Altersbegrenzung zugelassen wurden.[23] Das Besondere an diesem Lehrgang war auch die Zulassung von Krankenpflegern zur beruflichen Weiterbildung, denen es zunächst nur hier möglich war, sich fortzubilden. Erst im Laufe der 1960er-Jahre öffneten sich die «Schwesternhochschulen» nach und nach auch für männliche Pflegekräfte.[24]

Ab Ende der 1950er-Jahre begannen die Schwesternschulen die Lehrgänge für Unterrichtsschwestern deutlich auszubauen, und auch die Deutsche Krankenhausgesellschaft legte größeren Wert auf eine theoretisch fundiertere Aus- und Fortbildung. Die von der Deutschen Krankenhausgesellschaft im Mai 1963 veröffentlichten Empfehlungen für die Aus- und

20 Schmidbaur, Marianne: Vom «Lazaruskreuz» zu «Pflege aktuell». Professionalisierungsdiskurse in der deutschen Krankenpflege 1903–2000. Königstein/Taunus 2002, S. 154. Siehe außerdem: Elster, Ruth: Der Agnes-Karll-Verband und sein Einfluss auf die Entwicklung der Krankenpflege in Deutschland. Ein Beitrag zur Geschichte der Krankenpflege in Deutschland. Hrsg. vom Deutschen Berufsverband für Pflegeberufe. Frankfurt a. M. 2000, S. 136.

21 Wittneben, Karin: Zur Situation der Weiterbildung von Pflegekräften zu Pflegelehrkräften in Deutschland von 1903 bis 1993. In: Mischo-Kelling, Maria; Wittneben, Karin (Hrsg.): Pflegebildung und Pflegetheorien. München/Wien/Baltimore 1995, S. 252–291, hier S. 268.

22 Ebd., S. 269.

23 Ebd., S. 252–291, S. 273. 1974 wurde die Dauer des Lehrgangs auf 12 Monate erhöht.

24 Ebd., S. 252–291, S. 276.

Fortbildung von Krankenschwestern gingen in ihren Richtlinien weit über die Anforderungen des Krankenpflegegesetzes von 1957 hinaus.[25]

Zur selben Zeit gab es, ausgelöst durch den massiven Neu- und Ausbau im Krankenhausbereich in den 1950er-Jahren, erste Personalengpässe, die sich zunächst im ärztlichen Bereich bemerkbar machten. Dem Ärztenotstand wurde durch Anwerbung ausländischer Ärzte und einer massiven Anhebung des ärztlichen Einkommens begegnet. Dem dann entstehenden erhöhten Bedarf an Pflegekräften sollte mit einer Krankenpflegereform entgegengesteuert werden. Um den Schwesternberuf attraktiver zu machen, mussten vor allem die Arbeitsbedingungen verbessert werden. Den Krankenanstalten blieb nichts anderes übrig, als die Arbeitszeiten den Bedingungen anderer Frauenberufe anzupassen. Von 1956 an verringerte sich die Wochenarbeitszeit von anfangs 54 Stunden, über 51 Stunden von 1958 an, die 1960 auf 48 Stunden reduziert wurden, bis schließlich 1974 die 40-Stunden-Woche eingeführt wurde. Die Arbeitszeitverkürzung ließ jedoch den Personalbedarf weiter ansteigen.[26] Eine Lösung wurde in der Rationalisierung der Krankenpflege gesehen. Die Schwestern sollten von sogenannten berufsfremden Tätigkeiten wie Reinigungs- und Aufräumarbeiten entlastet werden.[27] Die bisher nach dem Prinzip der «Ganzheitspflege» organisierte Tätigkeit, in der jede Schwester ihre Patienten persönlich rund um die Uhr betreute und auch für sämtliche Reinigungsarbeiten im Krankenzimmer zuständig war, begann sich mehr und mehr auf die medizinnahe Behandlungspflege zu konzentrieren, was jedoch wiederum den Bedarf an Pflegekräften erhöhte. In der Folge beschäftigten die Krankenhäuser zunehmend Pflegehilfskräfte, die sich als neue Berufsgruppe zwischen dem Haus- und Küchenpersonal und den ausgebildeten Krankenschwestern zu etablieren begann.[28]

25 Kreutzer, Susanne: Vom «Liebesdienst» zum modernen Frauenberuf. Die Reform der Krankenpflege nach 1945. Frankfurt 2005, S. 250f.

26 Vgl. Schmidbaur, Marianne: Vom «Lazaruskreuz» zu «Pflege aktuell». Professionalisierungsdiskurse in der deutschen Krankenpflege 1903–2000. Königstein/Taunus 2002, S. 152. Siehe außerdem: Kreutzer, Susanne: Vom «Liebesdienst» zum modernen Frauenberuf. Die Reform der Krankenpflege nach 1945. Frankfurt 2005, S. 24ff.

27 Kreutzer, Susanne: Vom «Liebesdienst» zum modernen Frauenberuf. Die Reform der Krankenpflege nach 1945. Frankfurt 2005, S. 23. Siehe außerdem: Schmidbaur, Marianne: Vom «Lazaruskreuz» zu «Pflege aktuell». Professionalisierungsdiskurse in der deutschen Krankenpflege 1903–2000. Königstein/Taunus 2002, S. 152.

28 Siehe Kreutzer, Susanne: Vom «Liebesdienst» zum modernen Frauenberuf. Die Reform der Krankenpflege nach 1945. Frankfurt 2005, S. 26f.

Auf der Grundlage des Krankenpflegegesetzes von 1965 kam es im August 1966 zu einer neuen Ausbildungs- und Prüfungsverordnung, nach der die Zugangsvoraussetzung auf den Realschulabschluss und die Lehrgangsdauer auf drei Jahre festgelegt wurden, in denen mindestens 1200 Stunden theoretischer Unterricht erteilt werden musste. Die anschließende praktische Ausbildung wurde auf eineinhalb Jahre erhöht.[29] Vor allem gegen die Anhebung des Zulassungsniveaus waren zuvor starke Bedenken geäußert worden, da bei den Befürwortern der Volksschulbildung die Sorge im Vordergrund stand, dass durch die Erhöhung der geforderten Schulbildung wertvolle Pflegekräfte verloren gehen könnten.[30] Die Befürworter der Mittleren Reife argumentierten dagegen mit den Veränderungen im Krankenhauswesen, in der Medizin und den sozialen Gegebenheiten, wie beispielsweise die Krankenschwester Marie-Elisabeth Adams in einer Analyse von 1967:

> *Der rapide Verlauf, mit dem sich die Änderungen im Krankenhauswesen, der Medizin überhaupt und letztlich im Bereich der sozialen Gesellschaftsstrukturen vollzogen haben, läßt keine andere Möglichkeit zu, als sich insgesamt für die Mittlere Reife und damit für eine zukünftige Mitarbeiterin des Arztes, die verantwortlich für einen bestimmten Bereich dasteht, zu entscheiden. Das Krankenhaus als solches stellt einen Komplex dar; es hat sich in seinen verschiedenen Richtungen – Architektur, Technik, Wissenschaft betreffend – vervollkommnet. Es ist undenkbar, einen so wichtigen Faktor wie die Pflege aus dieser Entwicklung auszuklammern.*[31]

Tatsächlich erteilten nach Inkrafttreten des Gesetzes die meisten Krankenpflegeschulen schon bald freiwillig bis zu 1800 Unterrichtsstunden. Die Ausbildungsinhalte betreffend ließen die gesetzlichen Bestimmungen den Schulen einen weiten Spielraum, der je nach Träger unterschiedlich ausgeschöpft wurde.[32] Erstmals mussten die Unterrichtsschwestern und -pfleger entsprechend vorgebildet sein[33] (s. **Abb. 1**).

---

29 Siehe Adams, Marie-Elisabeth: Die heutige Situation der Krankenschwester unter den Aspekten des verschärften Mangels an Pflegekräften und den sich daraus ergebenden sozial-hygienischen Gegenwartsproblemen. Hamburg 1967, S. 8.

30 Ebd., S. 11.

31 Ebd., S. 14.

32 Wanner, Bernd: Lehrer zweiter Klasse? Historische Begründung und Perspektiven der Qualifizierung von Lehrerinnen und Lehrern der Pflege. 2. Aufl., überarb. und erw. von Claudia Bischoff, Frankfurt a. M. 1993, S. 85.

33 Vgl. Kreutzer, Susanne: Vom «Liebesdienst» zum modernen Frauenberuf. Die Reform der Krankenpflege nach 1945. Frankfurt 2005, S. 253.

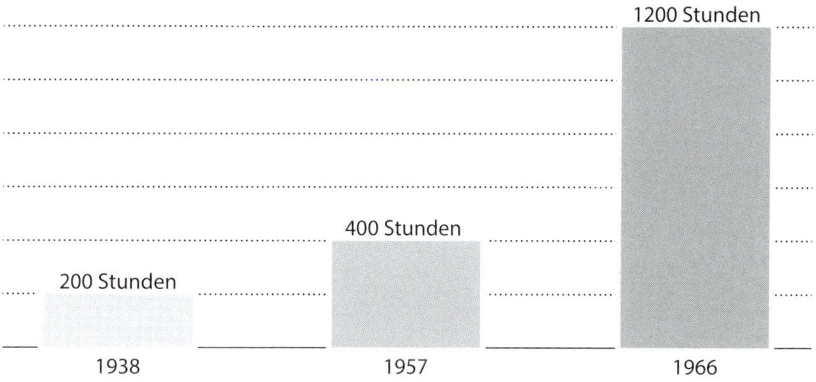

Abbildung 1: Die gesetzlich geforderte Mindeststundenzahl des theoretischen Unterrichts

Nachdem es auch den Gewerkschaften mit einzelnen Vorstößen[34] nicht gelungen war, eine staatliche Schwesternfortbildung auf den Weg zu bringen, richtete der Deutsche Gewerkschaftsbund 1968 im Berufsfortbildungswerk Stuttgart einen entsprechenden Lehrgang ein, der zunächst sieben Monate dauerte und in den 1970er-Jahren auf zwölf Monate ausgedehnt wurde.[35]

Ende der 1960er-Jahre existierten in Deutschland lediglich neun Weiterbildungseinrichtungen, zumeist unter konfessioneller Trägerschaft, an denen sich Krankenschwestern zu Unterrichtsschwestern ausbilden lassen konnten. Die Länder blieben bei ihrer passiven und abwartenden Haltung gegenüber einer Pflegelehrerbildung in öffentlich-rechtlicher Trägerschaft.[36] So findet bis heute das Berufsbildungsgesetz keine Anwendung. Die Krankenpflegeausbildung findet nicht im Rahmen des dualen Systems der Berufsausbildung statt und die Krankenpflegeschulen besitzen einen Sonderstatus als «Schulen des Gesundheitswesens». Folglich müssen Unterrichtskräfte auch keine Lehramtsprüfung nachweisen.[37] Der Staat hat keine wesentlichen Befugnisse, über das Ausbildungsgeschehen zu entscheiden,

34 Vgl. z. B. Wittneben, Karin: Zur Situation der Weiterbildung von Pflegekräften zu Pflegelehrkräften in Deutschland von 1903 bis 1993. In: Mischo-Kelling, Maria; Wittneben, Karin (Hrsg.): Pflegebildung und Pflegetheorien. München/Wien/Baltimore 1995, S. 252–291, hier S. 277.

35 Ebd., S. 252–291, S. 280.

36 Ebd., S. 252–291, S. 280.

37 Wanner, Bernd: Lehrer zweiter Klasse? Historische Begründung und Perspektiven der Qualifizierung von Lehrerinnen und Lehrern der Pflege. 2. Aufl., überarb. und erw. von Claudia Bischoff, Frankfurt a. M. 1993, S. 85.

und so konnten die Krankenpflegeverbände und -organisationen den Aus- und Weiterbildungssektor weitgehend unabhängig bestimmen. Durch die zumeist konfessionellen Trägerschaften verfestigte sich das christliche Pflegeverständnis. Die aus diesem Denken herrührende Überbetonung der pflegerischen Praxis führte eher zu einer Abwertung beruflicher Qualifizierung und Bildung.[38]

Ein gutes Beispiel für das zeitgenössische Selbstverständnis von Pflege und Pflegeausbildung bietet ein Blick auf die Entstehung der Schwesternschule der Universität Heidelberg, die 1953 auf Initiative der Rockefeller Foundation gegründet wurde und nach amerikanischem Vorbild auf College-Ebene angesiedelt sein sollte. An der Schule wurden zunächst Schwesternschülerinnen ausbildet, die eine neue wissenschaftlich orientierte Pflegeelite bilden sollten. Kurz darauf wurden zusätzlich Unterrichtsschwestern qualifiziert, wodurch die Schwesternschule der Universität Heidelberg zur ersten bundesdeutschen Einrichtung wurde, die speziell pflegepädagogische Weiterbildungen anbot.[39] Schon die Anbindung an die Universität Heidelberg war Ausdruck für ein innovatives Konzept, gegen das sich vor allem von Seiten der Krankenpflegeverbände Widerstand regte.[40] Neu war auch, dass die Schülerinnen, die in der Regel das Abitur in der Tasche hatten, nicht als Arbeitskräfte auf den Stationen angerechnet wurden, aber dafür Schulgeld bezahlen mussten. Der Anteil des theoretischen Unterrichts überstieg das gesetzlich vorgeschriebene Maß um ein Vielfaches, wobei die Schülerinnen unter anderem an universitären Vorlesungen teilnahmen.[41] Die Mutterhausverbände verweigerten schon im Vorfeld die Zusammenarbeit. Sie betonten die Relevanz praktischer Erfahrungen und stellten sich gegen das Abitur als Eingangsvoraussetzung. Dahinter stand vor allem die Sorge, dass eine auf gehobenerem Niveau ausgebildete Krankenschwester nicht mehr bereit sein würde, sämtliche pflegerischen und hauswirtschaftlichen Tätigkeiten auszuführen. Das Konzept der Schwesternschule der Universität Heidelberg drohte, das christliche Verständnis einer guten Pflege-

38 Ebd., S. 87.

39 Kreutzer, Susanne: Die «Hollywood-Schwestern». Nach dem Krieg: US-Amerikaner nehmen Einfluss auf die Professionalisierung der Pflege. Eine neue Pflegeelite soll entstehen. In: Pflegezeitschrift 64 (2011), Heft 11, S. 688–690, hier S. 688.

40 Siehe Müller, Elke: Die geschichtliche Entwicklung der Pflegeforschung. In: Bartholomeyczik, Sabine; Müller, Elke (Hrsg.): Pflegeforschung verstehen. München/Wien/Baltimore 1997, S. 1–28, hier S. 10.

41 Siehe Kreutzer, Susanne: Die «Hollywood-Schwestern». Nach dem Krieg: US-Amerikaner nehmen Einfluss auf die Professionalisierung der Pflege. Eine neue Pflegeelite soll entstehen. In: Pflegezeitschrift 64 (2011), Heft 11, S. 688–690, hier S. 688.

praxis in Frage zu stellen.[42] Erst als im Verlauf der 1960er-Jahre auch die anderen Krankenpflegeschulen ihren Theorieunterricht deutlich erhöhten, verlor das Heidelberger Modell allmählich seinen besonderen Charakter.

Die Umsetzung der Krankenpflegeausbildung in eine entsprechende berufliche Ausbildung blieb in der Bundesrepublik Deutschland in den 1950er- und 1960er-Jahren relativ erfolglos. Weder ließ sich ein gesetzlicher Schutz der Berufsausübung durchsetzen, noch gelang es, die schulischen Eingangsvoraussetzungen, die Ausbildungsdauer sowie den theoretischen Anteil der Ausbildung auf einem höheren Niveau festzuschreiben. Die besondere Zuordnung der Ausbildungsstätten, die zu einer Ausbildung «besonderer Art» führte, die weder im dualen System noch in der Fachschulausbildung anzusiedeln war, führte lediglich zu entsprechenden Nachteilen für die berufliche Karriere.[43]

42 Ebd., S. 688–690, S. 689.

43 Vgl. Schmidbaur, Marianne: Vom «Lazaruskreuz» zu «Pflege aktuell». Professionalisierungsdiskurse in der deutschen Krankenpflege 1903–2000. Königstein/Taunus 2002, S. 180ff.

2 Emanzipation und Reformwille

2.1 Die Krankenpflege in den 1970er-Jahren

Eingebettet in ein politisch günstiges Klima, das durch Debatten über soziale Gerechtigkeit und gesellschaftliche Reformen bestimmt wurde, sind in den 1970er-Jahren deutliche Parallelen zwischen der Emanzipation vom bürgerlichen Frauenbild und der Emanzipation des Schwesternberufes vom Status des reinen Heilhilfsberufes zu finden. Beiträge zur Entwicklung der Krankenpflege waren geprägt von den Themen «Reformen» und «Emanzipation».[44] Zu Beginn der 1980er-Jahre wurde das vergangene Jahrzehnt mit einem «erwachenden Selbstbewußtsein» in Verbindung gebracht, das dem Pflegeberuf einen Wandel beschert hätte. Die damalige Hauptgeschäftsführerin des Deutschen Berufsverbandes für Krankenpflege (DBfK) formulierte es in einem Artikel aus dem Jahr 1982 folgendermaßen:

> *In den 70er-Jahren geschah dann das Unerwartete – sei es, daß die Vertiefung der Ausbildung dazu beitrug, sei es, daß eine kritischere Generation herangewachsen war, oder sei es, daß die wachsende Emanzipationsbewegung nicht nur die Frauen, sondern auch die Krankenpflege erfaßt hatte – jedenfalls setzte ein auffallender Wandel ein, der wohl noch lange fortdauern wird: Der Pflegeberuf begab sich auf den Weg in die Unabhängigkeit.*[45]

Innerhalb der Berufsgruppe der Krankenpflege wurde ab demselben Zeitpunkt verstärkt die Notwendigkeit einer stärkeren Patientenorientierung der Pflege diskutiert und die dafür notwendige Eigenständigkeit gefordert, was einen entsprechenden Handlungsspielraum mit einschloss.[46]

Für die Ausbildung galt immer noch das Krankenpflegegesetz von 1965 und die darauf fußende Ausbildungs- und Prüfungsverordnung von 1966. Da die Bundesregierung aber 1967 ein europäisches Übereinkommen über die theoretische und praktische Ausbildung von Krankenschwestern und

44 Ebd., S. 184.

45 Weinrich, Rosemarie: Gedanken zum Berufsbild Krankenpflege. In: Krankenpflege 36 (1982), Nr. 1, S. 2–3, hier S. 2.

46 Vgl. Taubert, Johanna: Pflege auf dem Weg zu einem neuem Selbstverständnis. Berufliche Entwicklung zwischen Diakonie und Patientenorientierung. 2. Aufl., Frankfurt a. M. 1994, S. 117.

-pflegern unterzeichnet hatte, musste das Gesetz nun an dieses Übereinkommen angepasst werden. Die Revision wurde 1972 von Bundestag und Bundesrat beschlossen und der Regierung der Auftrag zu einer Neuregelung der Krankenpflegeausbildung unter Berücksichtigung der von den Schwesternverbänden und Berufsorganisationen vorgetragenen Bedenken und Forderungen erteilt. Die Debatte sollte bis 1985 dauern und wurde auch von der allgemeinen Diskussion über die Reform des Bildungssystems beeinflusst.[47] Diese forderte seit Beginn der 1960er-Jahre eine allgemeine Bildungsexpansion und zielte auf eine Öffnung der Hochschulen für mittlere Bildungsabschlüsse und den Ausbau praxisorientierter Studiengänge ab.[48] Entsprechend den Ingenieursschulen und Höheren Fachschulen, die seit 1968 systematisch zu Fachhochschulen zusammengeschlossen worden waren, sollten nach den Empfehlungen des Wissenschaftsrates auch Pflegekräfte einen Zugang zu einer Hochschulausbildung in praxisorientierten Studiengängen erhalten.[49] Im Juli 1973 legte der Wissenschaftsrat eine Ausarbeitung seiner Vorschläge zur Durchführung von dreijährigen Modellstudiengängen im Gesundheitswesen vor, die die bisherigen Ausbildungsgänge im Pflegebereich jedoch nicht ablösen, sondern lediglich ergänzen sollten.[50] Dabei ging der Wissenschaftsrat davon aus, dass etwa fünf bis zehn Prozent des Krankenpflegepersonals im Hochschulbereich ausgebildet werden sollten. Dazu zog er entsprechende Erfahrungen anderer Länder heran und stützte sich auf die Empfehlungen einer Sachverständigengruppe des Europa-Büros der Weltgesundheitsorganisation.[51] Diese gaben die Ergebnisse eines internationalen Symposiums der WHO wieder, das im November 1972 in Den Haag stattgefunden und sich dem Thema «Höhere Ausbildung in der Krankenpflege» gewidmet hatte.[52]

47 Mischo-Kelling, Maria: Zur Ausbildung in der Pflege. In: Mischo-Kelling, Maria; Wittneben, Karin (Hrsg.): Pflegebildung und Pflegetheorien. München/Wien/Baltimore 1995, S. 207–251, hier S. 242f.

48 Vgl. dazu Picht, Georg: Die deutsche Bildungskatastrophe. Analyse und Dokumentation. Freiburg i. Br. 1964.

49 Wissenschaftsrat: Empfehlungen zur Struktur und zum Ausbau des Bildungswesens im Hochschulbereich nach 1970. Band 1–3. Bonn 1970.

50 Wissenschaftsrat: Dreijährige Studiengänge im Gesundheitswesen. Vorschläge für Modellversuche. Bonn 1973, S. 11.

51 Ebd., S. 10 und S. 22.

52 Siehe Dittrich, Friedericke: WHO-Report. Folgerungen und Vorschläge für die Aus- und Fortbildung in der Krankenpflege. In: Krankenpflege 28 (1974), Nr. 1, S. 3–5. Vgl. auch: Wanner, Bernd: Lehrer zweiter Klasse? Historische Begründung und Perspektiven der Qualifizierung von Lehrerinnen und Lehrern der Pflege. 2. Aufl., überarb. und erw. von Claudia Bischoff, Frankfurt a. M. 1993, S. 219f.

Einer «höheren Ausbildung» wurde jedoch auch in den eigenen Reihen mit Skepsis begegnet. Zumeist wurde angeführt, dass es im Falle einer Verwissenschaftlichung der Ausbildung zukünftig «an Kräften fehlen würde, die die eigentliche, diesen Berufen originär zugewachsene Arbeit ausführen.»[53] In einem Referat auf dem Symposium der WHO wurde dieses Argument in einen größeren Zusammenhang gestellt und die Tradition der Krankenpflege als Mythos entlarvt:

> *Dieser Mythos besteht in dem Glauben, dass die Krankenpflege ein rein praktischer Beruf sei, der nur mit der Hand gelernt und ausgeübt werden könne. Geistiges Wissen bedrohe seinen [sic!] «Ethos» – Berufung und Bildung müssen sich gegenseitig ausschließen – auch dürfe die Qualität der Pfleger gar nicht angezweifelt werden, da der Pflegedienst außerhalb wissenschaftlicher Forschungs- und Bildungsbereiche liege.*[54]

Vor allem mit diesem Begründungsstrang hatten die Befürworter einer akademischen Pflegeausbildung in den nächsten Jahren zu kämpfen, so dass sich ihre Ideen nicht so einfach durchsetzen ließen. Auch die Berufsbezeichnung durch den Wissenschaftsrat wurde in der Fachpresse der Krankenpflege als nicht glücklich bezeichnet. So sei nicht deutlich genug dargestellt, ob der «Dipl.-Mediziner (Pflege)» zum Pflegesektor oder zum ärztlichen Sektor gehöre, und es müsse sichergestellt werden, dass die herkömmliche Krankenpflegeausbildung nicht zweitrangig gegenüber der neuen Ausbildung behandelt werde.[55]

In der weiteren Debatte um eine neue Ausbildungs- und Prüfungsordnung traten die traditionellen Gegensätzlichkeiten der beruflichen Interessenvertretungen deutlich zu Tage. So setzte sich der DBfK für die Einrichtung von Berufsfachschulen mit einer Öffnung zum tertiären Bildungsbereich ein, während die Gewerkschaften sich für eine Eingliederung in das duale System aussprachen.[56] Die regierende SPD/FDP-Koalition ori-

53 So ein Vertreter des Bundesministeriums für Jugend, Familie und Gesundheit in einem Referat, gehalten auf der Mitgliederversammlung der deutschen Zentrale für Volksgesundheit im Dezember 1972. Zitiert in: Dittrich, Friedericke: WHO-Report. Folgerungen und Vorschläge für die Aus- und Fortbildung in der Krankenpflege. In: Krankenpflege 28 (1974), Nr. 1, S. 3–5, S. 3.

54 Dittrich, Friedericke: WHO-Report. Folgerungen und Vorschläge für die Aus- und Fortbildung in der Krankenpflege. In: Krankenpflege 28 (1974), Nr. 1, S. 3–5, S. 3.

55 Beer, Gisela: Zum Thema Diplom-Mediziner (Pflege). In: Deutsche Krankenpflegezeitschrift 26 (1973), Heft 10, S. 560.

56 Schmidbaur, Marianne: Vom «Lazaruskreuz» zu «Pflege aktuell». Professionalisierungsdiskurse in der deutschen Krankenpflege 1903–2000. Königstein/Taunus 2002, S.185.

entierte sich zunächst an den Regelungen des Berufsbildungsgesetzes und wollte die Krankenpflegeausbildung mit den anderen nach dem Berufsbildungsgesetz geregelten Berufsausbildungen gleichsetzen. Am 1. August 1974 und am 1. Juli 1975 legte das Bundesministerium für Jugend, Familie und Gesundheit die Referentenentwürfe vor.[57] In keiner der darauffolgenden Stellungnahmen von Verbänden und Organisationen, die entweder die Interessen der Pflegekräfte vertraten oder an der Krankenpflegeausbildung beteiligt waren, wurden die Referentenentwürfe bejaht.[58] In einer Stellungnahme vom Januar 1978 lehnte beispielsweise der DBfK den Gesetzesentwurf kategorisch ab und bat

> *dringend, einen neuen Gesetzentwurf zu erstellen und bei der Erarbeitung die wiederholten Angebote der Berufsverbände zu nutzen und aus den Reihen der Krankenpflegekräfte die notwendigen Experten hinzuzuziehen und ihre Vorschläge zu berücksichtigen.*[59]

Die konfessionellen Verbände stellten sich mit dem Verweis auf die Besonderheiten der Krankenpflege strikt gegen eine Regelung nach dem Berufsbildungsgesetz und gaben ein Rechtsgutachten in Auftrag.[60] Dies bestätigte die Verfassungsmäßigkeit des bisherigen Ausbildungsmodells durch kirchliche Einrichtungen, woraufhin die Bundesregierung im weiteren Verfahren die Anwendung des Berufsbildungsgesetzes auf die Krankenpflegeausbildung ausschloss.[61]

Vor allem die Frage nach der Finanzierung beeinflusste die Debatte maßgebend. So bestand Dissens über den Status und die Ausbildung der Unterrichtsschwestern und -pfleger, die im Falle einer Änderung der Krankenpflegeausbildung den Lehrern der allgemeinen und berufsbildenden

---

57 Siehe dazu Femmer, H. J.; Haesler, Henry W.: Krankenpflegeausbildung, berufliche Fortbildung und Weiterbildung. In: Krankenpflege 31 (1977), Nr. 1, S. 2–7, S. 3ff.

58 Siehe Kruse, Anna-Paula: Die Krankenpflegeausbildung in ihrer unklaren Stellung zwischen dualer Ausbildung und Berufsfachschulausbildung und die Bestrebungen um eine Integration in das Bildungssystem (Sekundarstufe II). Diplomarbeit. Sonderdruck aus der Deutschen Krankenpflegezeitschrift. September, Oktober, November und Dezember 1978, S. 37f.

59 Stellungnahme des DBfK zum «Entwurf eines Gesetzes über die Berufe in der Krankenpflege und den Beruf der Hebamme und des Entbindungshelfers» vom Dez. 1977. In: Krankenpflege 32 (1978), Nr. 3, S. 91–92, Zitat S. 92.

60 Isensee, Josef: Kirchenautonomie und sozialstaatliche Säkularisierung in der Krankenpflegeausbildung – Zur Verfassungsmäßigkeit der Erstreckung des Berufsbildungs-Modells auf kirchliche Einrichtungen. Rechtsgutachten für den Katholischen Krankenhausverband Deutschlands und den Deutschen Evangelischen Krankenhausverband. Bonn 1980.

61 Mischo-Kelling, Maria: Zur Ausbildung in der Pflege. In: Mischo-Kelling, Maria; Wittneben, Karin (Hrsg.): Pflegebildung und Pflegetheorien. München/Wien/Baltimore 1995, S. 207–251, S. 243.

Schulen hätten gleichgestellt werden müssen. Für die Finanzierung der Ausbildung wäre dann in jedem Fall die Öffentliche Hand zuständig gewesen.[62] Folglich sprach sich beispielsweise der Deutsche Städtetag gegen die Einbeziehung der Krankenpflegeausbildung in das Berufsfachschulsystem aus und begründete dies vor allem mit den anfallenden Kosten, für die ja dann der Schulträger zuständig wäre. Das bestehende Ausbildungssystem solle am besten beibehalten werden und die Ausbildungskosten auch zukünftig in die allgemeinen Pflegekosten mit einfließen.[63] Der Bundesausschuss der Arbeitsgemeinschaft der Unterrichtsschwestern und Unterrichtspfleger forderte dagegen eine Finanzierung der Ausbildung durch die Öffentliche Hand, da es «ureigenste Aufgabe des Staates» sei, die Krankenpflegeausbildung sicherzustellen.[64]

Obwohl die Richtlinie des Rates der Europäischen Gemeinschaft vom Juni 1977 über die gegenseitige Anerkennung der Befähigungsnachweise noch vehementer eine Anpassung der Pflegeausbildung an internationale Maßstäbe mit höheren Standards forderte, kam es aufgrund der kontroversen Diskussion zu keiner Einigung. Erst mit dem Krankenpflegegesetz vom Juni 1985 setzte die Bundesregierung als letzter Staat der Europäischen Gemeinschaft die oben genannte EG-Richtlinie um.[65]

Parallel zur politischen Debatte wurden bundesweit erste Modellstudiengänge eingerichtet und zwischen 1970 und 1979 sieben neue Weiterbildungseinrichtungen gegründet.[66] Ende der 1970er-Jahre existierten in der Bundesrepublik 14 Weiterbildungsstätten, von denen die meisten einen konfessionellen Hintergrund hatten. Diese wie auch die unter gewerkschaftlicher oder anthroposophischer Leitung stehenden Einrichtungen konnten aufgrund ihrer weiterhin gültigen Sonderstellung ohne staatlichen Einfluss außerhalb des Bildungssystems agieren.[67] Die ersten Studiengänge standen dagegen von Anfang an unter dem Einfluss von bildungs- und hochschul-

62 Vgl. Elster, Ruth: Der Agnes-Karll-Verband und sein Einfluss auf die Entwicklung der Krankenpflege in Deutschland. Ein Beitrag zur Geschichte der Krankenpflege in Deutschland. Hrsg. vom Deutschen Berufsverband für Pflegeberufe. Frankfurt a. M. 2000, S. 108.

63 Vgl. Kruse, Anna-Paula: Krankenpflegeausbildung seit Mitte des 19. Jahrhunderts. 2. überarb. Aufl., Stuttgart/Berlin/Köln 1995, S. 145.

64 Ebd., S. 147.

65 Vgl. Schmidbaur, Marianne: Vom «Lazaruskreuz» zu «Pflege aktuell». Professionalisierungsdiskurse in der deutschen Krankenpflege 1903–2000. Königstein/Taunus 2002, S. 185 und S. 205.

66 Vgl. Wittneben, Karin: Zur Situation der Weiterbildung von Pflegekräften zu Pflegelehrkräften in Deutschland von 1903 bis 1993. In: Mischo-Kelling, Maria; Wittneben, Karin (Hrsg.): Pflegebildung und Pflegetheorien. München/Wien/Baltimore 1995, S. 252–291, S. 280.

67 Ebd., S. 252–291, S. 281.

politischen Überlegungen und griffen die Vorschläge des Wissenschaftsrates auf. Sie waren nicht auf Initiative der betroffenen Berufe entstanden und können somit nicht als Ausdruck des Wunsches nach einer akademischen Ausbildung durch die Krankenpflege selbst gesehen werden.[68]

An der Freien Universität Berlin (West) gab es von 1978 bis 1981 den Versuch eines sechssemestrigen Diplomstudienganges für Lehrende im Krankenpflegebereich. Nach einmaliger Durchführung wurde der Versuch aufgrund bildungspolitscher, parteipolitischer und universitätsinterner Beschlüsse sowie der unentschlossenen Haltung der Berufsverbände gegenüber einer Akademisierung aufgegeben, obwohl wissenschaftliche Gutachten ihn positiv beurteilt hatten.[69] Während der Berliner Modellversuch die Krankenpflegelehrkräfte in einem Vollzeitstudium ausbildete, wurde an der Universität Osnabrück von 1979 bis 1983 ein berufsbegleitender, weiterbildender Modellstudiengang für Lehrpersonen an Schulen des Gesundheitswesens durchgeführt. Dieser wurde nach einmaliger Durchführung im Gegensatz zum Berliner Versuch als Regelstudiengang der Universität Osnabrück eingerichtet.[70]

Mit der Einführung des Modellstudiengangs an der Freien Universität Berlin wurde die Krankenpflege in der Bundesrepublik erstmals als eigenständiges, von der Medizin unabhängiges Fach betrachtet und zum Gegenstand wissenschaftlichen Lehrens und Lernens. Studieren konnte jedoch nur, wer eine dreijährige Ausbildung in der Kranken- oder Kinderkrankenpflege abgeschlossen hatte und eine anschließende zweijährige Berufserfahrung nachweisen konnte. Geschuldet waren diese berufsständischen Voraussetzungen den Forderungen der Krankenpflegeschulen, deren Träger einmütig die Auffassung vertraten, dass Pflegelehrkräfte aus dem Beruf selbst kommen und eigene Berufspraxis erfahren haben sollten. Die allgemeine Hochschulzugangsberechtigung wurde in diesem Zusammenhang für nicht notwendig erachtet. Selbst die Fachhochschulreife als Zugangs-

68 Vgl. Wanner, Bernd: Lehrer zweiter Klasse? Historische Begründung und Perspektiven der Qualifizierung von Lehrerinnen und Lehrern der Pflege. 2. Aufl., überarb. und erw. von Claudia Bischoff, Frankfurt a. M. 1993. S. 221.

69 Müller, Elke: Die geschichtliche Entwicklung der Pflegeforschung. In: Bartholomeyczik, Sabine; Müller, Elke (Hrsg.): Pflegeforschung verstehen. München/Wien/Baltimore 1997, S.1–28, S.11. Siehe außerdem: Löser, Ingeborg: Pflege studieren. Der Akademisierungsprozeß in den Pflegeberufen am Beispiel hessischer Pflegestudiengänge. Frankfurt a. M. 1995, S. 34.

70 Wanner, Bernd: Lehrer zweiter Klasse? Historische Begründung und Perspektiven der Qualifizierung von Lehrerinnen und Lehrern der Pflege. 2. Aufl., überarb. und erw. von Claudia Bischoff, Frankfurt a. M. 1993, S. 217f.

voraussetzung wurde kritisiert, weil dadurch ein Großteil der Pflegekräfte nicht zum Studium zugelassen werden konnte. Der Studiengang folgte damit wieder einem Sonderweg, da er kein Lehramtsprofil anstrebte und sich nicht an der Struktur der Lehramtsstudiengänge orientierte. Vielmehr war er als «pflegerisch orientiertes, berufsständisches Modell konzipiert».[71]

Am Ende dieses Versuchs, den sowohl die Mitarbeiter als auch die externen Gutachter als erfolgreich betrachteten, waren viele Schwierigkeiten deutlich geworden. Um als Studienfach unterrichtet zu werden, musste die Krankenpflege als wissenschaftliches Fach erst entwickelt werden. Es hatte sich gezeigt, wie groß der Mangel an wissenschaftlicher und systematischer Beschäftigung mit der Pflege war. Obwohl sich die zuständigen Gremien innerhalb der Freien Universität in Berlin zunächst für eine Einrichtung des Modellstudiengangs in das Regelstudienangebot aussprachen, wurde der Studiengang nach dem politischen Machtwechsel in Berlin 1981 von der neuen CDU geleiteten Regierung aus dem Haushalt gestrichen.[72]

Der Modellversuch scheiterte zum einen daran, sich nicht als Lehramtsstudium präsentiert zu haben, sondern als pflegerische Weiterbildung. Von der erziehungswissenschaftlichen und von der universitären Seite erhielt er deshalb nur wenig Unterstützung. Zum anderen setzten sich aber auch weder die Krankenpflegeverbände noch die Vertreter der Unterrichtsschwestern und -pfleger für den Studiengang ein. Weiterhin galt wohl, was Bernd Wanner in seiner Untersuchung zur Qualifizierung von Lehrkräften in der Pflege feststellt:

> *Beruflicher Aufstieg und Professionalisierung sind für Angehörige des dienenden Berufes der Krankenpflege nicht erwünscht, eine Auffassung, die vom Beruf der Krankenpflege lange Zeit vertreten wurde. Der Einfluss der traditionell eingestellten Verbände ist nach wie vor groß, und die Ideologie vom selbstlosen, ewig-weiblichen Liebesdienst am kranken Menschen wirkt fort und behindert eine berufliche Weiterentwicklung.*[73]

Ende der 1970er- und zu Beginn der 1980er-Jahre wurde deutlich, dass lediglich der Wille zu Reformen nicht ausreichte, die Krankenpflege aus ihrer Sackgasse herauszuholen. Es gab durchaus Gelegenheiten, eine Akademisierung der Pflege voranzutreiben. Noch waren jedoch genügend Kräfte

71 Ebd., S. 225.
72 Ebd., S. 227f.
73 Ebd., S. 232ff., Zitat S. 241.

am Werk, die von einem «Sonderweg» der Pflege profitierten, sei es finanzieller oder berufsständischer Art. Der fortdauernde Pflegenotstand sollte die Diskussion wieder aufleben lassen. Doch diesmal wurde die Debatte nicht nur von der Politik und den Interessenvertretern der Pflege getragen, sondern auch von «außenstehenden» und demzufolge eher neutralen Organisationen.

2.2 Die Robert Bosch Stiftung und ihre Förderkonzeption

Die Robert Bosch Stiftung wurde 1964 gegründet. Die Vermögensverwaltung Bosch erwarb die zum Nachlass gehörenden Geschäftsanteile an der Robert Bosch GmbH und verzichtete gleichzeitig auf das damit verbundene Stimmrecht, das an die neu gegründete, an der Robert Bosch GmbH mit 0,01 % beteiligte Robert Bosch Industrietreuhand KG überging. 1969 änderte die Vermögensverwaltung Bosch ihren Namen in Robert Bosch Stiftung GmbH. Obwohl das ganze Vertragswerk stiftungsähnliche Züge trägt, war die Vermögensverwaltung Bosch GmbH und ist die spätere Robert Bosch Stiftung GmbH keine Stiftung nach den Vorschriften des Bürgerlichen Gesetzbuches.[74] Sie ist eine Stiftung in der Rechtsform der GmbH, deren Grundstockvermögen aus Kapitalanteilen an einem Industrieunternehmen besteht.[75]

Während das Hauptcharakteristikum einer Stiftung in der Festsetzung eines Hauptzwecks, zu dessen Verwirklichung die Stiftung dienen soll, liegt, hatte Robert Bosch schon zu Lebzeiten betont, dass unter Anpassung an die Veränderungen der jeweiligen Verhältnisse auch neue Gedanken aufgenommen werden sollen, die er noch nicht ins Auge fassen konnte.[76] So stellt das Vertragswerk nach wie vor sicher, dass der Wille des Gründers verwirklicht wird, dessen Absicht dahin ging, «neben der Linderung von allerhand Not, vor allem auf Hebung der sittlichen, gesundheitlichen und geistigen Kräfte des Volkes hinzuwirken.»[77]

---

74 Siehe GFRRBSG, Memorandum/Entwicklung, Vermögensverwaltung Bosch GmbH: Das Vertragswerk des Hauses Bosch vom 26. Juni, S. 12.

75 Allmendinger, Claus-Michael: Struktur, Aufgabe und Bedeutung der Stiftungen von Robert Bosch und seiner Firma. Ein Beitrag zur Geschichte des Stiftungswesens in Württemberg von 1900 bis 1964. Wirtschaftswissenschaftliche Dissertation, Stuttgart 1977, S. 251.

76 Vgl. GFRRBSG, Ges. Vertrag VVB/RBSG etc. Bosch, Robert: Richtlinien für die Vermögensverwaltung Bosch GmbH vom 19.07.1935, Original, S. 20, § 30.

77 Ebd., S. 19, § 27.

Nach Robert Bosch war es Aufgabe der Stiftung, öffentliche Gesundheitspflege, Völkerverständigung, Wohlfahrtspflege, Bildung und Erziehung, Kunst und Kultur sowie Geistes-, Sozial- und Naturwissenschaften zu fördern. Diese Bereiche hatte Robert Bosch schon zu seinen Lebzeiten unterstützt. In den ersten Jahren ihres Bestehens konzentrierten sich die hauptsächlichen Aktivitäten der Robert Bosch Stiftung auf das Robert-Bosch-Krankenhaus in Stuttgart. Daneben spielte die Förderung der Wohlfahrtspflege eine besondere Rolle. Die Stiftung unterstützte hier verschiedene Projekte durch Einzelspenden, ohne gezielt Schwerpunkte zu setzen. Im Laufe der Zeit betrachtete es die Stiftung zunehmend als ihren Auftrag, mit unterschiedlichen Mitteln Multiplikatoren zu erreichen und Entwicklungen und Veränderungen anzuregen. Vor allem Projekte, die damit in Einklang standen, wurden unterstützt. Außerdem sollte, den Vorgaben Robert Boschs folgend, durch die Tätigkeit der Stiftung das Handeln einzelner oder des Staates niemals ersetzt, sondern lediglich angeregt werden.[78]

1974 begann die Geschäftsführung der Robert Bosch Stiftung mit der Ausarbeitung einer besseren Stiftungs- und Förderkonzeption, in der vor allem der gesellschaftspolitische Aspekt nicht übersehen werden sollte. Diesbezüglich fand der damalige Geschäftsführer Dr. Peter Payer in seinen Erinnerungen folgende Worte:

> *Wenn es für Stiftungen mehr als bisher um die Legitimität ihres Auftrages und ihrer Funktion in Staat und Gesellschaft geht, so kann der Nachweis nur in einem Förderungsprogramm liegen, das im Rahmen der Intentionen des Stifters eine Förderungspolitik impliziert, die sich um Lösungen von gegenwartsnahen und zukunftsbezogenen Problemen unserer Gesellschaft bemüht.*[79]

Aus diesem Grund sollten die Stiftungsaktivitäten innovativ angelegt, die Mittel konzentriert eingesetzt werden und die Stiftung sowohl mit Bund und Ländern als auch mit anderen freien Stiftungen oder Institutionen zusammenarbeiten. Die Schwerpunkte sollten eine langfristige Förderung zulassen und untereinander thematische und methodische Verbindungen zeigen.[80] Neu war die Entwicklung von Eigenprogrammen, die vor allem

---

78 Vgl. Payer, Peter; Walter, Christoph: Die Robert Bosch Stiftung. Stuttgart o. J. (Neudruck nach: Arbeitsgemeinschaft Deutscher Stiftungen (Hrsg.): Lebensbilder deutscher Stiftungen. 5. Band: Stiftungen aus Vergangenheit und Gegenwart. Tübingen 1986, S. 195–215.), S. 12f.
79 Payer, Peter: Unterwegs. Biographische Notizen. Unveröffentlichtes Manuskript. 2. überarb. Aufl., Stuttgart 2002, Anlage 1, S. 1.
80 Ebd., S. 2f.

auf Begegnungen von Personen und gesellschaftlichen Gruppen setzten, die für einen Verständigungsprozess wichtig erschienen. Im Bereich Gesundheitswesen sollten vor allem Systemzusammenhänge geklärt werden. In diesem Zusammenhang wurden Ansätze zur Verbesserung der Wirksamkeit und Wirtschaftlichkeit des Gesundheitswesens in der Bundesrepublik ausgearbeitet.[81]

Nachdem ein Arbeitskreis zum Thema Gesundheitssystemforschung im Mai 1975 die Notwendigkeit einer Analyse des Gesundheitssystems unterstrichen hatte[82], erarbeitete die im Anschluss an die Tagung gebildete Projektgruppe Vorschläge und eine Strategie zur Förderung des Schwerpunkts.[83] Durch gezielte Projektförderung, die Durchführung von Symposien und Kolloquien sowie durch die Vergabe von Stipendien an Hochschulabsolventen zur Verbesserung der Forschung über das Gesundheitswesen sollten Untersuchungen zu den Interdependenzen im Gesundheitswesen unterstützt, eine Erarbeitung von Grundlagen über den gegenwärtigen Zustand des Gesundheitswesens gefördert und Untersuchungen zur Wirkung von Steuerungsmechanismen im Gesundheitswesen finanziert werden.[84] Gefördert wurde beispielsweise eine Studie, die sich den Auswirkungen der Bevölkerungsentwicklung auf das bundesdeutsche Gesundheitssystem widmete. Im Mittelpunkt standen die Folgen für den Bedarf an Gesundheitseinrichtungen und die «Health Manpower».[85]

Im weiteren Verlauf der Arbeit im Bereich der Gesundheitssystemforschung sollten wesentliche Teile des Gesamtsystems Gesundheitswesen näher betrachtet werden, um partielle Verbesserungen anzuregen. Als Erstes dachte man daran, «dem Mangel an ökonomischem Sachverstand im Bereich des Gesundheitswesens [...] durch die Unterstützung der Entwicklung der Gesundheitsökonomie» zu begegnen. Ziel war es, auf das Gesundheitswesen spezialisierte Ökonomen auszubilden, deren Einsatz zu

---

81 Payer, Peter; Walter, Christoph: Die Robert Bosch Stiftung. Stuttgart o. J. (Neudruck nach: Arbeitsgemeinschaft Deutscher Stiftungen (Hrsg.): Lebensbilder deutscher Stiftungen. 5. Band: Stiftungen aus Vergangenheit und Gegenwart. Tübingen 1986, S.195–215.), S.19.

82 ARBSG 4001-80, Ergebnisprotokoll der Tagung über Fragen der Gesundheitssystemforschung vom 8. bis 10.05.1976 auf Schloß Reisensburg.

83 ARBSG 4001-70, Vorschläge und Strategie zur Förderung des Schwerpunktes Gesundheitssystemforschung der Robert Bosch Stiftung, vorgelegt von den Mitgliedern der Projektplanungsgruppe 1976.

84 ARBSG 5001-4, Payer, Peter: Abriss über die bisherige Tätigkeit und die zukünftigen Absichten der Robert Bosch Stiftung, Typoskript vom 19.12.1977, S. 7.

85 Robert Bosch Stiftung GmbH: Tätigkeitsbericht 1974–1977. Stuttgart 1978, S.10. Angefertigt wurde die Studie am Institut für Medizinische Statistik und Dokumentation der Universität Erlangen-Nürnberg.

einem effizienteren Mitteleinsatz führen sollte.[86] Zu diesem Zweck wurde von der Stiftung eine Kolloquienreihe zur Gesundheitsökonomie ausgerichtet. Die Stiftung erwartete als Ergebnis eine Übersicht über den gegenwärtigen Stand der Gesundheitsökonomie in der Bundesrepublik. Die Referate und Diskussionsergebnisse sollten in einem Sammelband dokumentiert werden.[87]

Neben der Kolloquienreihe wurde eine Krankenhausstudie in Auftrag gegeben, die nicht nur mögliche Kostensenkungen im Bereich der stationären Versorgung darlegen, sondern auch allgemein zur Verbesserung der Einrichtung Krankenhaus beitragen sollte. Zudem wollte die Stiftung das Angebot im Gesundheitswesen durch die Entwicklung und Einführung von Methoden der Qualitätskontrolle effektiver und effizienter gestalten. Des Weiteren sollten auch die Leistungsempfänger im Gesundheitsbereich in den Blick genommen werden, um eine Verhaltensänderung mit dem Ziel einer unmittelbaren Verbesserung des Gesundheitszustandes des Einzelnen durch vernünftiges Handeln zu bewirken. Hier bot sich der Bereich der Gesundheitserziehung an, der auf eine individuelle Primärprävention abzielte.[88]

Ende der 1970er-Jahre hatten sich im Fördergebiet Gesundheitspflege vier Schwerpunkte herauskristallisiert. Im Schwerpunkt «Erklärung und Verbesserung des Gesundheitswesens und seiner Ökonomie» mit dem Ziel der Politikberatung wurden deskriptive, analytische, instrumentelle und ökonomische Projekte unterstützt.[89] Die «Verbesserung des Anbieterverhaltens und des Angebotes im Gesundheitswesen» sollte durch eine Steigerung der medizinischen, paramedizinischen und pflegerischen Leistung inhaltlicher und qualitativer Natur erzielt werden.[90] Im Bereich der «Verbesserung des Verhaltens der Leistungsempfänger» wollte die Stiftung Gesundheits- und Krankheitsaufklärung sowie Gesundheitserziehung betreiben und

86 ARBSG 4001-52, In Vorbereitung befindliche Projekte im Bereich Gesundheitspflege, o. Dat. [Febr. 1978].

87 ARBSG 4001-52, Schreiben Dr. Payers vom 13.02.1978 an Prof. Herder-Dorneich, S. 2. Als Ergebnis der ersten Tagung wurde publiziert: Herder-Dorneich, Philipp; Sieben, Günter; Thiemeyer, Theo (Hrsg.): Wege zur Gesundheitsökonomie. Band I hrsg. von der Robert Bosch Stiftung. Gerlingen 1981. Dies. (Hrsg.): Wege zur Gesundheitsökonomie. Band II hrsg. von der Robert Bosch Stiftung. Gerlingen 1982.

88 ARBSG 4001-52, In Vorbereitung befindliche Projekte im Bereich Gesundheitspflege, o. Dat. [Febr. 1978]. Vgl. auch Robert Bosch Stiftung GmbH: Tätigkeitsbericht 1974–1977. Stuttgart 1978, S.10.

89 ARBSG 4001-53, Firnkorn, Hans-Jürgen: Entwurf eines Rahmenprogramms für das Förderungsgebiet Gesundheitspflege zur Vorlage bei der Sitzung des Kuratoriums am 09.06.1978, Typoskript vom 16.05.1978, S. 6f.

90 Ebd., S. 7f. Vgl. auch: Robert Bosch Stiftung GmbH: Tätigkeitsbericht 1978–1979. Stuttgart 1980, S.11.

die Selbstmedikation vorantreiben.[91] Die «Verbesserung der Einrichtung Krankenhaus» mit der Absicht einer konkreten Erprobung von Verbesserungsmöglichkeiten sollte sowohl durch «gesundheitssystembezogene» als auch durch «gesundheitssystemneutrale» Möglichkeiten erreicht werden.[92]

Schon bald erwies sich vor allem die Durchführung der Kolloquienreihe zur Gesundheitsökonomie als effektiv, so dass auch im Bereich der anderen Schwerpunkte Kolloquien organisiert wurden. Im Herbst 1979 fand auf Schloss Monrepos bei Ludwigsburg eine internationale Arbeitstagung zum Thema «Quality Assessment of Medical Care» statt.[93] Die Stiftung erhoffte sich eine Signalwirkung für die Entwicklung und Anwendung von Methoden der Qualitätssicherung in der medizinischen Versorgung.[94] Auf der Konferenz wurde deutlich, dass es ein gültiges Qualitätsmaß und die dazugehörenden Maßnahmen zur Qualitätssicherung noch nicht gab. Daher erarbeiteten die Teilnehmer Empfehlungen zur Entwicklung von Modellen der Qualitätssicherung ärztlicher Leistungen im stationären und im ambulanten Bereich.[95] Ausgehend von der Vorstellung, dass eine Steigerung der Wirksamkeit und Wirtschaftlichkeit im Gesundheitswesen auch Verbesserungen medizinischer und pflegerischer Leistungen erfordert, konzentrierte sich die Stiftung im Schwerpunkt «Verbesserung des Verhaltens der Anbieter von medizinischen Leistungen» neben der Qualitätssicherung in der Medizin auf die Integration der psychosomatischen in die klinische Medizin. Dabei sollten ganz allgemein psychosoziale Momente innerhalb der gegenwärtigen klinischen Schulmedizin stärker zur Geltung gebracht werden, um Forderungen nach einer humaneren Medizin gerecht zu werden und gleichzeitig der Entwicklung psychosomatischer Medizinberufe neben der klinischen Medizin vorzubeugen.[96]

Nach fünf Jahren Gesundheitssystemforschung war klar geworden, dass nachhaltige Verbesserungen in Einzelbereichen des Gesundheitswesens langjähriger Bemühungen bedürfen. Dazu gehörte nicht nur die Finanzie-

91 ARBSG 4001-53, Firnkorn, Hans-Jürgen: Entwurf eines Rahmenprogramms für das Förderungsgebiet Gesundheitspflege zur Vorlage bei der Sitzung des Kuratoriums am 09.06.1978, Typoskript vom 16.05.1978, S. 8.

92 Ebd., S. 9.

93 Siehe ARBSG 4001-54, Programm und Liste der eingeladenen Experten der Internationalen Arbeitstagung der Robert Bosch Stiftung: «Beurteilung der Qualität ärztlicher Leistungen», 02.–05.10.79.

94 Siehe ARBSG 5001-2, Ansprache zur Begrüßung der Teilnehmer an der Internationalen Arbeitskonferenz «Qualitätssicherung in der Medizin» vom 02.–05.10.1979 in Monrepos bei Ludwigsburg.

95 Vgl. Robert Bosch Stiftung GmbH: Tätigkeitsbericht 1978–1979. Stuttgart 1980, S. 11.

96 Vgl. Robert Bosch Stiftung GmbH: Bericht 1980–1981. Stuttgart 1982, S. 14.

rung wissenschaftlicher Arbeiten, sondern auch die Förderung gesellschaftlicher Diskussions- und Entscheidungsprozesse. Für das Gesundheitswesen bezeichnend und daher für die weitergehende Arbeit der Stiftung entscheidend war, dass es

> *für eine Reihe von Problemen im Gesundheitswesen [...] keine Instanz gibt, die lediglich als Vertreter des Allgemeinwohls auftreten und daher neutralisierend wirken kann. Deshalb ist eine sinnvolle Förderungsaufgabe darin zu sehen, Interessierten ein neutrales Forum oder eine neutrale Trägerschaft und Finanzierung zur Verfügung zu stellen.*[97]

Die Stiftung ermöglichte in den von ihr durchgeführten Kolloquien ein neutrales Umfeld, um Modelle und Vorschläge zu entwickeln, die, nachdem man eine ausreichend abgesicherte Argumentation entwickelt hat, Eingang in den Prozess der politischen Willensbildung finden konnten. Dieser Weg sollte sich auch in der späteren Diskussion um eine Akademisierung der Pflege als zielführend erweisen.

97 Robert Bosch Stiftung GmbH: Bericht 1980–1981. Stuttgart 1982, S. 17.

3 Zwischen Weiterentwicklung und Stagnation

3.1 Zur Lage der Pflege in den 1980er-Jahren

In den 1980er-Jahren wurden die im Jahrzehnt zuvor begonnenen gesellschaftlichen Reformprozesse im Zuge der Diskussionen über Sparmaßnahmen und Wirtschaftlichkeit weitgehend zurückgestellt. Auch im Gesundheitswesen wurde eine stärkere Markt- und Wettbewerbsorientierung gefordert.[98] Die Krankenpflege wurde mehr und mehr als professionell betriebener Beruf wahrgenommen, dem es gelungen sei, sich zwischen beruflicher Lohnarbeit und traditionell gewachsenen Formen zu etablieren. Erkennbar sei dies an der Angleichung der Arbeitszeit und der Vergütung an andere Berufe, an der Anerkennung eines autonomen Arbeitsfeldes sowie an dem fachspezifischen, auf wissenschaftlicher Grundlage erstelltem Wissen, das sich nicht nur in der Erweiterung medizinischer Ausbildungsinhalte, sondern ebenso in der Vermittlung patientenbezogener, nichtmedizinischer Kenntnisse und Fertigkeiten auf theoretischer Basis bemerkbar machen würde.[99] Im Zusammenhang stand dies mit dem weitgehenden Wandel der Arbeitsinhalte, pflegerischen Tätigkeiten und Aufgabengebiete der Pflegekräfte. Bisherige zusätzliche organisatorische Aufgaben wie Reinigung, Bettendienst und Botengänge sowie Tätigkeiten in der Grundpflege wurden von zentralen Krankenhausdiensten, Hilfskräften oder Krankenpflegehelfern übernommen. Gleichzeitig führten die Fortschritte in der medizinischen Diagnostik und Technik zu neuen Anforderungen im pflegerischen und rehabilitativen Bereich, und auch die Dokumentations- und Verwaltungsarbeiten wurden intensiviert.[100]

Trotz dieser Veränderungen blieben das Selbst- und Fremdverständnis des Pflegeberufes sowie der Stellenwert der Pflege im Rahmen der gesund-

98 Vgl. Schmidbaur, Marianne: Vom «Lazaruskreuz» zu «Pflege aktuell». Professionalisierungsdiskurse in der deutschen Krankenpflege 1903–2000. Königstein/Taunus 2002, S. 187.

99 Vgl. Gizycki, Rainald von; Gärtner, Hans: Zukunftsaussichten von Berufen. Überlegungen, Szenarien und Thesen zur Berufsausbildung. Sozialwissenschaftliche Reihe des Batelle-Instituts, Band 7. München/Oldenburg 1982, S. 72.

100 Ebd., S. 73f.

heitlichen Versorgung weitgehend unklar und waren noch keineswegs ausreichend definiert. Sogar innerhalb der Pflege variierte das Selbstverständnis der Krankenschwester von der Arztassistentin, mit der damit verbundenen Übernahme möglichst vieler ärztlicher Tätigkeiten und der Verlagerung von Grundpflegeaufgaben auf Hilfspersonal, bis hin zur ganzheitlichen Pflegekraft, die alle patientenorientierten Tätigkeiten ausführt.[101] Daneben rückte jetzt auch die im internationalen Vergleich ungewöhnliche Trennung der Pflegeberufe in Kranken- und Altenpflege in den Fokus der Diskussion. Im Gegensatz zur Krankenpflege, die der Bundesgesetzgebung unterliegt, sind für die Altenpflege die Länder zuständig, was auf historische und ökonomische Gründe zurückgeführt wurde.[102]

Im Juni 1985 wurde nach langer Debatte das Gesetz über die Berufe in der Krankenpflege (KrPflG) verkündet. Kurz darauf, im Oktober 1985, trat die Ausbildungs- und Prüfungsordnung in Kraft, in der erstmals ein Ausbildungsziel für die Kranken- und Kinderkrankenpflege sowie für die Krankenpflegehilfe definiert wurde. Aus den im Gesetz aufgezeigten Ausbildungszielen ließen sich jedoch weder ein klar umrissenes Berufsbild noch eine berufliche Fachrichtung ableiten. Weiterhin fehlte eine rechtsverbindliche Definition professioneller Pflege.[103] Ein gesetzlicher Schutz der Berufsausübung war also abermals nicht gegeben. Nur die Berufsbezeichnung war rechtlich geschützt.[104] Ebenso wurden durch das Gesetz und die Ausbildungsverordnung die Krankenpflegeschulen wieder zu Berufsfachschulen «besonderer Art» institutionalisiert, die irgendwo zwischen dualer und schulischer Ausbildung angesiedelt waren. Allerdings konnten jetzt Unterrichtsschwestern und -pfleger alleine die Verantwortung für eine Krankenpflegeschule übernehmen und mussten sich diese nicht mehr mit einem Arzt teilen.[105]

Die Anzahl des theoretischen Unterrichts während der Ausbildung wurde von 1200 Stunden auf 1600 in zwölf statt wie bisher in zehn Lehrfächern erhöht, und auch die praktische Ausbildung wurde präzisiert. Immer noch schwierig und nicht einheitlich geregelt war dagegen die Durchlässigkeit

101 Ebd., S. 79.

102 Vgl. Schmidbaur, Marianne: Vom «Lazaruskreuz» zu «Pflege aktuell». Professionalisierungsdiskurse in der deutschen Krankenpflege 1903–2000. Königstein/Taunus 2002, S. 188.

103 Vgl. Mischo-Kelling, Maria: Zur Ausbildung in der Pflege. In: Mischo-Kelling, Maria; Wittneben, Karin (Hrsg.): Pflegebildung und Pflegetheorien. München/Wien/Baltimore 1995, S. 207–251, S. 244.

104 Schmidbaur, Marianne: Vom «Lazaruskreuz» zu «Pflege aktuell». Professionalisierungsdiskurse in der deutschen Krankenpflege 1903–2000. Königstein/Taunus 2002, S. 206.

105 Ebd., S. 187 und S. 205f.

zum tertiären Bildungsbereich.[106] Mit dem Modellstudiengang für Lehrende in der Pflege in Berlin und der Einrichtung des Weiterbildungsstudiums an der Fachhochschule Osnabrück Ende der 1970er-Jahre hatte jedoch eine stärker wissenschaftlich orientierte Diskussion eingesetzt, die durch erste Forschungsprojekte und die Rezeption der Pflegetheorien aus dem anglo-amerikanischen Raum verstärkt wurde. Die fachliche Debatte über Pflegeprozesse, patientenorientierte Pflege, Pflegemodelle und -theorien führte dazu, dass die einzelnen Pflegeorganisationen immer mehr zu Befürwortern einer akademischen Qualifikationsmöglichkeit wurden.[107] Der Fachkräftemangel innerhalb der Pflege, der sich Ende der 1980er-Jahre wieder verstärkt bemerkbar machte, trug ebenfalls zu diesem Gesinnungswandel bei. Angesichts der immer knapper werdenden Personalressourcen und Sparmaßnahmen wurde von Pflegevertretern vehement gefordert, die inhaltlichen und qualitativen Notwendigkeiten sowie den Wert und die Bedeutung professioneller Pflege noch deutlicher herauszustellen.[108] Dabei wurde vor allem auf die gesamtgesellschaftlichen Veränderungen hingewiesen, die eine Umstrukturierung des Gesundheitswesens nach sich zögen. Besonders hervorgehoben wurde die Veränderung des Krankheitsspektrums mit der Zunahme chronischer Erkrankungen angesichts einer immer älter werdenden Gesellschaft, was wiederum die Bedeutung präventiver und rehabilitativer Maßnahmen deutlich erhöhte.[109] Die Weltgesundheitsorganisation hatte in ihrem Programm «Gesundheit für alle bis zum Jahr 2000» aus dem Jahr 1977 diese Veränderungen bereits berücksichtigt und eine Umstrukturierung des Gesundheitswesens hin zum Ausbau der primären Gesundheitsförderung gefordert. Das Programm zielte auf einen Wandel von der «Krankenpflege» zur «Gesundheitspflege» ab und sprach sich für eine entsprechende Aufgabenerweiterung der Pflegeberufe aus, worauf einzelne Pflegevertreter jetzt verwiesen.[110]

Dass Ende der 1980er- und zu Beginn der 1990er-Jahre vor allem Fachhochschulen vermehrt Pflegestudiengänge einrichteten, wurde auch durch andere Einflüsse begünstigt. Im Zuge der Neustrukturierungen der Fach-

106 Ebd., S. 187 und S. 206.

107 Vgl. Krampe, Eva-Maria: Emanzipation durch Professionalisierung? Akademisierung des Frauenberufs Pflege in den 1990er-Jahren: Erwartungen und Folgen. Frankfurt a. M. 2009, S. 84.

108 Siehe z. B. Steppe, Hilde: Die Perspektiven in der Krankenpflege für die 90er-Jahre. In: Krankenpflege 43 (1989), Nr. 5, S. 212–214, S. 212.

109 Ebd., S. 212–214, hier S. 213.

110 Schmidbaur, Marianne: Vom «Lazaruskreuz» zu «Pflege aktuell». Professionalisierungsdiskurse in der deutschen Krankenpflege 1903–2000. Königstein/Taunus 2002, S. 189.

hochschulen und der Abnahme der Studentenzahlen, vornehmlich der Sozialpädagogik, lag es vermehrt im Eigeninteresse der Fachhochschulen, neue Studiengänge einzuführen. Auf die demografischen Veränderungen und die neuen medizinisch-technischen Möglichkeiten, die eine deutlich qualifiziertere Ausbildung erforderten, wurde schon hingewiesen. Als entscheidender Impuls erwies sich auch die Wiedervereinigung der beiden deutschen Staaten. So konnten die jeweiligen Gesundheitssysteme mit ihren eigenen Ausbildungsformen einander gegenübergestellt werden. Seit den 1960er-Jahren gab es in der DDR einen Fachschulstudiengang für Medizinpädagogen und seit den 1970er-Jahren einen universitären Diplomstudiengang in Krankenpflege, der für Leitungsaufgaben qualifizierte, was zu einer Intensivierung der Forderungen nach einer Akademisierung der Pflege in den alten Bundesländern führte.[111]

Die öffentlichen Diskussionen und die wachsende mediale Berichterstattung über die Situation der Pflege im Zusammenhang mit der Beobachtung des Pflegenotstandes gegen Ende der 1980er-Jahre spielten ebenfalls eine nicht unerhebliche Rolle im wachsenden Selbstbewusstsein der Pflegekräfte und in der Etablierung von Qualifizierungsmöglichkeiten. In der öffentlichen Berichterstattung ging es nicht nur um den Fachkräftemangel an sich, sondern um die allgemeinen Arbeitsbedingungen des Pflegepersonals. Die Pflegenden selbst organisierten Protestaktionen in verschiedenen Städten, wobei sich die Forderungen in der Hauptsache auf den Arbeitsplatz Krankenhaus beschränkten. Neben leistungsgerechten Löhnen, pflegebezogener Arbeitsorganisation und einem analytischen Verfahren zur Personalbesetzung forderten die Berufsverbände in diesem Zusammenhang auch eine qualifizierende Fort- und Weiterbildung sowie den Ausbau der Pflegeforschung.[112] Um den Pflegeberuf für den Nachwuchs interessanter zu machen, leiteten Gesundheitspolitiker und Krankenhausträger umfangreiche Bemühungen ein. Dazu gehörten ein deutlich höherer Tariflohn, eine verbesserte Personalberechnung und der Ausbau von Qualifizierungsmaßnahmen.[113]

111 Krampe, Eva-Maria: Emanzipation durch Professionalisierung? Akademisierung des Frauenberufs Pflege in den 1990er-Jahren: Erwartungen und Folgen. Frankfurt a. M. 2009, S. 84f. Siehe auch: Thiekötter, Andrea: Pflegeausbildung in der Deutschen Demokratischen Republik. Ein Beitrag zur Berufsgeschichte der Pflege. Frankfurt a. M. 2006, S. 150ff.

112 Siehe Hackmann, Mathilde: «Florence ist tot, Agnes ist tot und wir machen uns auch kaputt!» Die Demonstrationen anlässlich des westdeutschen Pflegenotstandes 1989. In: Pflegezeitschrift 64 (2011), Heft 8, S. 500–502, hier S. 501.

113 Krampe, Eva-Maria: Emanzipation durch Professionalisierung? Akademisierung des Frauenberufs Pflege in den 1990er-Jahren: Erwartungen und Folgen. Frankfurt a. M. 2009, S. 86.

Schließlich hatte auch das Gesundheitsreformgesetz, das zum 1. Januar 1989 in Kraft trat, Auswirkungen auf die Pflegeberufe. Erstmals wurde in den Leistungsbereich der Krankenkassen die Bezahlung einer häuslichen Pflegehilfe bei Pflegebedürftigkeit mit aufgenommen. Bisher fand pflegerische Versorgung in der Regel in Krankenhäusern statt, wobei die Kosten durch die zwischen Kassen- und Krankenhausverbänden ausgehandelten Pflegesätze gedeckt wurden. Wurde häusliche, meist von Verwandten durchgeführte Pflege professionell unterstützt, musste diese selbst finanziert werden. Im Notfall waren die Sozialämter zuständig.[114] Nun konnte die Pflegeperson neben Geld- und Sachleistungen auch bei Ausfall für maximal vier Wochen im Jahr die Bezahlung einer Ersatzpflegekraft beantragen. Dieser Umstand führte dazu, dass sich für Pflegekräfte ein neues Berufsfeld auftat, und sie eigene gewerbliche Pflegeunternehmen gründen konnten. Die Pflege erhielt dadurch und im Zusammenhang mit dem immer noch im öffentlichen Bewusstsein stehenden Bild des Pflegenotstandes ein neues Gewicht.[115] Neben der Politik wurden auch Nichtregierungsorganisationen auf die Situation der Pflege aufmerksam und begannen, die Arbeitsbedingungen des Pflegepersonals zu analysieren. Sie erstellten Analysen und Vorschläge für entsprechende Maßnahmen oder gaben Studien in Auftrag. Die Debatte um eine Akademisierung der Pflege wurde fortgeführt und war von vielen gegensätzlichen Meinungen geprägt, die in der Regel auf den jeweiligen institutionellen Hintergrund zurückzuführen waren.

3.2 Diskussionen und Initiativen – theoretische und praktische Ansätze zur Verbesserung der Pflegeausbildung

Ende der 1970er-Jahre gab die Freie Universität Berlin (West) eine Studie in Auftrag, die dem akuten Personalmangel an Berliner Krankenhäusern auf den Grund gehen sollte. Als Kernproblem der beruflichen Situation des Pflegepersonals wurde eine durchgehend verkürzte Lebensarbeitszeit gesehen, der durch eine Erhöhung der Ausbildungszahlen und der Anwerbung ausländischer Arbeitskräfte nicht entgegengesteuert werden konnte, da die Hauptursachen des Personalmangels dadurch nicht behoben wurden. Viel-

114 Ebd., S. 45.
115 Ebd., S. 54.

mehr galt es, ein vorzeitiges Ausscheiden aus dem Beruf zu verhindern, um auf diese Weise die Berufsverweildauer der Pflegekräfte zu erhöhen. Das frühe Ausscheiden aus dem Arbeitsleben wurde in der Studie in einen direkten Zusammenhang mit den Arbeitsbedingungen im Krankenhaus gestellt.[116] Um entsprechende Gegenmaßnahmen benennen zu können, wurden die Anforderungs- und Belastungssituationen in den Berliner Krankenhäusern durch schriftliche Befragung des Pflegepersonals ermittelt und die Maßnahmenvorschläge den zuständigen Berliner Institutionen vorgelegt. Die Ergebnisse wurden in einer Podiumsveranstaltung zum Thema «Perspektiven der Krankenpflege» mit Vertretern des Berliner Senats, der Berliner Krankenhausgesellschaft, der Gewerkschaften, mit Pflegedienstleitungen, Verwaltungsleitern und Beschäftigten der Krankenhäuser sowie mit einer interessierten Öffentlichkeit und Pressevertretern zur Diskussion gestellt.[117] Die Verbesserungsvorschläge bezogen sich in der Hauptsache auf eine Reduzierung der arbeitsbedingten Belastungen sowie auf eine Flexibilisierung der Arbeitszeiten.[118]

Obwohl die Möglichkeit einer Entlastung durch entsprechende Qualifizierung des Pflegepersonals nicht explizit in Erwägung gezogen wurde, ist die Studie nicht unbedeutend für das Selbstverständnis der Pflegeberufe. Die Verbesserung der Arbeitsbedingungen spielt eine wichtige Rolle im Professionalisierungsprozess der Krankenpflege. So machte Ruth Schröck in einem Vortrag darauf aufmerksam, dass die Qualität der Pflege nicht allein vom theoretischen Wissen darüber abhängen würde. Das Wissen müsse vielmehr aufgenommen, durchdacht und in effektive Handlungen umgesetzt werden, ehe es von konkretem Nutzen sei. Eine überlastete oder gar «gesundheitsgeschädigte» Pflegekraft sei dazu nicht in der Lage.[119] Nur wenn sich also die Arbeitsbedingungen verbessern, ist es Pflegekräften überhaupt möglich, professionell zu agieren, und nur dann kann sich der gesamte Berufsstand professionalisieren.

Die ersten theoretischen Abhandlungen, die sich dem Thema Professionalisierung der Krankenpflege widmeten, kamen allerdings nicht aus dem Bereich der Pflegewissenschaft, sondern aus der Soziologie. Mit Beginn der

---

116 Albrecht, Hans; Büchner, Edith; Engelke, Dirk R.: Arbeitsmarkt und Arbeitsbedingungen des Pflegepersonals in Berliner Krankenhäusern. Analysen und Maßnahmenvorschläge. Berlin 1982, S. 3.

117 Ebd., S. 7f.

118 Ebd., S. 152ff. und S. 213f.

119 Schröck, Ruth: Wie kann Gesundheitsförderung unter gesundheitsgefährdenden Bedingungen stattfinden? In: Krankenpflege 42 (1988), Nr. 2, S. 56–57, S. 56.

1980er-Jahre begannen Soziologen, die Krankenpflege als Forschungsgebiet zu entdecken. Hinsichtlich der Diskussion um eine Professionalisierung stellten sie sich die Frage, inwiefern es sich bei der Krankenpflege schon um eine Profession handelt, beziehungsweise, was getan werden muss, um die Krankenpflege in den Stand einer Profession zu erheben.

Frühere soziologische Arbeiten versuchten, anhand von Definitionen Profession und Beruf im Gesundheitsbereich voneinander abzugrenzen. So entstanden Merkmalskataloge, die die Kennzeichen einer Profession enthielten.[120] Dieser struktur-, funktions- oder merkmalsorientierte Ansatz bezog sich in den Arbeiten der 1970er-Jahre hauptsächlich auf den Arztberuf.[121] Es wurde dargestellt, wie sich die akademisch gebildete Ärzteschaft auf dem Gesundheitsmarkt etablieren konnte und es ihr gelang, die Absatzchancen für ihre Dienstleistungen zu verbessern und eine größtmögliche Unabhängigkeit ihres beruflichen Handelns gegenüber dem Staat und den Patienten durchzusetzen.[122]

Die Soziologen, die sich diesbezüglich mit der Krankenpflege beschäftigten, versuchten, das Modell auf die Krankenpflege zu übertragen. So wurde beispielsweise in einer Untersuchung zu den «Professionalisierungstendenzen in den Krankenpflegeberufen» nachgewiesen, dass einige der für den Arztberuf entwickelten Variablen auch auf die Krankenpflege zutreffen.[123] Dann aber führte der Verfasser aus, wie sich aus der Rolle und der Position des Personals im Pflegebereich ein großer Anteil an eigenständiger sozialer Verantwortung für den Patienten ableiten lässt und wie sich daraus die

120 Vgl. Gerlach, Anke: Akademisierung ohne Professionalisierung? Die Berufswelt der ersten Pflegeakademikerinnen in Deutschland. In: Bollinger, Heinrich; Gerlach, Anke; Pfadenhauer, Michaela (Hrsg.): Gesundheitsberufe im Wandel. Soziologische Beobachtungen und Interpretationen. Frankfurt a. M. 2005, S. 71–102, hier S. 79. Ein erster Vertreter dieses Modells war beispielsweise Hans Albrecht Hesse: Hesse, Hans Albrecht: Berufe im Wandel: ein Beitrag zum Problem der Professionalisierung, Stuttgart 1968.

121 Wie zum Beispiel in den Arbeiten von Eliot Freidson (Freidson, Eliot: Der Ärztestand. Berufs- und wissenssoziologische Durchleuchtung einer Profession. Stuttgart 1979, vor allem S. 66f.: «Die formalen Kriterien der Profession») und Magali Sarfatti-Larson (Sarfatti-Larson, Margali: The Rise of Professionalism. A Sociological Analysis. Berkley 1977). Zur Situation in Deutschland beispielsweise Huercamp, Claudia: Ärzte und Professionalisierung in Deutschland. Überlegungen zum Wandel des Arztberufes im 19. Jahrhundert. In: Geschichte und Gesellschaft 6 (1980), S. 349–382. Siehe auch Drees, Annette: Die Ärzte auf dem Weg zu Prestige und Wohlstand. Sozialgeschichte der württembergischen Ärzte im 19. Jahrhundert. Münster 1988.

122 Vgl. auch McClelland, Charles E.: The German experience of professionalization. Modern learned professions and their organizations from the early nineteenth century to the Hitler era. Cambridge 1991.

123 Hampel, Klaus: Professionalisierungstendenzen in den Krankenpflegeberufen. Ein theoretischer und empirischer Beitrag zu neuen Berufsbildern in den paramedizinischen Berufen. Münster 1983, S. 102f.

Möglichkeit zur Übernahme einer neuen, sich von der ärztlichen Tätigkeit abgrenzenden «psycho-sozialen und sozial-therapeutischen Rolle» ergibt. Dadurch könnten neue Bereiche autonomer Verantwortung erreicht werden, und die Grundlage für eine Professionalisierung des Pflegeberufs auf einer anderen Ebene als derjenigen der Ärzte wäre gegeben. Dazu müsste allerdings die bisherige Aus- und Fortbildung entscheidend ausgebaut und verbessert werden und mehr Wert auf die psychosoziale Seite der Professionalisierungsbestrebungen innerhalb der Krankenpflege gelegt werden.[124] Da aber die Ausbildung konkrete Mängel aufweise und das Wissen um berufsspezifische Organisationen sowie die Bereitschaft, sich selbst zu organisieren, gering seien, könne man den Krankenpflegeberuf nicht zu den klassischen Professionen rechnen. Zusammenfassend urteilte der Verfasser, dass die «klassischen» Professionalisierungskriterien wie eine «langwierige und akademische Ausbildung, hoher Organisationsgrad, monopolistische Privilegien mit weitgehender Autonomie und die Abschiebung prestigearmer Tätigkeiten» in seiner Untersuchung nicht bestätigt werden konnten. Allerdings könne man angesichts der zutreffenden Professionalisierungskriterien wie «hohes Prestige in der Bevölkerung, ständige Weiterbildung, hohe Kollektivitätsorientierung und Identifikation mit dem Berufsbild» von einem starken Professionalisierungstrend sprechen. Da also der Krankenpflegeberuf keine «klassische» Profession sei, aber dennoch deutliche diesbezügliche Tendenzen aufweise, sei das Prädikat «Semi-Profession» angebracht.[125]

Zu dieser These passt auch eine Untersuchung, die sich der Professionalisierung des Lehrens im Berufsfeld Gesundheit widmete. Thomas Bals bemängelte dabei konkret, dass die Lehrkräfte teilweise nicht einmal «die Vorstufe der Professionalisierung, das heißt die Verberuflichung der Tätigkeit» erreicht hätten. Für die überwiegende Zahl der Gesundheitsfachberufe gelte, «daß der Unterricht bisher von pädagogisch-didaktischen Dilettanten und Autodidakten erteilt» werde. Selbst die hauptberuflichen Lehrkräfte seien «oft ungenügend oder gar nicht für ihre Aufgabe qualifiziert».[126] Das Fehlen einer professionsadäquaten theoretisch-wissenschaftlichen Ausbildung der Lehrkräfte bedinge wiederum die unbefriedigende Berufsbildungssituation der Gesundheitsfachberufe.[127] Nur eine adäquate, erziehungswissenschaftliche Ausbildung der Lehrer mit entsprechendem Standard an professio-

124 Ebd., S. 104ff.

125 Ebd., S. 268ff.

126 Bals, Thomas: Professionalisierung des Lehrens im Berufsfeld Gesundheit. Köln 1990, S. 324.

127 Ebd., S. 325.

nellem Wissen könne endlich Bewegung in die überholten Strukturen der Aus- und Weiterbildung im Gesundheitsbereich bringen.[128]

Die Weiterbildung zur Pflegelehrkraft beschränkte sich auch in den 1980er-Jahren auf das Angebot von konfessionellen Verbänden und Gewerkschaften. Bis 1989 gab es in der Bundesrepublik zehn gewerkschaftlich orientierte Einrichtungen, die Pflegekräfte für die Lehrtätigkeit in der Fachrichtung Pflege weiterbildeten. Auch die ebenfalls in der Tradition der deutschen Arbeiterbewegung stehende Arbeiterwohlfahrt richtete in München einen Lehrgang ein. Zur selben Zeit gab es acht konfessionelle Einrichtungen, die ebenfalls diesbezügliche Weiterbildungsmöglichkeiten anboten. Weiterbildungseinrichtungen unter öffentlicher Trägerschaft existierten nicht. Lediglich am Städtischen Klinikum in Braunschweig wurde ein einziger Lehrgang in kommunaler Trägerschaft aufgebaut.[129] Da sowohl die konfessionellen Verbände als auch die Gewerkschaften eigene Strategien verfolgten, stagnierte das Weiterbildungssystem in den alten Strukturen. Die Mehrheit der Lehrkräfte in der Pflege lehnte eine akademische Lehrerausbildung ab und hielt an der pflegerischen Praxis als Bezugsgröße der Lehrerweiterbildung fest. Erziehungswissenschaftliche und berufspädagogische Begründungs- und Diskussionszusammenhänge schienen völlig zu fehlen. Erst Ende der 1980er-Jahre begann sich die Situation zu ändern. Im Zusammenhang mit dem immer deutlicher vorgetragenen Wunsch nach Zugang zum tertiären Bildungsbereich und mehr Autonomie rückte dann die Akademisierung der Pflegelehrerausbildung in den Mittelpunkt der Diskussionen.[130] Dabei spielten auch tarifrechtliche Forderungen eine Rolle. Da nämlich Unterrichtsschwestern und -pfleger keine Lehrkräfte im schulrechtlichen Sinne waren (und teilweise noch immer nicht sind), entsprach die Vergütung den Tätigkeitsmerkmalen für den Pflegedienst und nicht dem Tarifgefüge im Lehrbetrieb.[131]

128 Ebd., S. 326f.

129 Wittneben, Karin: Zur Situation der Weiterbildung von Pflegekräften zu Pflegelehrkräften in Deutschland von 1903 bis 1993. In: Mischo-Kelling, Maria; Wittneben, Karin (Hrsg.): Pflegebildung und Pflegetheorien. München/Wien/Baltimore 1995, S. 252–291, S. 282.

130 Vgl. Wanner, Bernd: Lehrer zweiter Klasse? Historische Begründung und Perspektiven der Qualifizierung von Lehrerinnen und Lehrern der Pflege. 2. Aufl., überarb. und erw. von Claudia Bischoff, Frankfurt a. M. 1993, S. 251.

131 Vgl. Brenner, Günter: Sind Unterrichtsschwester und Unterrichtspfleger Lehrkräfte im schulrechtlichen Sinn? In: Die Schwester/Der Pfleger 27 (1988), Nr. 3, S. 172–175. Siehe dazu auch: Hoefer, Henriette: Ungleicher Lohn für gleiche Arbeit. Ist die tarifliche Eingruppierung von Leitern und Unterrichtskräften an Kranken- und Kinderkrankenpflegeschulen ungerecht im Vergleich mit Lehrern? In: Die Schwester/Der Pfleger 27 (1988), Nr. 3, S. 164. Vgl. auch: Hoefer, Henriette: Die Krankenpflegeschule – ein funktionelles Nichts? In: Die Schwester/Der Pfleger 27 (1988), Nr. 3, S. 162–164.

1990 wurde schließlich an der Freien Universität Berlin mit der Planung eines Studiengangs «Pflegepädagogik» begonnen. Neu war hier die Auffassung, dass es sich bei Lehrern in der Pflege um Lehrer des berufsbildenden Systems handeln sollte. Ihre Ausbildung wurde somit als Universitätsaufgabe begriffen. Bis dahin waren auch Lehrerstudiengänge als pflegerische Weiterbildung auf akademischem Niveau betrachtet worden. Jetzt sollte sich der an der Freien Universität Berlin einzurichtende Studiengang am Modell der «Lehramtsstudiengänge mit beruflicher Fachrichtung – Sekundarstufe II» orientieren. Außerdem wurde gleichzeitig das Fach Pflege als Hochschuldisziplin entwickelt und curricular als erstes Hauptfach der Pflegelehrerstudiengänge verankert. So sollte zum einen der Transfer zwischen Wissenschaft und Praxis gesichert und zum anderen wissenschaftlicher Nachwuchs in der Pflege gefördert werden.[132]

In diesem Ansatz wurde deutlich, dass – um einen höheren Standard an Pflegequalität zu erreichen und die Professionalisierung voranzutreiben – auch eine systematische und institutionelle Pflegeforschung notwendig war und ist. Im Gegensatz zu den angloamerikanischen oder den skandinavischen Ländern gehörte die Bundesrepublik Deutschland jedoch auch Ende der 1980er-Jahre nicht zu den Ländern, in denen Pflegeforschung organisiert betrieben wurde.[133] Schon auf der Ersten Internationalen Konferenz der Krankenpflegeforscher im September 1978 in Utrecht war festgestellt worden:

> *In einigen Ländern werden Krankenpflegeschüler noch immer als Arbeitskräfte mißbraucht, sie lernen fast ausschließlich funktionell pflegen, üben Pflegetechniken, erlernen selten Pflegemethoden. Sie haben kaum Gelegenheit, die Pflege des Patienten zu analysieren, zu reflektieren und auszuwerten. In diesen Ländern gibt es in der Regel weder eine Universitätsausbildung noch eine gleichwertige Weiterbildung für Krankenpflegepersonal. Forschung ist hier kein Bestandteil der Aus- und Weiterbildung in der Krankenpflege.*[134]

Um dies zu ändern, war also eine entsprechende Reform der Aus- und Weiterbildung, die auch die Krankenpflegeforschung mit einschloss, notwendig.

132 Wanner, Bernd: Lehrer zweiter Klasse? Historische Begründung und Perspektiven der Qualifizierung von Lehrerinnen und Lehrern der Pflege. 2. Aufl., überarb. und erw. von Claudia Bischoff, Frankfurt a. M. 1993, S. 13f.

133 Krohwinkel, Monika: Krankenpflegeforschung in Europa. 1. Internationale Konferenz der Krankenpflegeforscher in Utrecht (29.–22. September 1978). In: Krankenpflege 33 (1979), Heft 3, S. 83–85, S. 85.

134 Ebd., S. 83–85, Zitat S. 84.

1988 bemängelte Ruth Schröck, dass die Krankenpflege als Forschungsgebiet bisher lediglich von Soziologen «entdeckt» worden sei, was zwar das soziologische Wissen über die Krankenpflege, beispielsweise als Berufsstand, erweitert habe, aber nicht das Wissen über die Krankenpflege an sich. Von Bedeutung sei die Forschung «in» der Krankenpflege, da diesbezüglich erlangtes Wissen «praxisweisend» sein müsse.[135]

Innerhalb des Deutschen Bundes für Krankenpflege war schon früher die Bedeutung der Pflegeforschung erkannt und 1984 die Agnes Karll Stiftung für Pflegeforschung ins Leben gerufen worden. Renate Reimann, die damalige Leiterin des Bildungszentrums Essen des DBfK stiftete die 2000 DM, die sie 1983 als Trägerin des ersten Gießener Krankenpflegepreises erhalten hatte, und legte damit den Grundstein für einen Forschungsetat. Auch mit einem relativ geringen Förderetat gelang es dieser Stiftung, wichtige Erkenntnisse für die Pflegepraxis in kleineren Pflegeforschungsprojekten zutage zu fördern und so die Pflegeforschung einem größeren Kreis bekannt zu machen.[136] Eine eigens für die Pflegeforschung errichtete Institution sollte es allerdings erst 1991 geben. Im Herbst dieses Jahres wurde außerhalb universitärer Strukturen das Agnes Karll Institut für Pflegeforschung mit Sitz in Eschborn gegründet.[137] Inzwischen ist die hundertprozentige Tochter des DBfK in die Agnes-Karll-Gesellschaft für Gesundheitsbildung und Pflegeforschung mbH umbenannt worden und unterstützt weiter die Entwicklung der Pflege in Deutschland zu einer wissenschaftsbasierten Disziplin. Von Bedeutung für die Entwicklung der Pflegeforschung war auch die 1984 erfolgte Gründung des Archivs zur Geschichte der Pflege in Frankfurt. Eine umfangreiche Sammlung zur Geschichte der Pflege wurde dort Interessierten zugänglich gemacht. Die erste Möglichkeit, Pflegeforschungsberichte zu veröffentlichen, war ein Jahr später gegeben, als die «Deutsche Krankenpflegezeitschrift»[138] von nun an regelmäßig eine Beilage zur «Pflegeforschung» herausgab. Drei Jahre später wurde die Zeitschrift «Pflege» als wissenschaftliches Organ gegründet. 1988 gab es in der Bundesrepublik endlich eine Fachzeitschrift, in der Forschungsergebnisse mit wissenschaft-

135 Schröck, Ruth: Forschung in der Krankenpflege: Methodologische Probleme. In: Pflege 1 (1988), Nr. 2, S. 84–93, S. 87.

136 Müller, Elke: Die geschichtliche Entwicklung der Pflegeforschung. In: Bartholomeyczik, Sabine; Müller, Elke (Hrsg.): Pflegeforschung verstehen. München/Wien/Baltimore 1997, S. 1–28, S. 14.

137 Ebd., S. 1–28, S. 17.

138 Die «Deutsche Krankenpflegezeitschrift» wurde 1994 in «Pflegezeitschrift» umbenannt.

lichem Anspruch einem breiten Publikum zur Kenntnis gebracht werden konnten.[139]

Auf Initiative der «Ständigen Konferenz der Weiterbildungsinstitute für leitende und lehrende Pflegepersonen» wurde schließlich im Mai 1989 der Deutsche Verein zur Förderung der Pflegewissenschaft und -forschung (DV Pflegewissenschaft) gegründet, der von 1990 an jährliche Forschungskongresse organisierte.[140] Schon vorher trugen unterschiedliche Tagungen und Kongresse dazu bei, dass Pflegeforschung in der (Fach-)Öffentlichkeit zur Kenntnis genommen wurde. 1984 wurde beispielsweise in Hamburg eine Tagung zum Thema «Ist Krankenpflege erforschbar?» organisiert. Der DBfK richtete 1986 und 1988 einen Pflegeforschungstag in Nürnberg aus, der sich zu einem festen Bestandteil in der bundesdeutschen Pflegeforschung entwickelte, und in Osnabrück etablierten sich von 1990 an die «Internationalen Osnabrücker Symposien Pflegewissenschaft».[141]

Die allmähliche Entwicklung der Pflegeforschung zeigte deutliche Auswirkungen auf die Professionalisierung der Krankenpflege. Jedes Pflegeforschungsprojekt trug mit seinen Ergebnissen in gewissem Maße dazu bei, und allein die Tatsache, dass Pflegeforschung überhaupt betrieben wurde, erwies sich als unerlässlicher Bestandteil im Professionalisierungsprozess.[142]

Die Möglichkeit, Pflegewissenschaft zu studieren, war jedoch noch immer nicht gegeben. Neben dem Modellstudiengang für Lehrpersonen des Gesundheitswesens an der Universität Osnabrück etablierte sich an der staatlichen Fachhochschule Osnabrück ein Studiengang für Pflegedienstleitungen. Ein Nachteil der beiden Osnabrücker Studiengänge war, dass sie nicht in den Rahmen regulärer akademischer Berufsbildungsverläufe einzuordnen waren, da den Absolventen zwar das Studium zertifiziert wurde, sie aber keine weiteren universitären Aufbaumöglichkeiten hatten. Auch Prof. Dr. Ruth Schröck, die seit 1987 die bundesweit erste Professur für Krankenpflege und Sozialwissenschaften an der Fachhochschule Osnabrück besetzte, hatte im Ausland studiert.[143] Wie sie überbrückten viele Pflege-

139 Hackmann, Mathilde: Wie alles anfing… Zur Geschichte der Pflegeforschung in Westdeutschland. In: Pflegezeitschrift 64 (2011), Heft 4, S. 240–243, S. 241f.

140 Ebd., S. 240–243, S. 242.

141 Vgl. Müller, Elke: Die geschichtliche Entwicklung der Pflegeforschung. In: Bartholomeyczik, Sabine; Müller, Elke (Hrsg.): Pflegeforschung verstehen. München/Wien/Baltimore 1997, S. 1–28, S. 17.

142 Siehe dazu z. B. Bartholomeyczik, Sabine: Die Bedeutung der Pflegeforschung für die Krankenpflege. In: Deutsche Krankenpflegezeitschrift 45 (1992), Nr. 5, S. 322–327, S. 325f.

143 Müller, Elke: Die geschichtliche Entwicklung der Pflegeforschung. In: Bartholomeyczik, Sabine; Müller, Elke (Hrsg.): Pflegeforschung verstehen. München/Wien/Baltimore 1997, S. 1–28, S. 13f.

kräfte das Fehlen pflegewissenschaftlicher Studienmöglichkeiten mit einem Studium in Großbritannien, den USA oder den Niederlanden. Die Forschungskompetenz, die sie dort erhielten, war für die Erforschung der pflegerischen Praxis ebenso dringend notwendig, wie die im Ausland erworbenen akademischen Grade, die zum Aufbau einer pflegewissenschaftlichen Infrastruktur in Deutschland beitrugen. Im Gegensatz zum traditionellen Wissenschaftsbetrieb wurde die bundesdeutsche Pflegewissenschaft also vor allem durch Einzelinitiativen vorangetrieben, die auf einen persönlichen Einsatz zurückzuführen sind.[144]

Ein erster Meilenstein in der bundesdeutschen Pflegeforschung war ein von 1988 bis 1991 vom Bundesministerium für Jugend, Frauen, Familie und Gesundheit finanziertes Forschungsvorhaben zum Pflegeprozess bei Schlaganfallpatienten. Das von der Krankenschwester Monika Krohwinkel geleitete Projekt konnte eindrucksvoll und zum ersten Mal deutlich machen, wie wichtig eine Pflegepraxis mit rehabilitierendem Ansatz ist. Nach der im Projekt involvierten Pflegeprofessorin Ruth Schröck gelang es auf diese Weise, eine Sicht der Pflege darzustellen, die nur dann möglich ist, wenn Pflegende ihre Handlungsfelder selber erforschen. Dies wiederum war nur möglich gewesen, weil die Forscherinnen gleichzeitig auch Krankenschwestern waren.[145] Gerade dieser Punkt hatte jedoch im Vorfeld für Schwierigkeiten gesorgt, da das Ministerium auf einer ärztlichen Projektleitung bestanden hatte. Erst nach einigem Hin und Her war das Projekt schließlich genehmigt worden[146], was letztendlich daran lag, dass Monika Krohwinkel ein Masterstudium in England abgeschlossen hatte und durchaus akademische Kompetenzen nachweisen konnte.[147] Ein nicht zu unterschätzendes Ergebnis der Studie war, dass der pflegespezifische Beitrag zur

144 Ebd., S. 1–28, S. 14.

145 Krohwinkel, Monika (Hrsg.): Der Pflegeprozess am Beispiel von Apoplexiekranken. Schriftenreihe des Bundesministeriums für Gesundheit Bd 16. Baden-Baden 1993. Vgl. auch Müller, Elke: Die geschichtliche Entwicklung der Pflegeforschung. In: Bartholomeyczik, Sabine; Müller, Elke (Hrsg.): Pflegeforschung verstehen. München/Wien/Baltimore 1997, S. 1–28, S. 15.

146 So Prof. Dr. Ruth Schröck im Interview mit der Verfasserin am 11.07.2011: «Wir haben etwa sechs Monate zugebracht, dem Ministerium klarzumachen, dass wir keine ärztliche Leitung brauchten. Die wollten unbedingt, dass ein Arzt die Leitung dieses Projektes übernimmt. Um es ganz klipp und klar zu sagen, ein Arzt hätte nicht die geringste Ahnung gehabt, worum es eigentlich geht. Denn Ärzte befassen sich nicht und brauchen es auch nicht, sich mit den spezifischen Fragen der Pflege zu befassen. Aber das Ministerium und einige Vertreter des Ministeriums waren völlig von den Socken, dass es möglich sein sollte, dass eine Krankenschwester […] so einfach ein Forschungsprojekt leitet.»

147 Prof. Dr. Ruth Schröck im Interview mit der Verfasserin am 11.07.2011: «[Sie] konnte also durchaus akademische Kompetenzen nachweisen, aber es war eigentlich so neu, dass das Erstaunen überall sehr groß war und auch erst einmal kritische Stimmen hervorgerufen hat.»

Genesung der Apoplexiekranken identifiziert, konkretisiert und nachweisbar gemacht und so der eigenständige Charakter der Pflege deutlich sichtbar wurde.[148] Monika Krohwinkel, die inzwischen das Agnes Karll Institut für Pflegeforschung leitete, stellte in einem Interview gerade dieses Ergebnis in einen größeren Zusammenhang und unterstrich damit die Bedeutung der Pflegeforschung für eine Professionalisierung der Pflege:

> *Unsere Aufgabe und unser Ziel ist es mitzuhelfen, für die verschiedenen Schwerpunktbereiche der Pflege pflegespezifisches und wissenschaftlich belegbares Wissen verfügbar zu machen. Damit erhalten Pflegende Grundlagen für ihre Entscheidungen, gleichgültig, auf welcher Ebene dies erforderlich ist, sei es auf der Station, in einer Pflegegruppe, bei Pflegesatzverhandlungen oder bei der Bereitstellung pflegerischer Ressourcen und der Gesamtplanung im Gesundheitswesen. Unsere primäre Aufgabe besteht also darin, in all diesen Bereichen pflegespezifisches Wissen zu entwickeln und den Beitrag der Pflege zur Gesundheit nachweisbar zu machen.*[149]

Mit dieser Sichtweise rückte ein weiteres Verständnis von Professionalisierung in den Mittelpunkt der Diskussionen. Bisher beschränkte sich die Debatte um eine Professionalisierung der Pflege hauptsächlich auf die Frage, welche Kennzeichen einer Profession auf die Krankenpflege zutrafen und welche noch erreicht werden müssten, sollte denn die Krankenpflege als solche anerkannt werden. Dieser merkmalsorientierte Ansatz und die Feststellung, ob die Pflege nun eine Profession ist oder nicht, erwiesen sich aber als ungeeignet zur Bestimmung des eigentlichen pflegerischen Handelns. Mehr und mehr rückte ein handlungsorientierter Ansatz in die Auseinandersetzung um eine Professionalisierung der Pflege, nach dem vor allem das pflegerische Tun und Handeln darüber Auskunft gibt, ob eine Profession vorliegt oder nicht.[150] Vermehrt wurde in der Literatur darauf hingewiesen, dass professionelles Handeln vor allem an der fachlichen Qualifikation erkennbar sei.[151] Eine pflegeanalytische Kompetenz zur Umsetzung des Pflegewissens in die Praxis wurde immer bedeutsamer,

---

148 Vgl. Krohwinkel, Monika: Agnes Karll Institut für Pflegeforschung. In: Krankenpflege 46 (1992), Heft 1, S. 11–13, hier S. 12.

149 Ebd., S. 11–13, Zitat S. 12.

150 Vgl. Isfort, Michael: Was ist Profession, was Professionalität, woran ist professionelles Handeln zu erkennen und wie wird es in der pflegerischen Praxis umgesetzt? Teil I: Wissen und Tun. In: Pflege Aktuell 57 (2003), Heft 5, S. 274–277, S. 276.

151 So beispielsweise Bienstein, Christel: Professionelle Pflege. In: Die Schwester/Der Pfleger 27 (1988), Nr. 3, S. 215–217, S. 215.

auch im Hinblick auf die veränderten Verhältnisse im Pflegebereich und die gewandelten Gesundheitsbedürfnisse der Bevölkerung. Einer anderen, verbesserten und qualifizierteren Pflegeausbildung konnte sich eigentlich keiner mehr verschließen.

Für den Deutschen Berufsverband für Krankenpflege bildete die Diskussion zur Verbesserung der Situation der Pflegeberufe den Anlass, ein Bildungskonzept für die Berufe in der Kranken-, Kinderkranken- und Altenpflege zu entwickeln. Um eine hochqualifizierte professionelle Pflege zu erreichen, setzte sich der DBfK jetzt, Ende der 1980er-Jahre, klar für einen Einstieg der Pflegeberufe in den Hochschulbereich ein. Dabei sollte eine dreijährige Grundausbildung der Kranken- und Kinderkrankenpflege die Basis der beruflichen Bildung bilden und während dieser Ausbildung die Möglichkeit gegeben sein, gleichzeitig mit der beruflichen Qualifizierung die Fachhochschulreife zu erlangen. Nach Beendigung der Grundausbildung sollte den staatlich anerkannten Pflegekräften ein breit gefächertes, zweijähriges Angebot – entweder in Vollzeit oder berufsbegleitend – für die verschiedenen Pflegefachberufe offen stehen. Ein Pflegehauptstudium sollte dann an einer Universität möglich sein, wo anschließend auch die Promotion erworben werden kann.[152]

An diesem Punkt der Diskussion begann die Robert Bosch Stiftung, sich intensiver mit der Pflege und deren Problemen auseinanderzusetzen. Ende der 1980er-Jahre rief die Stiftung eine Kommission zur Verbesserung der Aus- und Weiterbildung in der Pflege ins Leben. Mit der aus diesem Arbeitskreis resultierenden Denkschrift «Pflege braucht Eliten» sollte es gelingen, weitere Akzente zu setzen, und zu einer deutlich verbesserten Ausbildung des Leitungs- und Lehrpersonals beizutragen und dieses auch in Organisations- und Führungsfragen zu qualifizieren. Schon zuvor, im Verlauf der 1980er-Jahre, hatte sich die Robert Bosch Stiftung ausführlicher den sich abzeichnenden Problemen im Gesundheitspflegebereich gewidmet.

152 Siehe Deutscher Berufsverband für Krankenpflege (DBfK): Bildungskonzept für Pflegeberufe. Krankenpflege - Kinderkrankenpflege - Altenpflege des Deutschen Berufsverbandes für Krankenpflege (DBfK). In: Krankenpflege 44 (1990), Nr. 2, S. 87–90.

3.3 Das Konzept «Fördern und Beraten» der Robert Bosch Stiftung

In der ersten Hälfte der 1980er-Jahren widmete sich die Robert Bosch Stiftung im Bereich der Gesundheitspflege vier Schwerpunkten:

1) der Erklärung und Verbesserung der Struktur des Gesundheitswesens und seiner Ökonomie
2) der Verbesserung des Verhaltens der Anbieter von medizinischen Leistungen
3) der Verbesserung des Verhaltens der Nachfrager nach Gesundheitsleistungen und
4) der Verbesserung der Einrichtung Krankenhaus.[153]

Im Schwerpunkt «Verbesserung der Struktur des Gesundheitswesens und seiner Ökonomie» lagen die Akzente auf den Bereichen Ordnungs- und Steuerungssysteme des Gesundheitswesens, Vergleiche von Gesundheitssystemen und Teilsystemen des Gesundheitswesens, Ist-Analysen über Verflechtungen, Bedarf, Angebot und Finanzierung sowie auf dem Bereich Verstärkung der Planungskompetenz und Selbständigkeit der Träger des Gesundheitswesens.[154] Ziel des Programms, das sich vor allem auf Fragen des Wettbewerbs und der Finanzierung im Gesundheitswesen konzentrierte, war die Politikberatung. Vorhaben zur mittelbaren Politikberatung sollten grundsätzliche Fragen klären, ohne Maßnahmen zu empfehlen, und die wissenschaftlichen Kapazität und Kompetenz verbessern und erweitern. Auch die von der Stiftung organisierten Kolloquien zur Gesundheitsökonomie, von denen bis 1981 sieben stattgefunden hatten, zählten zu dieser Kategorie.[155] Projekte zur unmittelbaren Politikberatung sollten Gestaltungsvorschläge bis hin zu Gesetzesentwürfen erarbeiten, die in einem neutralen Raum zwischen Wissenschaft und Praxis diskutiert werden konnten, ohne dass ein Thema interessengeleitet polarisiert wird.[156]

153 Siehe ARBSG 3007-11, Firnkorn, Hans-Jürgen: Zum Programm des Förderungsgebietes Gesundheitspflege vom 03.10.1980, S. 1.

154 Ebd., S. 1.

155 Ebd., S. 2.

156 ARBSG 3007-11, Firnkorn, Hans-Jürgen: Projekte aus dem Fördergebiet Gesundheitspflege, die der unmittelbaren und mittelbaren Politikberatung dienen vom 16.09.1981, S. 3. Siehe auch: ARBSG 4001-82, Protokoll der Kuratoriumssitzung der RBSG GmbH am 26.01.1981, S. 3f.

1985 ging die Kolloquienreihe in ihrer bisherigen Form zu Ende. In den folgenden Kolloquien wurden nicht nur verschiedene wissenschaftliche Disziplinen, sondern auch Wissenschaft und Praxis miteinander ins Gespräch gebracht.[157] Das Ziel, die Gesundheitsökonomie als wissenschaftliches Fach zu entwickeln, um für die Probleme im Gesundheitswesen kompetente Wissenschaftler für die Politikberatung zu etablieren, konnte nunmehr als weitgehend erfüllt betrachtet werden. Dies veranlasste die Stiftung, die Konzeption der Kolloquienreihe zu ändern. Anstatt eines generellen Überblicks über jeweils ein größeres Problemfeld sollten wichtige Einzelprobleme des Gesundheitswesens in theoretischen und empirischen Untersuchungen vertieft werden. Dazu wurden die bisherigen wissenschaftlichen Teilnehmer der Kolloquien um Praktiker aus der Gesundheitspolitik ergänzt.[158]

Der Schwerpunkt «Verbesserung des Verhaltens der Anbieter von Gesundheitsleistungen und des Leistungsangebots» hatte zum einen die Verbesserung der allgemeinen medizinischen Ausbildung und der Ausbildung in Bezug auf die Vermittlung psychosozialer und psychosomatischer Kompetenz zum Ziel, und sollte zum anderen zu einer Qualitätskontrolle in den verschiedenen medizinischen Bereichen führen. Daneben sollte das Leistungsangebot durch die Entwicklung von Therapiemodellen, die eine Integration von somatischen und psychosomatischen Erkenntnissen anstrebten, ergänzt und die Theoriebildung in der Medizin verbessert werden.[159]

Da der Gedanke der Qualitätssicherung und die Vorstellung der Integration der psychosomatischen in die somatische Medizin langfristig nicht durchgesetzt werden können, wenn sie nicht auch in der medizinischen Ausbildung berücksichtigt werden, rückte als Erstes das Thema einer Reform der Medizinerausbildung in das Blickfeld der Stiftung. Zunächst unterstützte die Stiftung einen Arbeitskreis Medizinerausbildung, dessen Ergebnisse 1982 in Form einer Denkschrift publiziert wurden.[160] Um die Ideen dieser Denkschrift weiterzuentwickeln, wurden Kolloquien organisiert, von denen das erste zur Reform der Medizinerausbildung im Januar 1983 in Murrhardt stattfand.[161]

157 ARBSG 6000-32, Bericht der Geschäftsführer mit Jahresabschluß zum 31.12.1985, S. 2.

158 Vgl. Robert Bosch Stiftung GmbH: Bericht 1984–1985. Stuttgart 1986, S.14f.

159 ARBSG 3007-11, Firnkorn, Hans-Jürgen: Zum Programm des Förderungsgebietes Gesundheitspflege vom 03.10.1980, S.1.

160 Arnold, Michael; Grundmann, Ekkehard; Heimann, Hans; Lasch, Hans-Gotthart; Mattern, Hans-Jakob; Ungeheuer, Edgar: Die Ausbildung zum Arzt in der Bundesrepublik Deutschland – Denkschrift zu einer Reform der ärztlichen Ausbildung. Gerlingen 1982.

161 Vgl. Robert Bosch Stiftung GmbH: Bericht 1982–1983. Stuttgart 1984, S.16.

Im Herbst 1985 beschloss das Kuratorium die Änderung des Förderungsprogramms und Fördergebietes Gesundheitspflege. Von 1986 an sollten im Förderungsgebiet Gesundheitspflege durch praktische und wissenschaftliche Projekte Ansätze zur Verbesserung des Gesundheitswesens unterstützt werden.[162] Dazu wurden sechs Schwerpunkte gebildet:

1) Psychosomatische Medizin
2) Qualitätssicherung in der Medizin und Pflege
3) Primäre Prävention
4) Krankenhausbetrieb und Krankenhauspflege
5) Häusliche Pflege und
6) die Struktur des Gesundheitswesens als Gegenstand der Politikberatung.

Innerhalb dieser sechs Schwerpunkte standen die Vorhaben im Vordergrund, die den Umgang mit Krankheit zum Gegenstand hatten und Projekte der häuslichen Pflege.[163]

Zur Förderung der psychosomatischen Medizin wurde Ende der 1980er-Jahre in praktischen Modellversuchen vor allem versucht, geeignete Formen der Zusammenarbeit von somatischer und psychosomatischer Medizin zu finden. Daneben wurden Modelle zur Verbesserung des Umgangs mit den psychischen und sozialen Folgen schwerer körperlicher Erkrankungen mit ungünstiger Prognose gefördert und als dritter Punkt Projekte zur Verbesserung der Kompetenz des medizinischen und pflegerischen Personals zur besseren Betreuung von Patienten mit psychischen und sozialen Problemen unterstützt.[164]

Im Schwerpunkt Häusliche Pflege betonte das Kuratorium ausdrücklich, dass nur praktische Projekte zur Verbesserung der Pflege gefördert werden sollten. Auch bei wissenschaftlichen Projekten musste die Praxis als Voraussetzung und als Anwendungszweck im Vordergrund stehen. Nur wenn eine wissenschaftliche Bearbeitung eines Themas zur Verbesserung der Praxis notwendig erschien, sollte diese unterstützt werden.[165] Ziel des Schwerpunktes war es, den sich abzeichnenden Problemen der Pflege im Zusammen-

---

162 ARBSG 4001-94, Beiersdörfer, Kurt: Notiz über ein Gespräch zur Neuordnung der Förderung im Gebiet Gesundheitspflege, das auf Wunsch von Prof. Zachau am 14. Oktober 1985 unter Beteiligung einiger ortsnaher Kuratoriumsmitglieder in den Räumen der Robert Bosch Stiftung stattfand.

163 ARBSG 6000-5, Bericht der Geschäftsführer mit Jahresabschluß zum 31.12.1988, S. 2.

164 Vgl. Robert Bosch Stiftung GmbH: Bericht 1986–1987. Stuttgart 1988, S. 22ff. und Robert Bosch Stiftung GmbH: Bericht 1988–1989. Stuttgart 1990, S. 24ff.

165 ARBSG 4001-102, Niederschrift über die Kuratoriumssitzung der RBSG GmbH am 19. und 20.11.1987, S.14.

hang mit den demografischen Veränderungen rechtzeitig Lösungsansätze entgegensetzen zu können. Dazu sollten sowohl die Pflegekräfte als auch die Patienten und deren Angehörige qualifiziert werden, um auf Dauer einer Überforderung beider Gruppen entgegenzuwirken.[166]

Im Schwerpunkt Krankenhausbetrieb und Krankenhauspflege trat durch den Pflegenotstand der 1980er-Jahre, dessen Auswirkungen die Robert Bosch Stiftung als Träger des Robert Bosch Krankenhauses sozusagen «am eigenen Leibe» zu spüren bekam, die Aktualität der Thematik deutlich zu Tage. Entsprechend ihrer Sicht der Ursachen für den Pflegenotstand konzentrierte das Kuratorium und die Geschäftsführung die Förderung auf die Erarbeitung von Konzepten zur Verbesserung des Pflegemanagements und der Aus-, Fort- und Weiterbildung. Zudem wurden Modelle unterstützt, die zur Verhinderung des Burn-out-Syndroms beitrugen.[167] Daneben sollte mit der Verbesserung der Organisation und Finanzierung der Krankenhausversorgung die Führungs- und Trägerstrukturen der Krankenhäuser verbessert werden. Obwohl die Stiftung ein diesbezügliches, an die Krankenhauswirtschaft gerichtetes Förderungsangebot ausschrieb, wurden allerdings kaum befriedigende Anträge gestellt. Innerhalb der Stiftung wurde dies als Zeichen des Widerstands gegenüber einer Reform der Träger- und Führungsstruktur in Krankenhäusern gewertet. Dies schien auch Projekte im Krankenhauspflegebereich zu betreffen. Da diese oft mit Strukturfragen der Krankenhausführung zusammenhingen, konnte auch in diesem Bereich aufgrund der wenigen Anträge nur eine geringe Anzahl an Bewilligungen ausgesprochen werden.[168] Gefördert wurden stattdessen Eigenprojekte, wie die Erstellung einer Studie zur «Berufliche[n] Situation von Krankenpflegepersonal». Die Robert Bosch Stiftung veröffentlichte die Analyse, in der Veränderungsvorschläge zur Pflegeorganisation, zur Kooperation zwischen den einzelnen Berufsgruppen, zu berufspolitischen Aspekten sowie zu den Erfordernissen der Aus- und Fortbildung gemacht wurden, im Sommer 1987.[169] Um eine bessere Pflege durchführen zu kön-

166 Vgl. z. B. Robert Bosch Stiftung GmbH: Bericht 1988–1989. Stuttgart 1990, S. 37ff. Siehe dazu auch Stiefel, Marie-Luise: Verbesserung der gesundheitlichen und pflegerischen Versorgung im häuslichen Lebenszusammenhang. Bestandsaufnahme zum Förderungsbedarf. Hrsg. von der Robert Bosch Stiftung. Gerlingen 1987.

167 Robert Bosch Stiftung GmbH: Bericht 1988–1989. Stuttgart 1990, S. 36f.

168 Robert Bosch Stiftung GmbH: Bericht 1986–1987. Stuttgart 1988, S. 32.

169 Psychologische Forschungsgruppe Schönhals; Taubert, Johanna: Berufliche Motivation von Krankenpflegepersonal. Eine qualitative Studie mit Langzeitanalyse. Hrsg. von der Robert Bosch Stiftung. Gerlingen 1987.

nen und um angemessenere berufliche Bedingungen für das Krankenpflegepersonal zu schaffen, wurde unter anderem vorgeschlagen, weiterführende Qualifizierungen als Hochschulstudium zu institutionalisieren, Krankenpflegeforschung zu betreiben, den Unterricht der Aus- und Weiterbildung durch Fachexperten der Krankenpflege durchführen zu lassen und während der Ausbildung mehr Praxisbegleitung am Krankenbett durchzuführen, um der Diskrepanz zwischen Theorie und Praxis entgegenzuwirken. Außerdem müsse die Eigenständigkeit des Berufes gefördert und das berufliche Selbstverständnis gestärkt werden.[170] Fazit der Studie war:

> *Insgesamt wird die Bedeutung der Krankenpflege für die Gesundung des Patienten zu gering gewertet. Sie steht zu sehr im Schatten der Medizin, als daß ihr spezifischer Beitrag als so wichtig angesehen wird, wie er tatsächlich ist. [...]. Leidtragende sind Patienten, die nicht angemessen gepflegt werden können, und Krankenschwestern und Krankenpfleger, die sich im Alltag aufreiben, die Klinik verlassen oder gar den Beruf wechseln. Die Studie hat gezeigt, daß die kurze Verweildauer nicht über die Unzufriedenheit im Krankenpflegeberuf entsteht, sondern die Ursache in den ungünstigen beruflichen Bedingungen für das Personal liegt. Es ist an der Zeit, diese Situation im beruflichen Umfeld zu diskutieren.*[171]

Erfahrungen, Veränderungen im Gesundheitsbereich erfolgreich anzustoßen, sammelte die Stiftung währenddessen im Schwerpunkt «Qualitätssicherung in der Medizin und Pflege». In diesem Bereich widmete sie sich weiterhin der Reform der Medizinerausbildung. Inzwischen hatte sich die Arbeitsgruppe «Medizinerausbildung» zum größeren «Murrhardter Kreis» erweitert, so genannt nach dem Tagungsort im Schwäbischen Wald. Dieser Arbeitskreis hatte vom Kuratorium die Aufgabe bekommen, als Grundlage für eine Reform der Medizinerausbildung das Arztbild der Zukunft zu beschreiben und daraus wesentliche Grundsätze und Qualifikationsanforderungen abzuleiten.[172] Die Ergebnisse wurden im September 1988 auf einem internationalen Symposium in Bonn vorgestellt und stießen auf große Resonanz in den Medien und bei den Fachverantwortlichen.[173] Vertreter der Arbeitsgruppe wurden zur Teilnahme an der Gesundheitsministerkonferenz im November 1988 eingeladen, die zu entsprechenden Initiativen

170 Ebd., S. 81.

171 Ebd., S. 84.

172 Vgl. Robert Bosch Stiftung GmbH: Bericht 1986–1987. Stuttgart 1988, S. 28ff.

173 ARBSG 6000-5, Bericht der Geschäftsführer mit Jahresabschluß zum 31.12.1988, S. 3.

der Länder führte.[174] Im Wissenschaftsrat und beim medizinischen Fakultätentag wurde die Arbeit der Kommission zum Gegenstand inhaltlicher Auseinandersetzungen.[175] Der Abschlussbericht unter dem Titel «Das Arztbild der Zukunft» stieß ebenfalls auf breites Interesse, die erste Auflage war rasch vergriffen.[176]

Tatsächlich gelang es dem Murrhardter Kreis, die Reform der Medizinerausbildung in der Politik zu einem vorrangingen Thema zu machen. Die Bundesregierung bemühte sich Ende der 1980er-Jahre um eine erneute Novellierung der Approbationsordnung und bildete eine Sachverständigenkommission zu weitergehenden Reformen, in der namhafte Mitglieder des Murrhardter Kreises vertreten waren.[177] Vieles, was die Kommission erarbeitet hatte, wurde in den sogenannten Reformstudiengängen umgesetzt.[178]

Parallel zu diesen Aktivitäten war die Stiftung bestrebt, im Schwerpunkt «Struktur des Gesundheitswesens als Gegenstand der Politikberatung» eine Reform der Krankenversicherung anzuregen.[179] Die von der Stiftung unterstützte wissenschaftliche Arbeitsgruppe Krankenversicherung legte im Herbst 1987 «Vorschläge zur Strukturreform der Gesetzlichen Krankenversicherung» vor[180], die in der Öffentlichkeit lebhaft diskutiert wurden.[181] Entsprechend agierte die ebenfalls von der Stiftung ins Leben gerufene Arbeitsgruppe zur Krankenhausfinanzierung. Beide Arbeitsgruppen verfolgten das Ziel, eine Diskussion von Vorschlägen zu ermöglichen, die ohne ihre Unabhängigkeit nicht zustande gekommen wäre. Anlässlich der Pressekonferenz

---

174 ARBSG 4001-105, ausführliche Niederschrift über die Kuratoriumssitzung der RBSG GmbH am 14. und 15.11.1988, S. 5.

175 ARBSG 6000-5, Bericht der Geschäftsführer mit Jahresabschluß zum 31.12.1988, S. 3.

176 Robert Bosch Stiftung GmbH (Hrsg.): Beiträge zur Gesundheitsökonomie Band 26: Das Arztbild der Zukunft – Analysen künftiger Anforderungen an den Arzt. Konsequenzen für die Ausbildung und Wege zu ihrer Reform. Abschlußbericht des Arbeitskreises Medizinerausbildung der Robert Bosch Stiftung – Murrhardter Kreis. 2. Aufl., Gerlingen 1990.

177 ARBSG 6000-5, Bericht der Geschäftsführer mit Jahresabschluß zum 31.12.1989, S. 4.

178 So der damalige Leiter des Bereichs «Gesundheitspflege» Hans-Jürgen Firnkorn im Interview mit der Autorin am 24.7.2006.

179 Siehe ARBSG 4001-96, ausführliche Niederschrift über die Kuratoriumssitzung der RBSG GmbH am 14./15.04.1986, S. 5ff. und ARBSG 4001-98, Niederschrift über die Kuratoriumssitzung der RBSG GmbH am 25.06.1986, S. 3 und ARBSG 4001-98, ausführliche Niederschrift über die Kuratoriumssitzung der RBSG GmbH am 25.06.1986, S. 5.

180 Gitter, Wolfgang: Vorschläge zur Strukturreform der Gesetzlichen Krankenversicherung. Bayreuth 1987.

181 Vgl. Robert Bosch Stiftung GmbH: Bericht 1986–1987. Stuttgart 1988, S. 40.

zur Vorstellung des Bandes zur Krankenhausfinanzierung[182] im März 1987 betonte der damalige Geschäftsführer Dr. Payer die Möglichkeiten, die sich einer privaten Stiftung böten, um unabhängig und unvoreingenommen auf dem Feld der Politikberatung tätig sein zu können. Es sei eine sinnvolle Aufgabe für eine Stiftung,

> *zur Bearbeitung drängender Sachfragen Expertenwissen zusammenzuführen und ihm ein Forum für Auseinandersetzungen und Konsensfindung zu bieten, das es sonst nicht gibt. Das öffnet die Möglichkeit, Vorstellungen zu Ende zu denken, ohne dass sie bereits auf dem Weg dorthin von Interessenten zu Fall gebracht und damit nicht mehr öffentlich diskutiert werden können.*[183]

Mit ihren Tätigkeiten im Bereich der Gesundheitspolitik verband die Stiftung die Hoffnung, langfristig zur ordnungspolitischen Neugestaltung der Krankenversorgung in der Bundesrepublik Deutschland beizutragen.[184] Tatsächlich wurden die Ergebnisse beider Arbeitsgruppen auf vielfältige Weise in die gesundheitspolitische Debatte aufgenommen.[185] Die zahlreichen Aktivitäten im Bereich der Gesundheitspflege verhalfen der Robert Bosch Stiftung zu wertvollen Erfahrungen, auf die die Stiftung in ihrer späteren Auseinandersetzung mit den Problemen im Krankenpflegebereich zurückgreifen konnte.

---

182 Robert Bosch Stiftung GmbH (Hrsg.): Beiträge zur Gesundheitsökonomie Band 20: Krankenhausfinanzierung in Selbstverwaltung – Kommissionsbericht, Teil I. Gerlingen 1987.

183 ARBSG 5001-2, Ansprache Dr. Payers anlässlich der Pressekonferenz am 10.03.1987 in Bonn zur Vorstellung des Bandes «Krankenhausfinanzierung».

184 Siehe ARBSG 5001-2, Ansprache Dr. Payers anlässlich der Pressekonferenz am 10.03.1987 in Bonn zur Vorstellung des Bandes «Krankenhausfinanzierung».

185 Vgl. z. B. Robert Bosch Stiftung GmbH: Bericht 1988–1989. Stuttgart 1990, S. 42.

4 Braucht Pflege «Eliten»?

4.1 Pflege zu Beginn der 1990er-Jahre: Diskussion und Praxis

Die Wiedervereinigung der beiden deutschen Staaten führte zunächst im ostdeutschen Gesundheitswesen zu einschneidenden Veränderungen. In der ehemaligen DDR gab es 63 staatliche Medizinische Fachschulen, die an ein Krankenhaus angeschlossen waren und an denen acht verschiedene dreijährige medizinische Fachausbildungen absolviert werden konnten. Im Gegensatz zu den Lehrkräften in den alten Bundesländern, für die keine verbindlichen Regelungen bestehen, mussten die hauptamtlichen Lehrkräfte an Medizinischen Fachschulen der DDR einen nichtärztlichen Beruf abgeschlossen haben, eine mindestens zweijährige Berufserfahrung und einen pädagogischen Hochschulabschluss oder einen Fachschulabschluss als Diplom-Mediziner oder Medizinpädagoge vorweisen. Die Medizinpädagogen übernahmen den Hauptanteil des theoretischen und praktischen Unterrichts, während daneben wenige Ärzte auf Honorarbasis zu ausgewählten Themen unterrichteten.

Für jede Facheinrichtung gab es einen für alle Medizinischen Fachschulen verbindlichen Lehrplan, die Lehrkräfte waren bildungs- und berufspolitisch als Lehrer anerkannt und die Schulen wurden staatlich finanziert.[186] Ausgebildet wurden die Lehrer beispielsweise seit 1963 an der pädagogischen Fakultät der Humboldt-Universität Berlin. Dort erfolgte 1968 die Angliederung des Studienganges an die Medizinische Fakultät – Abteilung Medizinpädagogik –, um die fachwissenschaftliche und fachdidaktische Kompetenz der zukünftigen Absolventen zu verbessern.[187] Nach der Wiedervereinigung wurden den Medizinischen Fachschulen finanzielle Mittel und Kompetenzbereiche entzogen und auch Lehrinhalte gestrichen. Einige Schulen konnten unter freier Trägerschaft erhalten bleiben und weiter vor

186 Vgl. Reinwardt, Jens: Ausbildung in den neuen Bundesländern. In: Krankenpflege 46 (1992), Heft 10, S. 579–581, S. 579f.

187 Beier, Jutta: Pflege- und Medizinpädagogik an der Humboldt-Universität Berlin. In: PflegePädagogik 1 (1991), Nr. 2, S. 8–13, S. 9.

allem in den Fachrichtungen Krankenpflege und Kinderkrankenpflege ausbilden.[188]

In den alten Bundesländern wurde durch die Auseinandersetzung mit dem berufsbildenden System im Gesundheitswesen der DDR die Diskussion um die Etablierung von Pflegestudiengängen weiter angeregt. Wenn auch die Inhalte der Ausbildung im Einzelnen zu hinterfragen waren, gewährleistete doch das Ausbildungswesen in der DDR eine Durchlässigkeit von der Grundausbildung bis zur Hochschule, wie sie auch in den alten Bundesländern gefordert wurde.[189] So erarbeiteten in Berlin die Abteilung Medizinpädagogik der Humboldt-Universität und eine Planungsgruppe der Freien Universität ein gemeinsames Konzept zur Einrichtung eines Studienganges Pflegepädagogik. Ab dem Wintersemester 1991/92 wurde der Studiengang Medizinpädagogik/Pflegepädagogik an der Humboldt-Universität angeboten, wobei das neue Studienkonzept auf die Ausbildungsbedingungen der alten Bundesländer ausgerichtet war, die jetzt in ganz Deutschland Gültigkeit besaßen.[190] Obwohl der universitäre Studiengang nicht den Anforderungen eines ordentlichen Lehramtsstudiums mit Staatsexamen entsprach, wurde Pflegekräften mit ihm zum ersten Mal in der Bundesrepublik eine fachbezogene Studienmöglichkeit mit einem akademischen Abschluss geboten.[191] Die Lehrerausbildung galt bisher als pflegerische Weiterbildung und war nicht als grundständiges, normales zweiphasiges Lehramtsstudium konzipiert. Der neue Studiengang in Berlin orientierte sich dagegen an den Lehramtsstudiengängen der Sekundarstufe II mit einer beruflichen Fachrichtung. Mit ihm wurde die Auffassung begründet, dass Pflegelehrer als Lehrer des berufsbildenden Systems und nicht als weitergebildete Krankenschwestern zu verstehen sind.[192] Die intensive Öffentlichkeitsarbeit der Planungsgruppe trug wesentlich dazu bei, die Diskussion um die universitäre Lehrerausbildung in der Pflege zu intensivieren und zu verankern.[193]

---

188 Reinwardt, Jens: Ausbildung in den neuen Bundesländern. In: Krankenpflege 46 (1992), Heft 10, S. 579–581, S. 580f.

189 Vgl. Löser, Ingeborg: Pflege studieren. Der Akademisierungsprozeß in den Pflegeberufen am Beispiel hessischer Pflegestudiengänge. Frankfurt a. M. 1995, S. 35.

190 Beier, Jutta: Pflege- und Medizinpädagogik an der Humboldt-Universität Berlin. In: PflegePädagogik 1 (1991), Nr. 2, S. 8–13, S. 12f.

191 Dielmann, Gerd: Zur aktuellen Ausbildungs- und Berufssituation der «LehrerInnen für Pflegeberufe in der Bundesrepublik Deutschland. In: PflegePädagogik 1 (1991), Heft 1, S. 18–25, S. 25.

192 Wanner, Bernd: Lehrer zweiter Klasse? Historische Begründung und Perspektiven der Qualifizierung von Lehrerinnen und Lehrern der Pflege. 2. Aufl., überarb. und erw. von Claudia Bischoff, Frankfurt a. M. 1993, S. 258.

193 Ebd., S. 259.

Die Weiterbildung zur Pflegelehrkraft in der Bundesrepublik fand zu diesem Zeitpunkt wie bisher unter ungeregelten Rahmenbedingungen mit vielfältigen Lehrgangsangeboten und individueller Finanzierung statt, und die Lehrgänge und Abschlüsse wurden weiterhin nicht staatlich anerkannt oder kontrolliert.[194] Da aber neben der staatlichen Anerkennung die Entwicklung von umfassenden Lehr- und Lernmethoden für die Krankenpflegeausbildung gefordert wurde, damit der Unterricht in allen Fächern von pflegetheoretisch ausgebildeten Pflegelehrkräften übernommen werden konnte, musste es den Lehrkräften möglich gemacht werden, diese Fächer auch zu studieren. Verschiedene Pflegevertreter waren der Ansicht, dass das Lehrpersonal ein fundiertes pflegetheoretisches, pädagogisches und psychologisches Wissen braucht, um den Auszubildenden entsprechende Fähigkeiten zum selbständigen Umgang mit den Patienten vermitteln zu können. Gleichzeitig bekam die Fähigkeit zu lebenslangem Lernen einen hohen Stellenwert. Auch Pflegelehrkräfte sollten in der Lage sein, sich ohne großen Aufwand immer wieder neues Wissen aneignen zu können und Forschungsergebnisse für die Praxis nutzbar zu machen. So könnten an der Universität ausgebildete Lehrkräfte sowohl unterrichten als auch die curriculare Entwicklung vorantreiben.[195] Lehrer als Vermittler zwischen Theorie und Praxis sollten pädagogisch als auch pflegewissenschaftlich so qualifiziert werden, dass sie die Ausbildungsinhalte immer wieder unter pflegewissenschaftlichen Gesichtspunkten neu strukturieren und weitergeben können. Ihnen oblag nicht nur die Vermittlung der pflegerischen Handlungskompetenz, sondern auch die der dazu notwendigen kognitiven und psychosozialen Fähigkeiten.[196]

Um zu verdeutlichen, dass Pflegelehrkräfte künftig mit Lehrpersonal aus dem berufsbildenden System gleichgestellt werden sollten, beschloss die Delegiertenversammlung des Bundesausschusses der Länderarbeitsgemeinschaften der Unterrichtsschwestern und Unterrichtspfleger im November 1991 in Berlin eine Änderung der Berufsbezeichnung. Diese

194 Vgl. Steppe, Hilde: Unterrichtsschwester/Unterrichtspfleger oder Lehrer/in für Pflegeberufe? Zur Situation der Weiterbildung für Lehrkräfte in Pflegeberufen. In: Bischoff, Claudia; Botschafter, Petra (Hrsg.): Neue Wege in der Lehrerausbildung für Pflegeberufe. Melsungen 1993, S. 111–123, S. 113.

195 Vgl. Botschafter, Petra: Selbstverständlich, aber nicht akzeptiert – die Forderung nach einer universitären Ausbildung von Pflegelehrer/innen. In: Bischoff, Claudia/Botschafter, Petra (Hrsg.): Neue Wege in der Lehrerausbildung für Pflegeberufe. Melsungen 1993, S. 125–143, S. 140f.

196 Siehe Wanner, Bernd: Lehrer zweiter Klasse? Historische Begründung und Perspektiven der Qualifizierung von Lehrerinnen und Lehrern der Pflege. 2. Aufl., überarb. und erw. von Claudia Bischoff, Frankfurt a. M. 1993, S. 261.

Änderung erfolgte auf der Bundesversammlung 1992 in Friedrichshafen, seit der sich der Verband «Bundesausschuss der Länderarbeitsgemeinschaften der Lehrerinnen und Lehrer für Pflegeberufe» nennt.[197]

Entsprechend den gestiegenen Ausbildungsanforderungen an Krankenpflegelehrkräfte stiegen auch die Anforderungen an Pflegekräfte, die eine Leitungsfunktion erfüllten. Sowohl Pflegedienstleitungen als auch leitende Unterrichtsschwestern hatten aufgrund der Gesetzgebung und der rechtlichen Gegebenheiten im Wesentlichen eigenverantwortliche und selbstständige Führungs- und Managementaufgaben wahrzunehmen.[198] In der DDR war 1982 an der Humboldt-Universität Berlin ein berufsbegleitendes Teilzeitstudium, konzipiert als vierjähriges Fernstudium, für Krankenschwestern und -pfleger als Qualifizierung zur Pflegedienstleitung eingerichtet worden. Nach der politischen Wende wurde im Konsens mit den Lehrkräften und Studenten sowie mit westdeutschen Fachleuten und Politikern ein neuer Studienplan erarbeitet. Von 1991 an wurde das Studium als vierjähriges berufsbegleitendes Teilzeitstudium an der Medizinischen Fakultät der Humboldt-Universität weitergeführt.[199] Der erste diesbezügliche Studiengang in den alten Bundesländern wurde zum Wintersemester 1991/92 an der Fachhochschule Osnabrück als Diplomstudiengang Krankenpflegemanagement eingerichtet.[200] Seit 1981 hatten dort Pflegekräfte die Möglichkeit, sich in einem viersemestrigen, nebenberuflichen Weiterbildungsstudium zur Pflegedienstleitung im Krankenhaus fortzubilden. Jetzt wurde ein achtsemestriges Vollzeitstudium mit Diplomabschluss angeboten, in dem den Studierenden in Verbindung mit sozialwissenschaftlichen Schwerpunktthemen von Anfang an die Möglichkeiten der Erarbeitung pflegerischer Inhalte wissenschaftlich fundiert aufgezeigt wurden.[201]

Währenddessen beschäftigte sich der International Council of Nurses (ICN) – der Weltbund der Krankenschwestern und Krankenpfleger –, dem der Deutsche Berufsverband für Pflegeberufe angehört, ebenfalls mit dem Management in der Pflege. In einer 1991 in Kingston verabschiedeten Reso-

197 Ebd., S. 260.

198 Wander, Marianne: Die Stellung von Schul- und Pflegedienstleitungen. In: Deutsche Krankenpflege-Zeitschrift 45 (1992), Heft 2, S. 2–7.

199 Dietze, Friedhelm: Hochschulstudium Pflegemanagement. Notwendigkeit und Erwartungen. In: Deutsche Krankenpflegezeitschrift 44 (1991), Heft 5, 1991, S. 327–332, S. 328.

200 Vgl. Schröck, Ruth: Zur Akademisierung der Pflege. In: Deutsche Krankenpflege-Zeitschrift 45 (1992), Nr. 5, S. 320–322, S. 320.

201 Schröck, Ruth: Praxisverbundene Pflegeforschung. Der Studiengang Krankenpflegemanagement an der FH Osnabrück. In: Altenpflege Forum 3 (1995), Nr. 4, S.117–118.

lution wurde auf die besondere Bedeutung von leitenden Pflegekräften hingewiesen. Der ICN forderte

> *Regierungen, Arbeitgeber und internationale Organisationen auf, die Expertise von PflegemanagerInnen anzuerkennen und einzusetzen, und verstärkt die angemessene Ausbildung von Pflegekräften und deren Präsenz im Management der Pflegedienste sowie des Gesundheitswesens zu unterstützen.*[202]

So zielten zu Beginn der 1990er-Jahre die Reformbestrebungen im Ausbildungsgefüge der Krankenpflegeberufe vor allem auf eine Anhebung des Qualifikationsniveaus von Lehr- und Leitungskräften in der Pflege ab. Auch die Gesundheitsministerkonferenz, die sich ebenfalls um eine Aufwertung der Pflege im Bildungsbereich bemühte, sprach sich auf ihrer Sitzung im November 1991 in einer Entschließung zur «Verbesserung der Personalsituation in der Krankenpflege», dafür aus, die Weiterbildung des Pflegepersonals zur Pflegelehrkraft und zur Pflegedienstleitung auf «Hochschul-, Fachhochschul- oder Akademieebene anzusiedeln».[203] Immer öfter wurde jedoch gefordert, alle Bereiche der Pflege einer verbesserten Aus- und Weiterbildung zu unterziehen. Dazu mussten sowohl die Pflegewissenschaft und -forschung ausgebaut, als auch wissenschaftlich qualifizierte Praktiker ausgebildet werden.[204] In diesem Zusammenhang wurde abermals auf die demografischen und sozialen Veränderungen in den Gesellschaftstrukturen hingewiesen, die zu einem erheblichen Zuwachs an Pflegeaufgaben führten. Weder mit dem «caritativen Versorgungsmodell» noch mit dem «medizinischen Assistenzmodell» der Pflege ließen sich diese neuen Aufgaben lösen. Vielmehr bräuchten die Pflegekräfte ein zusätzliches fundiertes pflegetheoretisches Wissen, um selbständig und zielgerichtet agieren zu können. Dieses Wissen könne nur durch eine Verwissenschaftlichung der Pflege erreicht werden, was wiederum unabdingbar für eine Professionalisierung sei.[205] Das fehlende wissenschaftliche Selbstverständnis der Pflege zeigte

---

202 Deutscher Berufsverband für Pflegeberufe (DBfK) (Hrsg.): Pflege-Standpunkte International. ICN-Resolutionen 1991, 1993. Frankfurt a. M. 1994, S. 8.

203 Hessisches Ministerium für Jugend, Familie und Gesundheit (Hrsg.): Zur Zukunft der Pflegeberufe in Hessen. Bildungskonzept zur Aus-, Fort- und Weiterbildung im Bereich der Pflegeberufe. Wiesbaden 1992, S. 4f.

204 Vgl. Schaeffner, Doris; Moers, Martin: Pflegewissenschaft. Neue Perspektiven für die Pflege durch Akademisierung? In: Dr. med. Mabuse 18 (1993), Heft 87, S. 32–34, v. a. S. 34.

205 Botschafter, Petra; Moers, Martin: Pflegewissenschaft und Pflegenotstand. Einrichtung eines Studienganges «LehrerIn der Pflege» an der Freien Universität Berlin? In: Jahrbuch für Kritische Medizin. Band 15. Argument-Sonderband 190. Hamburg 1990, S. 123–139, S. 124.

sich auch in der theoretischen Ausbildung an den Krankenpflegeschulen, die sich weiterhin am Leitbild der Medizin orientierte. Pflegetheorien, die entschiedener von einer Eigenständigkeit der Pflege ausgehen, schlugen sich im Aufbau und in der Gestaltung des Unterrichts nicht nieder.[206] Beim Aufbau des Studiengangs Pflegepädagogik an der Humboldt-Universität in Berlin fand dieser Aspekt erstmals Berücksichtigung. Pflegewissenschaft bildete den Ausgangspunkt für die Entwicklung des Curriculums und wurde gleichzeitig als Hochschuldisziplin verankert.[207]

Der Sachverständigenrat der Konzertierten Aktion im Gesundheitswesen wies in seinem Jahresgutachten 1991 ebenfalls darauf hin, dass Weiterbildungsmöglichkeiten im Rang eines Fachhochschulstudiums für besonders qualifizierte Pflegekräfte geschaffen und vor allem die Krankenpflegeforschung besonders gefördert werden sollten. Damit könne die Bedeutung der Pflege aufgezeigt und so das Ansehen des Pflegepersonals aufgewertet werden.[208] Auch das Bundesministerium für Gesundheit begann, in diese Richtung zu forschen. Nach dem erfolgreichen ersten Projekt zum Pflegeprozess bei Schlaganfallspatientinnen, das vom Bundesministerium für Jugend, Frauen, Familie und Gesundheit finanziert worden war, wurde 1991 beim Agnes Karll Institut für Pflegeforschung eine Denkschrift in Auftrag gegeben, die die gesellschafts- und gesundheitspolitische Notwendigkeit der Pflegeforschung zusammenfassen, die derzeitige Institutionalisierung beschreiben und erste Forschungsergebnisse darstellen sollte.[209] Zum ersten Mal wurde offiziell bedauert, dass Deutschland bisher an keinem diesbezüglichen internationalen Forschungsprojekt vertreten war, da die Krankenpflege keinen Standort im tertiären Bildungsbereich habe. Es wurde konstatiert, dass es in Deutschland in den 1980er-Jahren weder eine pflegewissenschaftliche Infrastruktur noch genügend akademisch gebildete Krankenschwestern und -pfleger gegeben hätte.[210] In der Denkschrift

206 Ebd., S. 123–139, S. 127.

207 Bischoff, Claudia; Botschafter, Petra: Betrifft: Studiengang Pflegepädagogik in Berlin. In: PflegePädagogik 1 (1991), Nr. 2, S. 41–43, S. 41.

208 Sachverständigenrat für die Konzertierte Aktion im Gesundheitswesen: Jahresgutachten 1991: Das Gesundheitswesen im vereinten Deutschland. Baden-Baden 1991, S. 158f.

209 Siehe Krohwinkel, Monika; Schröck, Ruth; Bartholomeyczik, Sabine: Denkschrift. Zur Lage der Pflegeforschung in der Bundesrepublik Deutschland. Im Auftrag des Bundesministeriums für Gesundheit. Frankfurt a. M. 1991, Vorwort. Siehe auch: Krohwinkel, Monika: Agnes Karll Institut für Pflegeforschung. In: Krankenpflege 46 (1992), Heft 1, S. 11–13, S. 11.

210 Krohwinkel, Monika; Schröck, Ruth; Bartholomeyczik, Sabine: Denkschrift. Zur Lage der Pflegeforschung in der Bundesrepublik Deutschland. Im Auftrag des Bundesministeriums für Gesundheit. Frankfurt a. M. 1991, S. 4.

wurde die Einrichtung von Regelstudiengängen für Pflegeberufe in allen Bundesländern gefordert. Dazu sollte eine entsprechende Infrastruktur für Pflegeforschung auf- und ausgebaut werden und dies mit Bundesmitteln unterstützt werden. Deutlich wurde in der Denkschrift herausgestellt, dass «der in den vergangenen Jahren öffentlich festgestellte ‹Pflegenotstand› in einem wesentlichen und grundlegenden Sinne auch ein ‹Bildungsnotstand›» sei.[211] Letztlich sei Pflegeforschung in Deutschland nicht anerkannt, weil nicht geforscht werde, und es könne nicht geforscht werden, weil eine Pflegeförderung nicht existiere.[212]

Auch die Vertreter der Weiterbildungsinstitute für lehrendes und leitendes Pflegepersonal in der Bundesrepublik bemühten sich um den Ausbau der Pflegewissenschaft in Deutschland. Die «Ständige Konferenz der Weiterbildungsinstitute für leitendes und lehrendes Pflegepersonal» hatte sich 1989 fest etabliert, nachdem seit den 1970er-Jahren in losen und unverbindlichen Treffen Erfahrungen und Informationen ausgetauscht und gemeinsame Standpunkte entwickelt worden waren.[213] Auf ihre Initiative hin kam es im Februar 1990 zur konstituierenden Sitzung des Deutschen Vereins zur Förderung von Pflegewissenschaft und -forschung e.V., mit dem Ziel, im deutschsprachigen Raum ein überverbandliches Forum für alle an Pflegewissenschaft und -forschung Interessierte zu schaffen. Ein erstes Projekt war die Schaffung eines Archivs zur Pflegeforschung, das es bis dahin im gesamten deutschsprachigen Raum für dieses Fachgebiet nicht gegeben hatte. Alle abgeschlossenen und laufenden Forschungsarbeiten im Bereich der Pflege sollten erfasst und für Forschende zugänglich gemacht werden. Weiter sollten eigene Forschungsvorhaben initiiert und koordiniert, Forschungsmittel beschafft und vergeben sowie Forschungsergebnisse dokumentiert werden.[214] Einmal im Jahr wurde von nun an eine Fachtagung zu aktuellen Themen der Pflegeforschung organisiert. Daneben fand eine kontinuierliche aktive Arbeit in Sektionen zur Historischen Pflegeforschung,

211 Ebd., S. 5, Zitat S. 6.

212 Ebd., S. 10.

213 Dazu Steppe, Hilde: Unterrichtsschwester/Unterrichtspfleger oder Lehrer/in für Pflegeberufe? Zur Situation der Weiterbildung für Lehrkräfte in Pflegeberufen. In: Bischoff, Claudia; Botschafter, Petra (Hrsg.): Neue Wege in der Lehrerausbildung für Pflegeberufe. Melsungen 1993, S. 111–123, S. 121.

214 Schröck, Ruth: Unter Wert verkauft. Ein Verein fördert die Pflegewissenschaft durch Sammlungen und Dokumentationen. In: Altenpflege 16 (1991), Nr. 2, S. 108–110, S. 108. Und: Steppe, Hilde: Unterrichtsschwester/Unterrichtspfleger oder Lehrer/in für Pflegeberufe? Zur Situation der Weiterbildung für Lehrkräfte in Pflegeberufen. In: Bischoff, Claudia; Botschafter, Petra (Hrsg.): Neue Wege in der Lehrerausbildung für Pflegeberufe. Melsungen 1993, S. 111–123, S. 123.

zur Bildungsforschung und -planung sowie zu Pflege und Gesellschaft statt.[215]

1993 forderte der International Council of Nurses in seiner Madrider Resolution die nationalen Pflegeverbände auf, die internationale Zusammenarbeit innerhalb der Pflegeforschung zu vereinfachen und die Pflegeforschung auszubauen. So sollte auch in Ländern ohne bisherige pflegewissenschaftliche Infrastruktur diese vorangetrieben werden, da «die Qualität der Pflegepraxis und damit letztlich auch die Zukunft der Pflege allgemein» abhängig von der Pflegeforschung sei, die die Aufgabe habe, den Wissensstand der Pflege ständig zu aktualisieren.[216] Der Deutsche Berufsverband für Krankenpflege/Deutsche Berufsverband für Pflegeberufe (DBfK) veröffentlichte die Resolution 1994, auch, um die Bedeutung der Pflegeforschung noch einmal klar herauszustellen.

Ein neuer Punkt, der im Zuge der Akademisierungsbestrebungen diskutiert wurde, war die Frage, an welcher Institution Pflegende eigentlich studieren sollten. Im Allgemeinen wurde die Meinung vertreten, pflegebezogene Studiengänge sowohl an Fachhochschulen als auch an Universitäten anzubieten. So sollten Pflegelehrkräfte entsprechend dem Studiengang für Lehrkräfte der Sekundarstufe II an einer Universität ausgebildet werden, da «an einer Fachhochschule ein Lehramtsstudiengang ein Novum und für die Pflege vermutlich wieder ein Experiment wäre, das sie in eine Sackgasse führt», und Pflegemanagementstudiengänge entsprechend den Studiengängen für leitende Kräfte in Industrie und Wirtschaft an Fachhochschulen angesiedelt werden.[217] Vor allem die Lehrerausbildung an der Universität wurde vehement gefordert, und zwar nicht nur im Sinne der Vergleichbarkeit mit anderen Lehramtsstudiengängen. Pflege als Kernbestandteil eines Hochschulcurriculums für die Lehrkräfteausbildung könne

> *zu einem neuen Gegenstand wissenschaftlicher Forschung und Lehre werden. Dies zwingt auch zu neuen wissenstheoretischen Überlegungen, die durch Berufsfeldstudien und Qualifikationsforschung abgesichert sein müssen. Das Verständnis*

---

215 Schröck, Ruth: Wieder eine Premiere. In: Pflege und Gesellschaft 1 (1996), Heft 1, S. 1–2. Siehe auch Deutscher Verein zur Förderung von Pflegewissenschaft und -förderung (Hrsg.): Wir über uns… O. O., 5. Aufl. 1996.

216 Deutscher Berufsverband für Pflegeberufe (DBfK) (Hrsg.): Pflege-Standpunkte International. ICN-Resolutionen 1991, 1993. Frankfurt a. M. 1994, S. 11.

217 Schröck, Ruth: Zur Akademisierung der Pflege. In: Deutsche Krankenpflege-Zeitschrift 45 (1992), Nr. 5, S. 320–322, S. 321.

von Theorien und Forschungsergebnissen und ihre Nutzbarmachung in die [sic!] Praxis setzt bei den Lehrkräften eine wissenschaftliche Ausbildung voraus.[218]

Dem gegenüber standen der baden-württembergische Ministererlass vom Juli 1991, Pflegestudiengänge ausschließlich an Fachhochschulen anzusiedeln[219], sowie die Empfehlungen des Sachverständigenrats der Konzertierten Aktion im Gesundheitswesen und des Wissenschaftsrats, die Ausbildung von Unterrichtspflegekräften an Fachhochschulen durchzuführen[220], woraufhin den beiden Gremien von Pflegewissenschaftlern «fehlende Kompetenz» attestiert wurde.[221] Aufgrund der Aussagen der beiden Gremien wurde auf der IX. Internationalen Konferenz der Weiterbildungsinstitute für leitende und lehrende Pflegepersonen im September 1991 eine Arbeitsgruppe zur Bildungspolitik im Pflegebereich eingerichtet. Diese verabschiedete eine Resolution, die an die relevanten Ministerien der Länder und des Bundes, an den Wissenschaftsrat, an die Konzertierte Aktion und an die Fach- und Tagespresse geleitet wurde. In dieser wurde nicht nur gefordert, die Pflegewissenschaft durch entsprechende Studiengänge an Universitäten zu etablieren und die Durchlässigkeit von der Berufsausbildung bis zum Universitätsabschluss im Pflegebereich auf allen Ebenen zu gewährleisten, sondern auch «LehrerInnen und Führungskräfte in der Pflege» entsprechend den

internationalen Gegebenheiten auf gleichem Niveau auszubilden wie wissenschaftlich qualifizierte LehrerInnen an berufsbildenden Schulen bzw. wie Führungskräfte in Verwaltung, Industrie und Wirtschaft.[222]

In diesem Zusammenhang wurde auch diskutiert, an welchem Fachbereich einer Universität oder Fachhochschule die Pflege angesiedelt werden sollte.

218 Bischoff, Claudia; Botschafter, Petra: Die wissenschaftliche Lehrerausbildung als Voraussetzung einer professionellen Lehrtätigkeit in der Pflege. In: Krankenpflege 45 (1991), Nr. 1, S. 20–24, S. 23f., Zitat S. 23.

219 Vgl. Bischoff, Claudia; Botschafter, Petra: Universität oder Fachhochschule – das ist hier die Frage! In: PflegePädagogik 2 (1992), Nr. 1, S. 4–11, S. 7.

220 Siehe Sachverständigenrat für die Konzertierte Aktion im Gesundheitswesen: Jahresgutachten 1991: Das Gesundheitswesen im vereinten Deutschland. Baden-Baden 1991, S. 158f. Vgl. auch: Wissenschaftsrat (Hrsg.): Empfehlungen zur Entwicklung der Fachhochschulen in den 90er-Jahren. Köln 1991, S. 78f. und Anlage 6, S. 165ff.

221 Vgl. z. B. Bischoff, Claudia; Botschafter, Petra: Betrifft: Studiengang Pflegepädagogik in Berlin. In: PflegePädagogik 1 (1991), Nr. 2, S. 41–43, S. 42, und Bischoff, Claudia; Botschafter, Petra: Universität oder Fachhochschule – das ist hier die Frage! In: PflegePädagogik 2 (1992), Nr. 1, S. 4–11.

222 Bischoff, Claudia; Botschafter, Petra: Der Griff nach der Wissenschaft: Tagungsbericht. In: PflegePädagogik 1 (1991), Nr. 2, S. 23–25, S. 24.

Dabei wurde ein «Zusammenbauen eines Studiengangs aus Anteilen bestehender Studiengänge ohne die Erarbeitung eines diesen neuen Studiengang tragende Pflegeorientierung» grundsätzlich abgelehnt.[223] Beim Aufbau des pflegepädagogischen Studiengangs in Berlin sprachen sich die Mediziner für eine Anbindung an einen medizinischen Fachbereich aus, «nach wie vor verhaftet in dem Modell von Pflege als medizinische Assistenz.» Durch diese Anbindung wurden jetzt alle Entscheidungen im Zusammenhang mit dem Studiengang von einer Medizinermehrheit getroffen. Eine Ansiedelung bei den Sozialwissenschaften, die wahrscheinlich den Bedürfnissen der Pflege am ehesten entsprochen hätte, war von den Medizinern abgelehnt worden.[224]

Auch die Gewerkschaft ÖTV wollte einen weiteren Beitrag zur Beseitigung des Pflegenotstandes leisten und schaltete sich mit Reformvorschlägen in die aktuelle Diskussion um eine Verbesserung des Qualifikationsniveaus der Pflegeberufe ein. Vor allem durch die Einführung pflegebezogener Studiengänge, die auch berufserfahrenen Pflegekräften mit mittlerem Bildungsabschluss offenständen, sollte die Attraktivität von Pflegeberufen gesteigert werden.[225] Das Konzept der ÖTV forderte, schon die Grundausbildung einheitlich und nach dem Berufsbildungsgesetz zu gestalten. Sie sollte für alle Pflegeberufe (Altenpflege, Entbindungspflege, Kinderkrankenpflege und Krankenpflege) einheitlich geregelt sein und nach dem dualen System an Berufsschulen für Pflegeberufe in Kooperation mit stationären und ambulanten Pflegeeinrichtungen erfolgen. Nach einer zweijährigen Grundausbildung sollte eine einjährige Spezialisierung in den genannten Fachgebieten erfolgen.[226] Wichtig war der Gewerkschaft dann, dass die Durchlässigkeit des deutschen Berufsbildungssystems von der abgeschlossenen Berufsausbildung über den Hochschulabschluss bis hin zur Promotion und Habilitation auch für die Pflegeberufe realisiert wurde.[227] Neben Pflegewissenschaft sollte an der Universität ein Lehramts-

223 Schröck, Ruth: Zur Akademisierung der Pflege. In: Deutsche Krankenpflege-Zeitschrift 45 (1992), Nr. 5, S. 320–322, S. 321.

224 Botschafter, Petra; Moers, Martin: Pflegewissenschaft und Pflegenotstand. Einrichtung eines Studienganges «LehrerIn der Pflege» an der Freien Universität Berlin? In: Jahrbuch für Kritische Medizin. Band 15. Argument-Sonderband 190. Hamburg 1990, S. 123–139, S. 137.

225 Siehe Gewerkschaft Öffentliche Dienste, Transport und Verkehr (Hrsg.): Pflege in Not, wir handeln. Vorschläge und Forderungen der Gewerkschaft Öffentliche Dienste, Transport und Verkehr zur Reform der Aus-, Fort- und Weiterbildung in den Pflegeberufen. Bearbeitet von Gerd Dielmann. Stuttgart 1990, S. 5 und 9.

226 Ebd., S. 10f.

227 Ebd., S. 13f.

studiengang eingerichtet werden, der die Qualifikation der Unterrichtskräfte an Pflegeschulen an die Qualifikation von Lehrerinnen und Lehrern an berufsbildenden Schulen angleicht. An Hochschulen sollte es möglich sein, ein Betriebswirtschaftsstudium der Fachrichtung Pflege zu absolvieren.[228] Allerdings schloss die ÖTV sich den Forderungen nach einem Hochschulzugang für Pflegewissenschaft und für das Lehramt erst jetzt an. Noch im Aktionsprogramm zur Verbesserung der Rahmenbedingungen in der Pflege vom Februar 1989 hatte die Gewerkschaft eine akademische Ausbildung überhaupt nicht in Betracht gezogen.[229]

Das erste Bundesland, das sich explizit mit der Aufwertung der Pflegeberufe auseinandersetzte, war Hessen. Im Dezember 1992 legte das Hessische Ministerium für Jugend, Familie und Gesundheit ein Bildungskonzept zur Aus-, Fort- und Weiterbildung im Bereich der Pflegeberufe vor.[230] Hauptanliegen des Konzepts war eine Aufwertung der Pflege, die vor allem durch ein zunehmendes Ansehen der Pflegetätigkeit selbst erfolgen sollte. Für die in der unmittelbaren Pflege Tätigen musste daher ein breitgefächertes Qualifizierungsangebot zur Verfügung stehen, das ein Verbleiben in der «eigentlichen» Pflege attraktiv machte.[231] Alle Stufen des Bildungssystems, einschließlich des Tertiären, sollten den Pflegeberufen offenstehen und breit angelegte und aufeinander aufbauende Qualifizierungsmöglichkeiten den Sackgassencharakter der Pflege beenden.[232] Im Gegensatz zum Vorschlag der Gewerkschaft ÖTV sprach sich aber das Hessische Ministerium dafür aus, die eigenständigen Ausbildungsgänge für Alten-, Kranken- und Kinderkrankenpflege zu erhalten. Auf Hochschulebene sollten dann integrierte Studiengänge gleichermaßen für Alten-, Kranken- und Kinderkrankenpflege offenstehen.[233] Pflegewissenschaftliche Studiengänge sollten sowohl an Fachhochschulen als auch an Universitäten eingerichtet werden, und zum einen praxisorientiert und grundständig für vielfältige Aufgaben im

228 Ebd., S.15f.

229 Vgl. Krampe, Eva-Maria: Emanzipation durch Professionalisierung? Akademisierung des Frauenberufs Pflege in den 1990er-Jahren: Erwartungen und Folgen. Frankfurt a. M. 2009, S. 251.

230 Hessisches Ministerium für Jugend, Familie und Gesundheit (Hrsg.): Zur Zukunft der Pflegeberufe in Hessen. Bildungskonzept zur Aus-, Fort- und Weiterbildung im Bereich der Pflegeberufe. Wiesbaden 1992.

231 Vgl. Löser, Ingeborg: Pflege studieren. Der Akademisierungsprozeß in den Pflegeberufen am Beispiel hessischer Pflegestudiengänge. Frankfurt a. M. 1995, S. 43.

232 Hessisches Ministerium für Jugend, Familie und Gesundheit (Hrsg.): Zur Zukunft der Pflegeberufe in Hessen. Bildungskonzept zur Aus-, Fort- und Weiterbildung im Bereich der Pflegeberufe. Wiesbaden 1992, S.12.

233 Ebd., S.13f.

Sozial- und Gesundheitswesen qualifizieren und zum anderen der Qualifizierung des wissenschaftlichen Nachwuchses dienen. Dadurch wurde die Pflegewissenschaft als Grundlage professioneller Pflege anerkannt. Daneben sollte es möglich sein, sich berufsbegleitend zur Pflegedienstleitung oder zur Lehrkraft für Pflegeberufe mit Erwerb eines anerkannten Hochschuldiploms weiterbilden zu können. Erste Ergebnisse wurden in einer Projektgruppe «Studiengang Pflegewissenschaft» der Fachhochschule Frankfurt in Zusammenarbeit mit dem Ministerium erzielt und ein praxisorientierter pflegewissenschaftlicher Studiengang entwickelt, der zum Wintersemester 1993/94 beginnen sollte.[234] Die Einrichtung von Pflegestudiengängen wurde im Rahmen des Bildungskonzeptes für Pflegeberufe als Forderung des Hessischen Ministeriums für Jugend, Bildung und Gesundheit an das Ministerium für Wissenschaft und Kunst herangetragen. Dieses zeigte aufgrund der aktuellen Personalnot im Pflegebereich eine große Bereitschaft, den Hochschulbereich für die Pflege zu öffnen. Beraten wurde das Wissenschaftsministerium dabei von Hilde Steppe, der Leiterin des Referats «Pflege im Gesundheitswesen» im Hessischen Ministerium für Umwelt, Energie, Jugend, Familie und Gesundheit, die sowohl als ausgebildete Krankenschwester als auch als ehemalige Lehrerin am Fortbildungszentrum für Berufe im Gesundheitswesen des Berufsfortbildungswerks des Deutschen Gewerkschaftsbundes ihre Fachkompetenz einbringen konnte. Das seit dem 1. Februar 1992 existierende Referat war mit dem Ziel, die Aufwertung der Pflege voranzutreiben, gegründet worden. Zu seinen Aufgaben gehörten der berufsbildende Bereich und die Entwicklung von Pflegestudiengängen. Darüber hinaus widmete sich das Referat der Analyse und Entwicklung der Berufsbilder im Berufsfeld Pflege, vor allem im Hinblick auf das Zusammenwirken von stationären, ambulanten und komplementären Einrichtungen, sowie der Pflegeforschung und der Qualitätssicherung in der Pflege.[235] Neben dem Referat «Pflege im Gesundheitswesen» wurde die Entwicklung von Pflegestudiengängen auch von dem im Gesundheitsministerium existierenden Pflegerat begleitet. Dieser hatte sich 1991 aus einem Arbeitskreis zur Pflegesituation konstituiert, der als Reaktion auf den Pflegenotstand gegründet worden war und in dem Vertreter der Ärztekammer, der Berufs-

234 Ebd., S. 25.

235 Pflegereferate. «Krankenpflege» im Gespräch mit Hilde Steppe. Interview: Eva-Maria Krampe. In: Ulmer, Eva-Maria; Krampe, Eva-Maria; Haas, Walburga; Wackerhagen, Hilde (Hrsg.): Hilde Steppe: «Die Vielfalt sehen, statt das Chaos zu befürchten». Ausgewählte Werke. Bern/Göttingen/Toronto/Seattle 2003, S. 107–111, S. 108.

verbände, der Gewerkschaften, der Krankenkassen und der Hessischen Krankenhausgesellschaft zusammengebracht worden waren. Der Pflegerat initiierte eine Veranstaltungsreihe «Pflegewissenschaftliche Foren», in denen Pflegekräfte und Pflegewissenschaftler den Umsetzungsprozess bis zur Einführung des Studiengangs diskutieren und fachlich begleiten konnten.[236] Die Fachhochschule Frankfurt am Main und die Evangelische Fachhochschule Darmstadt zeigten ihrerseits großes Interesse an der Entwicklung pflegebezogener Studiengänge und leisteten wichtige konzeptionelle Vorarbeiten. Dabei stützten sie sich vor allem auf die Empfehlungen des Wissenschaftsrats zum Ausbau der Fachhochschulen in den 1990er-Jahren, in denen die Einrichtung grundständiger Studiengänge für die nichtärtzlichen Gesundheitsberufe empfohlen wurde.[237] Der Wissenschaftsrat sprach sich dagegen aus, auf die bisherige dreijährige Ausbildung ein Studium aufzusetzen, da dadurch die Gesamtausbildungszeit in unvertretbarem Ausmaß verlängert werde. Vielmehr sollten neue Berufs- und Studienmodelle entwickelt werden, die den speziellen Gegebenheiten und Anforderungen der nichtärztlichen Gesundheitsdienstberufe entgegenkämen.[238]

Zu Beginn der 1990er-Jahre war deutlich geworden, dass dem «Pflegenotstand» auf unterschiedlichen Handlungsebenen begegnet werden musste. Zum einen ging es um die Verbesserung der Arbeitsbedingungen, um eine angemessenere Bezahlung und entsprechende Weiterbildungs- und Aufstiegsmöglichkeiten. Zum anderen mussten neue Personengruppen für die Pflege gewonnen werden, um insgesamt den Personalbestand zu erhöhen, und schließlich musste den veränderten Anforderungen an die Pflege im ambulanten, stationären und häuslichen Bereich mit neuen Konzepten und Strukturen begegnet werden.[239] Veränderungen in der Aus- und Weiterbildung versprachen, zur Lösung der angesprochenen Probleme beizutragen. Dass insbesondere die Akademisierung ein wichtiger Ansatzpunkt war, wurde nicht mehr bestritten. Dennoch existierte bis 1992 noch kein geschlossenes Konzept über die Richtung der Professionalisierung und

236 Löser, Ingeborg: Pflege studieren. Der Akademisierungsprozeß in den Pflegeberufen am Beispiel hessischer Pflegestudiengänge. Frankfurt a. M. 1995, S. 45.

237 Ebd., S. 45.

238 Vgl. Wissenschaftsrat (Hrsg.): Empfehlungen zur Entwicklung der Fachhochschulen in den 90er-Jahren. Köln 1991, S. 165 und 169.

239 Vgl. Mogge-Grotjahn, Hildegard: Pflege in Europa, Bestandsaufnahme und vergleichende Analyse pflegebezogener Studiengänge in Europa. In: Bartholomeyczik, Sabine; Mogge-Grotjahn, Hildegard; Zander, Christel (Hrsg.): Pflege als Studium – Europäischer Kontext – Curriculum-Entwurf – Expertenurteile. Beiträge zu einem Fachhochschul-Curriculum. Bochum 1993, S. 7–112, S. 23.

Akademisierung der Pflege, wenn auch nahezu alle mit den Pflegeberufen verbundenen Institutionen und Verbände entsprechende Stellungnahmen oder konkrete Vorschläge veröffentlicht hatten. Bei allen Veröffentlichungen, auch von staatlicher Seite, war der zentrale Ausgangspunkt die Überlegung, dass auf den veränderten Bedarf in der Pflege mit entsprechenden Qualifizierungsangeboten reagiert werden müsse. Es herrschte jedoch weder eine Einigung darüber, was professionelle Pflege ist, noch, wie sie erreicht werden kann, auch wenn Pflege zweifelsohne als moderner Beruf mit hohen Qualifikationsanforderungen anerkannt wurde. Obwohl versucht wurde, die Pflege von der Medizin abzugrenzen, fehlten neue Definitionen, um das Verhältnis zwischen den beiden Disziplinen eindeutig klären zu können.[240]

Kurz vor diesem Punkt der Diskussionen hatte die Robert Bosch Stiftung begonnen, sich detailliert und ausführlich mit der Thematik auseinanderzusetzen. 1991 richtete sie einen neuen Förderschwerpunkt «Pflege» ein. Mit entsprechenden Programmen sollten nachhaltige Beiträge zur Lösung der sozialethischen und sozialpolitischen Probleme im Pflegebereich geleistet werden.

4.2 Neue Wege in der Kranken- und Altenpflege – das weiterentwickelte Förderprogramm der Robert Bosch Stiftung

Die Robert Bosch Stiftung ging in ihren Überlegungen zur Einrichtung eines umfassenden Förderschwerpunktes zum Thema «Pflege» von der Feststellung aus, dass die Sicherstellung der Pflege zu einem der vordringlichsten gesundheits- und sozialpolitischen Probleme geworden war. In der Vorlage zur Neustrukturierung des Förderbereiches «Pflege» fasste der damalige stellvertretende Leiter des Referats für Gesundheitspflege, Sozial- und Naturwissenschaften, Kurt Beiersdörfer, die Entwicklung der Pflege prägenden Faktoren noch einmal zusammen. Dazu gehörten die

240 Vgl. Bischoff, Claudia: Frauen in der Krankenpflege. Zur Entwicklung von Frauenrolle und Frauenberufstätigkeit im 19. und 20. Jahrhundert. Überarb. u. erw. Neuaufl., Frankfurt a. M./New York 1992, vor allem S. 212. Und: Steppe, Hilde: Die Entwicklung eines pflegerischen Bildungskonzepts am Beispiel des Bundeslandes Hessen. In: Heller, Andreas; Schaeffer, Doris; Seidl, Elisabeth (Hrsg.): Akademisierung von Pflege und Public Health. Ein wissenschaftlicher Dialog. Wien/München/Bern 1995, S. 52–66, S. 53f.

Zunahme des Anteils der älteren Mitbürger und die gleichzeitige Abnahme der Zahl der Jüngeren, die als Pflegende oder als Finanzierer von Pflege in Frage kommen, sowie die weitere Verringerung der Familiengröße und eine Lockerung der Familienbande. Die steigende Lebenserwartung aufgrund des medizinischen Fortschritts in Verbindung mit einer noch fehlenden finanziellen Absicherung des sogenannten «Pflegerisikos» wurden ebenso aufgezählt wie die Rationalisierung des Krankenhausbetriebes, die zu höheren Leistungszahlen bei einer sinkenden Verweildauer führe. Trotz dieser Faktoren passe sich das Versorgungssystem vergleichsweise langsam an die sich veränderten Anforderungen an, was sich beispielsweise am schleppenden Ausbau geriatrischer Rehabilitationsabteilungen bemerkbar mache. Schließlich wurden in der Ausarbeitung die geringe soziale Wertschätzung der Pflege im Verhältnis zu medizinisch-therapeutischen Leistungen und die sinkende Attraktivität der Pflegeberufe genannt.[241] Für die Stiftung standen die beiden letztgenannten Punkte in einem Zusammenhang mit den fehlenden Aufstiegsmöglichkeiten in der Pflege, was wiederum mit unzureichenden Qualifizierungsmöglichkeiten in Verbindung gebracht wurde. In die Überlegungen zum Ausbau des Pflegeschwerpunktes waren auch die Ergebnisse einer Fachtagung für leitende Frauen und Männer aus krankenpflegerischen Berufen eingeflossen, die im März 1991 in Bad Boll stattgefunden hatte. Die lehrenden und leitenden Pflegekräfte hatten darüber diskutiert, ob in der heutigen Gesellschaft der Wunsch nach einer «guten Krankenpflege» überhaupt vorhanden ist, und welchen gesellschaftlichen Status Pflegetätigkeiten besitzen.[242]

Der bisherige Förderschwerpunkt der Stiftung im Bereich der Gesundheitspflege hatte auf einer Entlastung der Pflegenden gelegen, wobei die Entlastung pflegender Familienmitglieder eher im Mittelpunkt stand als die der berufsmäßigen Pflegekräfte. Der Förderaspekt «Qualifizierung» hatte dabei nur eine geringe Rolle gespielt, vor allem, weil die an die Stiftung gerichteten Anträge zur Verbesserung von Weiterbildungsgängen qualitativ nicht ausreichend waren. Im Schwerpunkt «Krankenhausbetrieb und Krankenhauspflege» waren vor allem gesundheitsökonomische Untersuchungen gefördert worden, während zur Pflege im Krankenhaus praktisch

241 Siehe ARBSG, 1106-183, Beiersdörfer, Kurt: Beratungsvorlage zur Neustrukturierung des Bereichs «Pflege» vom 29.05.1991, S. 2.

242 Siehe Robert Bosch Stiftung: Was ist gute Krankenpflege in unserer Gesellschaft wert? Beiträge und Ergebnisse der Fachtagung für leitende Frauen und Männer aus krankenpflegerischen Berufen im März 1991 in Bad Boll. Gerlingen 1991.

keine Anträge gestellt worden waren.[243] Neben Projekten zur Entlastung und Unterstützung von Pflegepersonen im familiären und beruflichen Bereich sollte jetzt vor allem einer Qualifizierung der Pflege im professionellen und nichtprofessionellen Bereich Vorschub geleistet werden. Zur Qualifizierung beruflicher Pflege startete die Stiftung eine Initiative zur Neustrukturierung der Aus- und Weiterbildung von Führungskräften im Krankenpflegebereich. Dazu wurde zur Erstellung einer Denkschrift zur Hochschulausbildung von Pflegedienstleitungen und Lehrern in der Krankenpflege eine Redaktionsgruppe von Fachleuten zusammengeführt. Daneben sollten Transferveranstaltungen durchgeführt und Maßnahmen zur Durchführung entsprechender Ausbildungsgänge unterstützt werden. Des Weiteren war ein Stipendienprogramm zur Förderung des Führungs- und Lehrkräftenachwuchses in den Pflegeberufen geplant. Um außerdem die Qualitätssicherung und die Weiterentwicklung der Pflege sicherzustellen, sollten neue Pflegekonzepte erprobt und Modellvorhaben zur Qualitätssicherung in der Pflege gefördert werden. Auch die Rahmenbedingungen in der Pflege mussten verbessert werden, und so wurde vorgeschlagen, die Versorgungsstrukturen in den Blick zu nehmen, Managementmodelle für Pflegedienst- und Sozialstationsleitungen zu entwickeln und den ethischen Fragestellungen in der Pflege nachzugehen.[244]

In der folgenden Sitzung im Juli 1991 stimmte das Kuratorium der Einrichtung eines umfassend angelegten Pflege-Schwerpunktes zu.[245] Um den genauen Förderbedarf bestimmen zu können, wurde kurz darauf eine Studie in Auftrag gegeben, die einen möglichst vollständigen Überblick über gegenwärtige Modell- und Forschungsprojekte im Bereich der Pflege erlauben sollte. Beauftragt wurden der Diplom-Soziologe Matthias Grusdat und Dr. Stefan Domscheit vom Institut für System- und Technologie-Analysen am Zentrum Technologietransfer Biomedizin Bad Oeynhausen und Dr. Paul Wolters vom Schwerpunkt Gesundheitswissenschaften der Universität Bielefeld.[246] Die Autoren nahmen in ihren Bericht alle erhältlichen Informationen zu Aktivitäten und Ansätzen der Förderung von Pflegewis-

243 ARBSG 1106-183, Beiersdörfer, Kurt: Beratungsvorlage zur Neustrukturierung des Bereichs «Pflege» vom 29.05.1991, S. 4.

244 Ebd., S. 8ff.

245 GFRRBSG, Protokolle Kuratorium 1991–1997, Niederschrift über die Sitzung des Kuratoriums der RBSG GmbH am 01./02.07.1991, S. 4.

246 Vgl. ARBSG 1106-205, Grusdat, Matthias; Domscheit, Stefan; Wolters, Paul: Zur gegenwärtigen Situation der Pflegeförderung in der Bundesrepublik Deutschland vom Februar 1992.

senschaft und -forschung, der Förderung von Aus-, Fort- und Weiterbildung sowie der Förderung von innovativen Praxisprojekten in der Pflege auf und kamen zu folgenden Ergebnissen: Erst in einigen wenigen Ansätzen sei die Pflegewissenschaft im Begriff, sich als Lehrfach im tertiären Bildungsbereich zu entwickeln. Weder die großen Forschungsförderungseinrichtungen noch andere Stiftung beteiligten sich an Programmen zur Etablierung von Pflegewissenschaft als eigenständige Disziplin oder zur Förderung des wissenschaftlichen Nachwuchses. Auf Hochschulebene gebe es lediglich an der Freien Universität Berlin und in Nordrhein-Westfalen Überlegungen, Pflegewissenschaft als Fach mit dem Ziel der Förderung des wissenschaftlichen Nachwuchses und der Forschung einzurichten.[247] Die mangelnden Möglichkeiten für Pflegeforschung als Forschungsrichtung, die sich mit Pflege als eigenständigem Prozess beschäftigt und die Forschungsarbeit als Beitrag zur Entwicklung dieser Eigenständigkeit sieht, veranlassten die von der Pflegeforschung Überzeugten, eigene Wege zu finden. So sei beispielsweise die Agnes Karll Stiftung für Pflegeforschung entstanden, die in Eigeninitiative von Pflegenden gegründet worden war. Aus ihr hervorgegangen, sei das Agnes Karll Institut für Pflegeforschung das erste und einzige Institut für Pflegeforschung in der Bundesrepublik.[248] Dieses Institut hatte 1991 auch im Auftrag des Bundesministeriums für Gesundheit die «Denkschrift zur Lage der Pflegeforschung in der Bundesrepublik Deutschland» verfasst[249] und das Projekt zur «Frührehabilitation von Apoplexiekranken» durchgeführt, das als erstes Pflegeforschungsprojekt in der Bundesrepublik bezeichnet wird.[250] Weiter wurde in der Studie festgehalten, dass, obwohl einige kleinere Stiftungen Ansätze in verschiedenen Bereichen der Pflege entwickelt hätten, Pflegeforschung nicht als Schwerpunkt in den vom Stifterverband für die Deutsche Wissenschaft e.V. vertretenen einzelnen Stiftungen vorgesehen sei.[251] Laut Bericht orientierten sich die bisherigen Vorschläge zu einer Ausbildungsreform an den Punkten «Reduktion der

247 Grusdat, Matthias; Wolters, Paul; Domscheit, Stefan: Pflegeförderung. Zur Situation in der Bundesrepublik Deutschland. Gerlingen 1993. (Robert Bosch Stiftung: Materialien und Berichte 39. Fördergebiet Gesundheitspflege.), S. 11.

248 Ebd., S. 14.

249 Krohwinkel, Monika; Schröck, Ruth; Bartholomeyczik, Sabine: Denkschrift. Zur Lage der Pflegeforschung in der Bundesrepublik Deutschland. Im Auftrag des Bundesministeriums für Gesundheit. Frankfurt a. M. 1991.

250 Krohwinkel, Monika (Hrsg.): Der Pflegeprozess am Beispiel von Apoplexiekranken. Schriftenreihe des Bundesministeriums für Gesundheit Bd. 16. Baden-Baden 1993.

251 Grusdat, Matthias; Wolters, Paul; Domscheit, Stefan: Pflegeförderung. Zur Situation in der Bundesrepublik Deutschland. Gerlingen 1993, S. 16f.

Anzahl von Berufen und Ausbildungsgängen», «Entwicklung geschlossener breiter Berufsbilder und Tätigkeitsfelder» und «Verlagerung von Schwerpunktbildungen und Spezialisierungen in die Weiterbildung». Diese Vorschläge wären von Gewerkschaften und Berufsverbänden aufgegriffen, aktualisiert und in Bildungskonzeptionen vorgelegt worden. Die Positionsbestimmungen und curricularen Leitlinien stellten jedoch noch keine ausreichende Antwort auf die qualitativ verschiedenen Anforderungsprofile der verschiedenen Versorgungsbereiche dar.[252] Die Defizite in der Ausbildung wurden in der Ausbildungsstruktur, in der bildungspolitischen Anlage und in der nicht den Anforderungen entsprechenden Qualifikation der Ausbilderinnen und Ausbilder gesehen.[253] Bezüglich der Förderung von innovativen Praxisprojekten wurden in der Studie Projekte zur Entlastung der Pflegearbeit aufgezählt und die Förderung innovativer beruflicher Arbeitskonzepte in den Blick genommen. Letztlich bot sich den Wissenschaftlern in keinem der drei inhaltlich beschriebenen Sektoren ein leicht überschaubares Bild. Vielmehr überwog der «Eindruck miteinander oft unvermittelter, z. T. örtlich, zeitlich und inhaltlich parallellaufender Aktivitäten.»[254]

Anhand der im Februar 1992 abgeschlossenen Recherchen wurden die neu gefassten Förderprogramme «Neue Wege in der Praxis der Kranken- und Altenpflege» und «Neue Wege zur Verbesserung der Aus-, Fort- und Weiterbildung» auf den Weg gebracht. Mit dem Programm «Neue Wege in der Praxis der Kranken- und Altenpflege» sollten

> *Vorhaben in stationären und ambulanten Einrichtungen, in der ärztlichen Praxis und im häuslichen Umfeld, mit deren Hilfe konkrete Verbesserungen in der pflegerischen Versorgung von kranken und alten Menschen erprobt werden können,*

unterstützt werden.[255] Konkret wurden Modelle gefördert, die pflegende Angehörige oder Krankenpflegepersonal entlasteten, auf eine Aktivierung der Patienten setzten oder Laien- und Nachbarschaftshilfe förderten. Daneben sollte die Förderung auf die Qualifizierung und Qualitätssicherung der Pflege durch entsprechende Bildungs- und Beratungsangebote abzielen und zu einer Verbesserung der Rahmenbedingungen in der Pflege führen.[256]

252 Ebd., S. 19f.
253 Ebd, S. 24f.
254 Ebd., S. 1.
255 Robert Bosch Stiftung: Neue Wege in der Praxis der Kranken- und Altenpflege. Förderungsprogramm Robert Bosch Stiftung, Gesundheitspflege. Flyer, Oktober 1993.
256 Robert Bosch Stiftung GmbH: Bericht 1992–1993. Stuttgart 1994, S. 24f.

Um qualitativ hochwertige Projekte zu akquirieren, musste ein möglichst großer Kreis potenzieller Antragsteller über die Förderabsichten der Stiftung informiert werden. Dazu wurden zunächst redaktionelle Artikel in Fachzeitschriften platziert, die zum einen das Programm kurz beschrieben und zum anderen auf die Möglichkeit umfassenderer Informationen hinwiesen.[257] Des Weiteren versandte die Stiftung Informationsbroschüren an Wohlfahrtsverbände, Ministerien, den Deutschen Städtetag, Berufsverbände, wissenschaftliche Vereinigungen, Trägerverbände und andere Stiftungen.[258] In einer Presseinformation vom April 1993 machte die Stiftung ebenfalls auf ihr neues Programm aufmerksam. Laut Pressemitteilung stand im Fokus der neuen Stiftungsinitiativen die Kooperation berufsmäßig Pflegender mit Laien und Familienangehörigen, die Motivation ehrenamtlicher Kräfte sowie die Gewinnung neuer Zielgruppen für den Pflegeberuf.[259]

Das Programm «Neue Wege zur Verbesserung der Aus-, Fort- und Weiterbildung» orientierte sich an der Tatsache, dass die Aus-, Fort- und Weiterbildung von Pflegekräften den aktuellen Anforderungen nicht mehr entsprach. Die Lerninhalte sollten wissenschaftlich aufgearbeitet und auf der Basis einer «wissenschaftlich-praktischen» Ausbildung vermittelt werden. Für besonders wichtig erachtete es die Stiftung, eine Hochschulausbildung für lehrende und leitende Pflegekräfte auf den Weg zu bringen und eine Etablierung von Pflegewissenschaft und -forschung zu erreichen.[260] Bereits im Dezember 1990 hatte die Robert Bosch Stiftung eine Fachkommission zusammengeführt, die eine Denkschrift zur Hochschulqualifikation von Pflegekräften erarbeiten sollte. Diese sollte sich in erster Linie an die Bildungspolitik richten, die die Rahmenbedingungen für entsprechende Hochschulausbildungen setzen muss. Ergänzend wurde etwas später das Programm zur «Qualifizierung von Lehr- und Leitungskräften in der Pflege» entwickelt, das Promotions- und Habilitationsstipendien, Ausbildungsstipendien und Zuschüsse für berufsbegleitende Arbeits- und Studienaufenthalte umfasste.[261]

---

257 Siehe beispielsweise Satrapa-Schill, Almut: Neue Wege in der Altenpflege. Die Stuttgarter Robert Bosch Stiftung hat einen neuen Förderschwerpunkt «Kranken- und Altenpflege» eingerichtet. In: Blätter der Wohlfahrtspflege 139 (1992), Nr. 11 und 12, S. 293–294. Und: Robert Bosch Stiftung fördert neue Wege der Kranken- und Altenpflege. In: Krankenpflegejournal 31 (1993), Heft vom Mai, S. 213–214.

258 Siehe ARBSG 3007-39, Beiersdörfer, Kurt: Konzeption zur Umsetzung der neu strukturierten Pflegeförderung vom 25.07.1991, S. 1f.

259 ARBSG 1106-196, Presse-Information, hrsg. von der Robert Bosch Stiftung am 01.04.1993: Robert Bosch Stiftung fördert neue Wege der Kranken- und Altenpflege.

260 Vgl. Robert Bosch Stiftung GmbH: Bericht 1992–1993. Stuttgart 1994, S. 28.

261 Vgl. Robert Bosch Stiftung GmbH: Bericht 1990–1991. Stuttgart 1992, S. 50.

4.3 Die Fachkommission der Robert Bosch Stiftung zur Hochschulqualifikation von lehrenden und leitenden Pflegekräften

Noch vor der deutschen Wiedervereinigung war durch die politischen Veränderungen in der DDR eine Förderung im zweiten deutschen Staat durch die Robert Bosch Stiftung möglich geworden.[262] Demzufolge lag die Priorität der Förderungen zu Beginn der 1990er-Jahre in den neuen Bundesländern. Vielfältige, rasch wirkende Projekte wurden dort vorrangig unterstützt. Die bewusst offen und flexibel angelegte Förderpraxis sollte möglichst viele private Initiativen zur demokratischen und sozialen Erneuerung ermutigen.[263] Durch die vermehrten Förderaktivitäten in der ehemaligen DDR bekam aber auch die allgemeine Stiftungsarbeit neue Impulse.[264] Für den Bereich der Gesundheitspflege bedeutete dies, dass die Stiftung einen guten Einblick in das ostdeutsche Gesundheitssystem und dessen Ausbildungsmöglichkeiten bekam und sich von den Bedingungen in der ehemaligen DDR den einen oder anderen Anstoß erhoffte. Dies galt besonders für die Pflegeausbildung im Hochschulbereich, die die Stiftung ja auch im vereinten Deutschland verankert wissen wollte. Nach ersten Recherchen über den Diplomstudiengang Krankenpflege an der Humboldt-Universität in Berlin trat der für die Pflegeförderung zuständige Referatsleiter Hans-Jürgen Firnkorn beispielsweise mit den für die Studiengänge Diplomkrankenpflege und Medizinpädagogik zuständigen Professoren in Kontakt und ließ sich den bisherigen Studienablauf erläutern.[265] Daneben sammelte die Stiftung Informationen zu bisherigen Modellvorhaben in den alten Bundesländern, die zur Verbesserung der Qualifikationsmöglichkeiten zur Unterrichtskraft oder zur Pflegedienstleitung auf den Weg gebracht wurden.

Am 18.12.1990 lud die Robert Bosch Stiftung ausgewählte Pflegeexperten zu einer ersten Fachtagung nach Stuttgart ein, um über die Fördermöglichkeiten einer Qualifizierung von Leitungs- und Lehrkräften zu diskutieren. Einen Monat zuvor hatte die Stiftung einen Fragenkatalog an

262 ARBSG 3007-53, Referentenbesprechung am 23.07.1990: Förderung in der DDR, S. 1.

263 Vgl. ARBSG 6000-6, Bericht der Geschäftsführer mit Jahresabschluss zum 31.12.1990, S. 6. Siehe auch: ARBSG 3007-53, Beratungsvorlage vom 25.10.1990: Konzeption der Förderpolitik in den neuen Bundesländern.

264 ARBSG 6000-6, Niederschrift über die Gesellschafterversammlung der RBSG GmbH am 01. und 02.07.1991, S. 4.

265 Siehe ARBSG 1106-183, Schreiben von Prof. Dr. F. Dietze, Leiter der Abt. Krankenpflege des Bereiches Medizin der Humboldt-Universität zu Berlin, vom 23.11.1990 an Hans-Jürgen Firnkorn.

die Teilnehmer verschickt, deren Beantwortung einen Überblick über die aktuellen Lösungsvorschläge erlauben sollte.[266] Aufgabe des Expertentreffens war neben einer Bestandsaufnahme bestehender Einrichtungen und Initiativen, die die Qualifizierung von Leitungs- und Lehrfunktionen auf Fachhochschul- oder Universitätsebene bereits praktizierten oder vorbereiteten, die Ausarbeitung einer konsensfähigen Zielsetzung zum Thema, um Entscheidungshilfen auf politischer Ebene anbieten zu können.[267] Zunächst fassten die Experten die Entwicklungen im epidemiologischen, demografischen, berufs- und allgemeinpolitischen Bereich zusammen, die eine wissenschaftliche Qualifikation von Lehr- und Leitungskräften im Krankenpflegebereich erforderlich machten. Danach wurden die Defizite der derzeitigen Weiterbildungspraxis zum Lehrer in der Krankenpflege aufgezählt. Kritikpunkte bezogen sich auf:

- die Rahmenbedingungen, die lediglich eine konzentrierte Form der theoretischen Wissensvermittlung ohne Freiräume für selbständiges Experimentieren in Praxisphasen anböten
- auf die Personal- und Aufgabenstruktur der Weiterbildungsinstitute, die fachliche und formale Anforderungen von haupt- und nebenamtlichen Lehrkräften uneinheitlich regelten, sowie
- auf die zu vermittelnden Lehrinhalte.

Die Fähigkeit, sich Wissen selbständig anzueignen, aufzuarbeiten, weiterzugeben und in praktisches Handeln umzusetzen, werde durch die derzeitige Weiterbildung ebenfalls nur unzureichend vermittelt. Krankenpflegeleitungen könnten nach dem derzeitigen Ausbildungsstand ihre Verantwortung in der Betriebsgestaltung, der Führungs- und Finanzverantwortung nicht wahrnehmen. Die erforderlichen Managementkenntnisse würden nicht hinreichend vermittelt.[268] Auch um einen gesellschaftlich anerkannten Status und den damit verbundenen Respekt zu erlangen, sollte die Krankenpflege

> *als quantitativ größte Berufsgruppe im Gesundheitswesen Gelegenheit erhalten, mit einem eigenständigen Forschungsgebiet und Bildungsangeboten im tertiären*

266 Siehe ARBSG 1106-117, Beiersdörfer, Kurt: Fragenkatalog für das Treffen der Pflegeexperten am 18.12.90 im Robert-Bosch-Haus zum Thema «Qualifizierung von Leitungs- und Lehrfunktionen im Krankenpflegeberuf» vom 16.11.90.

267 ARBSG 1106-117, Protokoll des Treffens der Pflegeexperten am 18.12.1990 im Robert-Bosch-Haus in Stuttgart, Thema: «Qualifizierung von Leitungs- und Lehrfunktionen im Krankenpflegeberuf», S.1.

268 Ebd., S. 3.

Bildungsbereich zu gesundheitspolitischen Fragen begründete Stellung zu nehmen und damit auf das gesellschaftliche Wertesystem einzuwirken.[269]

Die Ideen über den Ablauf der neu zu entwickelnden Studiengänge variierten bei den Teilnehmern der Tagung, wobei vor allem die Vorstellungen über das Verhältnis von Theorie und Praxis während der Ausbildung sehr unterschiedlich waren. Einigkeit herrschte jedoch in der Forderung, die bisherigen berufsbegleitenden Studiengänge durch Vollzeitstudiengänge abzulösen.[270] Ebenso waren sich die Teilnehmer darin einig, dass wissenschaftliche Methoden entwickelt werden mussten, um wissenschaftliche Begründungen für pflegerisches Handeln erarbeiten und neue Pflegemaßnahmen entwickeln und einführen zu können. Daneben sollte auch die Pflegeforschung etabliert werden, um die Effektivität von Pflegemaßnahmen nachweisen zu können.[271]

Grundsätzlich sprachen sich die Experten dafür aus, die pflegebezogenen Studiengänge auf Universitätsebene anzusiedeln, wo die Pflegewissenschaft als eigenständiger Fachbereich eingerichtet werden sollte. Falls die Pflege bei einem anderen Fachbereich angesiedelt werde, sei darauf zu achten, dass dieser über entsprechende Kompetenzen in der Vermittlung der erforderlichen Wissensinhalte für die jeweilige spätere Berufstätigkeit verfüge. Angehende Lehrkräfte sollten also eher an einer erziehungswissenschaftlich-pädagogischen, angehende Pflegedienstleitungen eher an einer betriebswirtschaftlichen Fakultät angegliedert werden als an einer medizinischen Fakultät.[272] Da die neuen Studiengänge allen Abiturienten, Krankenschwestern und -pflegern mit Berufspraxis und Krankenschwestern und -pflegern mit Berufspraxis und Fachhochschulreife oder Hochschulreife offenstehen sollten, wurde vor allem dieser Punkt kontrovers diskutiert. Einige Teilnehmer sprachen sich dafür aus, nur ausgebildeten Krankenschwestern mit oder ohne Berufspraxis ein pflegebezogenes Studium zu ermöglichen, während andere durchaus in Erwägung zogen, Abiturienten sofort nach ihrem Abschluss zum Studium zuzulassen.[273]

Bezüglich des künftigen Bedarfs an Lehr- und Leitungskräften in der Pflege wurde von unterschiedlichen Schätzungen ausgegangen. Die Zahlen

269 Ebd., S. 4.
270 Ebd., S. 5ff.
271 Ebd., S. 10f.
272 Ebd., S. 13ff.
273 Ebd., S. 17f.

schwankten von einem Bedarf an 6000 bis 8000 oder sogar von 20 000 bis 22 000 Arbeitskräften mit entsprechenden Leitungsqualifikationen und einem Bedarf von fast 6000 Stellen für hauptamtliche Lehrkräfte.[274]

Um die anfallenden Stellen im Hochschulbereich mit entsprechend ausgebildeten Fachdozenten besetzen zu können, wurde außerdem über ein Stipendienprogramm für pflegebezogene Studiengänge im Ausland nachgedacht.[275]

Abschließend wurde geplant, baldmöglichst eine Redaktionsgruppe einzuberufen, die ein «Memorandum zur Aus- und Weiterbildung von Pflegedienstleitern und Lehrpersonal im Krankenpflegeberuf» verfassen sollte. Dieses Memorandum sollte auf den vorliegenden Arbeitsergebnissen des ersten Treffens aufbauen und von einigen Teilnehmern der Tagung sowie von weiteren Experten aus anderen relevanten Bereichen erarbeitet werden.[276]

Ein halbes Jahr später, am 15.05.1991, trafen sich die Mitglieder der Redaktionsgruppe zum ersten Mal. Die Kommission bestand aus Prof. Dr. Michael Arnold, der zum einen Vorsitzender des Sachverständigenrates für die Konzertierte Aktion im Gesundheitswesen war und zum anderen die Stiftungsprofessur Gesundheitssystemforschung an der Eberhard-Karls-Universität Tübingen innehatte, dessen wissenschaftliche Mitarbeiterin Dr. Walburga Armann, Prof. Dr. Siegfried Eichhorn, freier Forschungsleiter am Deutschen Krankenhausinstitut in Düsseldorf, Gerda Kaufmann, wissenschaftliche Mitarbeiterin im Bereich Weiterbildung für Lehrpersonen an Schulen des Gesundheitswesens an der Universität Osna-

274 Ebd., S. 20, ohne weiteren Beleg, woher die Daten genau stammen: «Eine vorläufige Berechnung auf der Datenbasis von Berufsverbänden und Institutionen der stationären und ambulanten Alten- und Krankenversorgung sowie von staatlichen Institutionen schätzt den Mindestbedarf an Arbeitsplätzen mit entsprechenden Leiterqualifikationen in den alten Bundesländern auf 6000–8000 Stellen. Eine andere Schätzung, die die strukturellen Veränderungen in der Krankenpflege und den gestiegenen Bedarf der Pflege berücksichtigt, nennt 20 000–22 000 Arbeitsplätze für die Leiter. Diese hohe Zahl erklärt sich u. a. auch durch den enormen Aufholbedarf. Der jährliche Ersatzbedarf wird bis auf 25 % geschätzt. Auch diese Zahl ist im Vergleich zu Kapazitätsberechnungen aus anderen Bereichen, die sich jährlich auf ca. 4 % belaufen, sehr hoch, sie erklärt sich dadurch, daß im Pflegebereich vorwiegend Frauen beschäftigt werden. Für den Leitungsbedarf sind also zwischen 8000 und 22 000 Studienplätze erforderlich, mit einem Aufschlag je nach struktureller Entwicklung von 20 % bis 25 % für die neuen Bundesländern. Über die hauptamtlichen Lehrkräfte an Krankenpflegeschulen bzw. Kinderkrankenpflegeschulen gibt es keine statistischen Angaben. Die vorliegenden Daten errechnen sich aus der Anzahl der Krankenpflegeschulen sowie der Anzahl der Kurse. Sie geht von einer Lehrer-Schüler-Relation von 1:15 aus und nimmt an, daß pro Kurs eine hauptamtliche Lehrkraft und pro Schule eine leitende Unterrichtskraft erforderlich ist. Der Bedarf an hauptamtlichen Lehrkräften wird so auf 5750 geschätzt.»

275 Ebd., S. 21.

276 Ebd., S. 22.

brück, Prof. Dr. Ruth Mattheis, im Ruhestand stehende Senatsdirigentin bei der Senatsverwaltung für Gesundheit in Berlin und WHO-Beraterin, Marie-Luise Müller, Pflegedirektorin der Dr. Horst-Schmidt-Kliniken in Wiesbaden, Sigrun Schön, Diplom-Krankenschwester und Mitarbeiterin der Senatsverwaltung für Gesundheit am Referat für Kranken- und Altenpflege in Berlin, Prof. Dr. Ruth Schröck, Leiterin des Weiterbildungsstudiengangs für Pflegedienstleitungen im Krankenhaus an der Fachhochschule Osnabrück, und Dr. Paul Wolters, Geschäftsführer des Zentrums für Gesundheitswissenschaften an der Universität Bielefeld.[277] Auf Vorschlag der Teilnehmer wurde die Gruppe nach dem ersten Treffen um die Pflegepädagogin und Pflegewissenschaftlerin Christel Zander erweitert, die als wissenschaftliche Sekretärin der Kommission fungierte.[278]

Zunächst wurde die Zielsetzung der Denkschrift festgelegt. Diese war

> *die Argumente für eine Hochschulausbildung von Pflegedienstleitungen und Lehrern in der Krankenpflege zusammenzufassen, zu bewerten und in die gesundheits- und bildungspolitische Diskussion einzubringen.*

Erreicht werden sollten Gesundheits-, Bildungs-, Wissenschafts-, Finanzministerien, Universitäten, Fachhochschulen und die Wissenschaftsförderung, die Fachpresse, Krankenkassen, Krankenhausträger, die Ärzteschaft sowie die Krankenpflegeberufe selbst.[279] Dabei sollte es nicht darum gehen, die ganze Breite der Diskussion aufzuzeigen, sondern die Argumente für Politiker, Fachleute und die politische Öffentlichkeit stringent darzustellen.[280]

Neben den zur Gruppe gehörenden Pflegeexperten sollten, falls erforderlich, weitere sachverständige Autoren und Autorinnen zu einzelnen Themen gesondert hinzugezogen werden. Dies wurde beispielsweise notwendig, als es um die Zugangsvoraussetzungen zu einem Pflegestudium ging. Unter den Teilnehmern bestand Konsens darüber, dass – zumindest für eine Modellphase – auch eine pflegerische Fachausbildung als Zugangsvoraussetzung

---

277 ARBSG 1106-117, Zusammensetzung der Redaktionsgruppe «Qualifizierung von Pflegedienstleitungen und Lehrern in den Krankenpflegeberufen», o. Dat. [Mai 1991].

278 ARBSG 1106-183, Protokoll zum 2. Treffen der Redaktionsgruppe zur Erstellung der Denkschrift «Hochschulqualifikation für Pflegedienstleitungen und Lehrer in der Krankenpflege» am 26.06.91 im Robert Bosch Haus in Stuttgart, S. 1.

279 ARBSG 1106-117, Protokoll des Treffens am 15.05.91 im Robert-Bosch-Haus mit dem Ziel der Erstellung einer Denkschrift zum Thema «Hochschulqualifikation für Pflegedienstleitungen und Lehrer in der Krankenpflege», S. 1.

280 ARBSG 1106-183, Protokoll zum 2. Treffen der Redaktionsgruppe zur Erstellung der Denkschrift «Hochschulqualifikation für Pflegedienstleitungen und Lehrer in der Krankenpflege» am 26.06.91 im Robert Bosch Haus in Stuttgart, S. 2.

für ein Studium zur Ausübung leitender oder lehrender Funktionen in der Pflege zu fordern sei. Unter rechtlichen Aspekten musste dies allerdings stichhaltig begründet werden.[281] Prof. Wolters wollte dieser Frage an der Universität Bielefeld nachgehen, während sich Hans-Jürgen Firnkorn diesbezüglich mit einem Verfassungsrechtler in Verbindung setzte.[282]

Die Erarbeitung des Kapitels zur aktuellen Weiterbildungssituation für Pflegedienstleitung und Lehrtätigkeit wurde komplett an das Deutsche Krankenhausinstitut in Auftrag gegeben.[283] Das zu erstellende Manuskript sollte einen Überblick über gesetzliche Regelungen, inhaltliche und formale Merkmale der Curricula, Trägerstrukturen, institutionelle Form und Anbindung der Weiterbildungseinrichtungen sowie über die Finanzierung der Institution geben und das Lehrpersonal sowie die Schüler und deren finanzielle Lage beschreiben. In die Studie sollten sowohl die alten als auch die neuen Bundesländer mit einbezogen und neben einer qualitativen Analyse quantitative Angaben über wesentliche Eckdaten gemacht werden.[284] Anfang Oktober 1991 war die Studie abgeschlossen. In ihrem Fazit bemerkten die Autorinnen:

> *Die Lehrgänge werden als Weiterbildung bezeichnet, obwohl es sich hierbei kaum um die Fortsetzung der früheren beruflichen Ausbildung handelt, sondern eher um einen völlig neuen Abschnitt mit anderer Zielsetzung und anderem Inhalt. Die Weiterbildung führt auch dazu, daß es den Betroffenen selbst schwerfällt, eine eindeutige berufliche Standortbestimmung vorzunehmen.*

Die Verfasserinnen bemängelten auch, dass es keine gesetzlichen Regelungen gebe, weshalb die Maßstäbe für die Qualitätssicherung den jeweiligen Trägern überlassen blieben. Aus nicht vergleichbarer Lehrgangsdauer und Organisationsform, Lehrgangsinhalt und -abschluss resultiere eine unterschiedliche Qualifikation. Weiterhin sei es möglich, mit einer mehrjährigen Berufstätigkeit, ohne formale Weiterbildung, als Pflegedienstleitung oder Krankenpflegelehrkraft tätig zu sein.[285]

281 Ebd., S. 5.

282 ARBSG 1106-183, Protokoll zum 3. Treffen der Redaktionsgruppe zur Erstellung der Denkschrift «Hochschulqualifikation für Pflegedienstleitung und Lehrer in der Krankenpflege» am 10.09.91 im Robert Bosch Haus in Stuttgart, S. 5.

283 Ebd., S. 3.

284 ARBSG 1106-186, Werkvertrag zwischen der Robert Bosch Stiftung und Gerda Kurrath-Lies sowie Ulla Müller-Daubig vom DKI vom 18.07.1991, S. 1.

285 ARBSG 1106-186, Kurrath-Lies, Gerda; Müller-Daubig, Ulla: Bosch-Stiftung: Denkschrift Krankenpflege. Derzeitige Weiterbildungsmöglichkeiten für Pflegedienstleitungen und Krankenpflegelehrer in der Bundesrepublik Deutschland, S. 35f.

Vom vierten Treffen an wurde die Redaktionsgruppe publizistisch betreut. Auf Vorschlag der Expertenrunde übernahmen dies die Journalistin und Mitarbeiterin der DRK-Schwesternschaft Leonie Holz und die bildungspolitische Expertin und freie Journalistin Dr. Brigitte Mohr. Der pflegefachliche Teilnehmerkreis erhielt Unterstützung von der Unterrichtsschwester Sr. M. Veronika Dreymüller von der Ordensgemeinschaft der Franziskanerinnen.[286] Die ergänzte Runde vereinbarte zwei Präsentationsformen des Memorandums. So sollte es eine Denkschrift-Fassung im engeren Sinne geben, die eine prägnante, thesenartig aufbereitete, knapp begründete, zugespitze Argumentationslinie aufwies, und die vor allem auf die politischen Entscheidungsspitzen zugeschnitten war, sowie einen Materialienband, der in Form einer systematischen Monografie den Informationsbedarf auf Entscheidungs- und Arbeitsebene abdeckte.[287]

Während der Arbeit am Manuskript hatten sich weitere rechtliche Fragen ergeben, so dass die Stiftung ein Rechtsgutachten in Auftrag gab. Prof. Dr. Ulrich Ramsauer vom Fachbereich Rechtswissenschaft der Universität Hamburg nahm darin zu folgenden Fragen Stellung:

- Werden für die geplanten Studiengänge neben der Hochschulreife noch weitere Zugangsvoraussetzungen wie beispielsweise eine abgeschlossene Berufsausbildung verlangt?
- Können Personen mit einer abgeschlossenen Berufsausbildung an einer Krankenpflegeschule für ein späteres Studium nach den Bestimmungen des BAföG gefördert werden?
- In welchem Umfang dürfen Studierende während eines Hochschulstudiums zulässigerweise berufstätig sein?
- Welche Regelungen sind im Falle der angestrebten Neuregelung der Qualifikation für das bereits vorhandene Leitungs- und Lehrpersonal möglich?[288]

Im März 1991 wurde das fertige Manuskript von der Redaktionsgruppe verabschiedet. Zunächst wurde vorgeschlagen, die Denkschrift «Für eine akademische Elite in den Pflegeberufen» zu nennen, woraufhin ausführlich

286 ARBSG 1106-183, Protokoll zum 4. Treffen der Redaktionsgruppe zur Erstellung der Denkschrift «Hochschulqualifikation für Pflegedienstleitungen und Lehrende der Pflegeberufe» am 23.10.91 im Robert Bosch Haus in Stuttgart, S. 1.

287 Ebd., S. 2.

288 ARBSG 1106-164, Gutachterliche Stellungnahme im Auftrag der Robert Bosch Stiftung, erstellt von Ulrich Ramsauer am 21.03.1992.

um das Für und Wider der Verwendung des Elitebegriffes diskutiert wurde: «Inwieweit er für das dargestellte Thema der Pflege treffend oder zu provozierend ist bzw. Letzteres in geeigneter Weise durchaus auch sein darf.» Schließlich einigte man sich mehrheitlich auf den Titel «Pflege braucht Eliten», wenn auch nicht ohne Bedenken einzelner Kommissionsmitglieder.[289] Die fertigen Fassungen der Denkschrift und des Materialienbandes wurden Antje Grauhan, einer ausgewiesenen Expertin des Themas, zu einer Stellungnahme vorgelegt. Sie äußerte sich rundum positiv und wünschte «dem fertigen Werk weite Verbreitung und interessierte Leser über den Bereich der Krankenpflege hinaus.»[290]

Am 29. April 1992 wurde die Denkschrift «Pflege braucht Eliten» während eines Symposiums im Wissenschaftszentrum in Bonn der Öffentlichkeit vorgestellt.[291] Eingeladen waren Vertreter aller Fachzeitschriften, Agenturen und der Tagespresse sowie ein möglichst großer Kreis an Entscheidungs- und Funktionsträgern und weitere Personen, die für eine Neuorientierung der Pflege bedeutend erschienen.[292] Nach der Begrüßung durch den neuen Geschäftsführer der Robert Bosch Stiftung, Dr. Ulrich Bopp, stellten Marie Luise Müller und Prof. Michael Arnold das Memorandum vor. Frau Müller führte anhand von neun Thesen in die Denkschrift ein, deren zentraler Punkt sich auf die fehlende Pflegeelite in Deutschland bezog. Das neue Anforderungsprofil in der Pflege und die Erkenntnis aus der Ursachenanalyse bedürften profilierter Führungskräfte in Leitungs- und Lehrfunktionen.[293] Eine akademische Ausbildung sei notwendig, um

289 ARBSG 1106-183, Protokoll 7. Treffen der Redaktionsgruppe: «Hochschulqualifikation für Pflegedienstleitungen und Lehrende der Pflegeberufe» am 13.03.92 im Robert Bosch Haus in Stuttgart, S.1. Zum Titelbegriff «Elite» Prof. Stefan Görres im Gespräch mit der Autorin am 21.07.2011: «Insoweit war der Titel klug gewählt und hat sicherlich in diese Aufbruchsstimmung gut gepasst Anfang der 90er-Jahre, weil zu diesem Zeitpunkt überhaupt keiner auf die Idee gekommen wäre, Pflege und Menschen, die in der Pflege arbeiten, mit dem Begriff «Eliten» zu verbinden. Mediziner waren vielleicht Elite und andere, aber nicht Pflegende. Das war eine gezielte, taktisch kluge Provokation, die auch ihre Wirkung nicht verfehlt hat, aber uns sozusagen den Weg gebahnt hat in einen Diskurs über Pflege und Akademisierung der Pflege in Deutschland.»

290 ARBSG 1106-183, Protokoll 7. Treffen der Redaktionsgruppe: «Hochschulqualifikation für Pflegedienstleitungen und Lehrende der Pflegeberufe» am 13.03.92 im Robert Bosch Haus in Stuttgart, S. 5.

291 Robert Bosch Stiftung GmbH (Hrsg.): Pflege braucht Eliten – Denkschrift der «Kommission der Robert Bosch Stiftung zur Hochschulausbildung für Lehr- und Leitungskräfte in der Pflege» mit systematischer Begründung und Materialien. Gerlingen 1992. (Beiträge zur Gesundheitsökonomie Band 28). Und: Robert Bosch Stiftung GmbH (Hrsg.): Pflege braucht Eliten – Denkschrift der «Kommission der Robert Bosch Stiftung zur Hochschulausbildung für Lehr- und Leitungskräfte in der Pflege». Gerlingen 1992.

292 Vgl. ARBSG 1106-183, Protokoll 7. Treffen der Redaktionsgruppe: «Hochschulqualifikation für Pflegedienstleitungen und Lehrende der Pflegeberufe» am 13.03.92 im Robert Bosch Haus in Stuttgart, S. 2f.

293 ARBSG 1106-185, Rede Marie-Luise Müllers am 29.04.1992, S. 8.

langfristig das Qualitätsniveau der Pflege zu sichern und anzuheben. Die Möglichkeit, innerhalb des Pflegebereiches anspruchsvolle Führungs-, Forschungs- und Lehraufgaben nach einem entsprechenden Studium wahrnehmen zu können, würde sich auch auf die Motivation junger Menschen positiv auswirken, in dieses Berufsfeld zu gehen und in ihm zu verbleiben.[294] Prof. Arnold ergänzte, dass durch eine höhere Qualifikation einiger besonders wichtiger Leistungsträger in den Pflegeberufen sowohl die Attraktivität des Berufes durch eine Anhebung des Prestiges erhöht als auch die Qualität und Effizienz der Versorgung längerfristig verbessert werden könnten.[295]

Anschließend nahmen Vertreter der Gesundheits-, Sozial- und Bildungspolitik sowie ein Vertreter der Ärzteschaft und Pflegevertreter zu der Denkschrift Stellung. Als ehemalige Bürgerrechtlerin der DDR zog Frau Dr. Regine Hildebrandt, die brandenburgische Ministerin für Arbeit, Soziales, Gesundheit und Frauen, zunächst Parallelen zu den Gegebenheiten und Möglichkeiten der Pflegeaus- und Fortbildung in der ehemaligen DDR. Da die Gesundheitsminister der neuen Bundesländer von den Vorteilen einer Hochschulausbildung im Pflegebereich überzeugt waren, hatte die Gesundheitsministerkonferenz der östlichen Bundesländer bereits im November 1991 eine Entschließung zur Ausbildung von Lehrkräften für Schulen in Medizinalberufen verabschiedet. Derzufolge sollte auch zukünftig die Ausbildung zur Pflegelehrkraft an Universitäten erfolgen, und die bisherigen Studiengänge sollten erhalten und bei Bedarf entsprechend erweitert werden.[296] Durch die Denkschrift der Robert Bosch Stiftung sahen sich die Gesundheitsminister in ihrer Initiative unterstützt und «einen Schritt weiter gekommen.»[297] Etwas kritischer sah Ministerialdirektor Prof. Dr. Manfred Steinbach, der das Grußwort des Bundesgesundheitsministers überbrachte, das Anliegen der Denkschrift, indem er darauf hinwies, dass das Problem nicht auf die Pflegeberufe beschränkt sei, sondern «eine ganze Reihe von Berufen, die vorwiegend im versorgend-therapeutischen Bereich tätig sind, in gleicher Weise solche Möglichkeiten eröffnet haben möchten».[298]

294 Ebd., S.11.
295 ARBSG 1106-185, Rede Michael Arnolds am 29.04.1992: Die Bedeutung der Pflege im Gesundheitswesen, S. 6.
296 ARBSG 1106-185, Übertragungsprotokoll der Veranstaltung vom 29.04.92 im Wissenschaftszentrum in Bonn, erstellt von Christel Zander, S. 3.
297 Ebd., S. 8.
298 Ebd., S.16.

Da das Bundesministerium für Arbeit und Sozialordnung zu diesem Zeitpunkt gerade an einer gesetzlichen Absicherung des Pflegerisikos arbeitete, wies dessen Vertreter Dr. Petrich in seiner Stellungnahme darauf hin, dass eine Akademisierung des Pflegeberufes alleine nicht ausreichen werde, die quantitativen Probleme, die mit der Einführung einer Pflegeversicherung einhergingen, zu lösen. Es müsse «deshalb gelingen, das Pflegeproblem nicht nur durch eine zusätzliche Qualifikation eines hochspezialisierten Personenkreises zu lösen». Ebenso sei es notwendig, «das Spektrum der Qualifikationen in der Pflege nicht nur nach oben hin zu erweitern», sondern auch Mitarbeiter auszubilden, die «einfache hauswirtschaftliche Leistungen und einfache Pflegeleistungen unter der Aufsicht von Fachpflegekräften durchführen können».[299]

Ministerialdirektor Dr. Bernhard Bläsi vom baden-württembergischen Ministerium für Wissenschaft und Kunst bezeichnete die Situationsanalyse durch die Robert Bosch Stiftung als sehr hilfreich für die Frage, «in welcher Weise an den Fachhochschulen und an den Hochschulen insgesamt weitere Studiengänge entwickelt werden können.» Schon zuvor waren in Baden-Württemberg die Voraussetzungen für einen Studiengang für Pflegedienstleitungen und Pflegelehrkräfte geschaffen worden. Darüber hinaus werde jetzt das Wissenschaftsministerium die Denkschrift zum Anlass nehmen, diese Fragen in der Kultusministerkonferenz zur Sprache zu bringen, und darauf drängen, eine gemeinsame Linie zu ergreifen.[300]

Von Seiten der Ärzteschaft bescheinigte der Vorsitzende des Marburger Bundes und Vorstandsmitglied der Bundesärztekammer, Dr. Frank Ulrich Montgomery, der Stiftung, dass sie mit ihrem Arbeitspapier «den Nagel auf den Kopf getroffen» habe, wenn es besondere Management-Qualifikationen für leitende Pflegekräfte begründe und fordere. Ihm ging jedoch die Forderung noch nicht weit genug. Vielmehr bräuchte man

> *Fachbereiche oder Fakultäten für Gesundheitswissenschaften, an denen dann in einem breit gefächerten Fächerkanon zukünftige Führungspersönlichkeiten für das Krankenhaus die erforderlichen Qualifikationen und auch Abschlüsse erwerben könnten – und zwar aus allen Personensegmenten des Krankenhauses, ja sogar des ganzen Gesundheitswesens.*

Daneben wies er aber auch darauf hin, dass die gegenwärtige Situation in der Pflege weniger durch einen «Mangel an Häuptlingen gekennzeichnet»

299 Ebd., S. 20.
300 Ebd., S. 22f.

sei, sondern vielmehr die «Indianer» fehlen würden. Man müsse also auch hier ansetzen.[301]

In der Stellungnahme des Deutschen Berufsverbandes für Pflegeberufe und des Agnes Karll Instituts für Pflegeforschung lobte Monika Krohwinkel die Denkschrift als richtungsweisend für längst überfällige Veränderungen in der Bildungsstruktur für Pflegeberufe.[302] Sie befürwortete die Einrichtung von Studiengängen für Angehörige der Pflegeberufe, sprach sich aber noch vehementer für die Schaffung einer entsprechenden Infrastruktur für Pflegeforschung und Pflegewissenschaft aus und forderte vor allem die Entscheidungsträger in Politik und Wissenschaft auf, «konkrete Schritte hierzu realisierbar zu machen».[303] Oberin Margarete Adelhardt, Pflegedirektorin der Universitätskinderklinik Mainz und Vertreterin der Arbeitsgemeinschaft Deutscher Schwesternverbände, forderte in der letzten Stellungnahme, neben den neu einzurichtenden und auszubauenden Studiengängen die Förderung und Weiterbildung der Pflegemitarbeiter in allen Bereichen nicht zu vernachlässigen, denn

> *nur aus dem Zusammenwirken von qualifizierten, motivierten und engagierten Mitarbeitern und Mitarbeiterinnen in der Pflege in allen Tätigkeits- und Aufgabenfeldern am Krankenbett, sowohl wie in Leitung und Schule, [werde] sich eine qualifizierte, den jeweiligen personalen Bedürfnissen des zu Pflegenden erwachsene Pflege ergeben.*[304]

In der Nachmittagsdiskussion stellten sich die Mitglieder der Kommission in einer Podiums- und Plenardiskussion den Fragen der Symposiumsteilnehmer. In der lebhaften Diskussion wurde zum einen deutlich, dass zwar viele einzelne Probleme und Schwierigkeiten einer Durchsetzung der in der Denkschrift genannten Ziele im Weg standen, zum anderen aber ein uneingeschränkter Konsens in der Forderung nach der Hochschulqualifikation von Lehre und Leitung in der Pflege bestand.[305]

---

301 ARBSG 1106-185, «Pflege braucht Eliten» Statement von Dr. med. Frank Ulrich Montgomery zur Veranstaltung der Robert Bosch Stiftung GmbH im Wissenschaftszentrum Bonn am 29. April 1992, S. 2.

302 ARBSG 1106-185, Stellungnahme des Deutschen Berufsverbandes für Pflegeberufe (DBfK) zur Denkschrift der Robert Bosch Stiftung «Hochschulausbildung für Lehr- und Leitungskräfte in der Pflege» am 29. April 1992 von Monika Krohwinkel, S. 1.

303 Ebd., S. 2ff., Zitat S. 6.

304 ARBSG 1106-185, Stellungnahme von Margarethe Adelhardt zu «Pflege braucht Eliten» am 29.04.1992, S. 2.

305 Siehe ARBSG 1106-185, wörtliche Übertragung des Tonband-Mitschnitts der Nachmittagsdiskussion der Präsentationsveranstaltung am 29.04.92 im Wissenschaftszentrum in Bonn, erstellt von Christel Zander.

Um auf das Erscheinen der Denkschrift aufmerksam zu machen, gab die Robert Bosch Stiftung am 29. April 1992 eine Presse-Information heraus, in der die wichtigsten Ergebnisse der Kommission zusammengefasst wurden.[306] Die Stellungnahmen aus gesundheits-, bildungs-, sozial- und berufspolitischer Sicht sowie die Podiums- und Plenardiskussion wurden in einem Tagungsbericht in der Reihe der Materialen und Berichte der Robert Bosch Stiftung veröffentlicht.[307]

Um einen weiteren Beitrag zur Verbesserung der Weiterbildung in der Pflege zu leisten, entwickelte die Stiftung mit Beendigung der Denkschrift ein Stipendien- und Qualifizierungsprogramm für leitende und lehrende Kräfte aus dem Pflegebereich. Während nämlich die in der Denkschrift geforderte Einrichtung von Studiengängen an Universitäten und Fachhochschulen, die modellhafte Erprobung einzelner Studiengänge sowie die Schaffung der finanziellen und administrativen Voraussetzungen vor allem Aufgabe des Bundes und der Länder waren, und das Erststudium sowie Weiterbildungsstudiengänge durch BAföG, durch das Angebot berufsbegleitender Studiengänge oder durch Freistellungen und finanzielle Unterstützung des jeweiligen Arbeitgebers gefördert werden konnten, gab es kaum finanzielle Möglichkeiten für den wissenschaftlichen Nachwuchs. Leitende und lehrende Pflegekräfte, die aufgrund der mangelnden Qualifizierungsangebote in der Bundesrepublik Fort- und Weiterbildungsmaßnahmen im Ausland wahrnehmen und Doktoranden und Habilitanden, die pflegerelevante Themen wissenschaftlich bearbeiten wollten, erhielten in der Regel kaum Unterstützung. Im Rahmen des Stipendienprogramms sollten deshalb Arbeitsaufenthalte an vorbildlichen ausländischen Forschungs- und Praxiseinrichtungen der Pflege, der Besuch von Weiterbildungs- und Fortbildungsstudiengängen im Ausland sowie Dissertations- und Habilitationsstipendien für Pflegeforschung finanziert werden.[308] Ziel war es, mit der Bewilligung von Stipendien zum einen zu einer direkten Verbesserung der Pflege beizutragen und zum anderen eine Lücke im Hochschul- und Qualifizierungsangebot für lehrende und leitende Pflegekräfte zu schließen.

306 ARBSG 1106-185, Presse-Information der Robert Bosch Stiftung vom 29.04.92 «Pflege braucht Eliten».

307 Robert Bosch Stiftung (Hrsg.): Pflege braucht Eliten – Tagungsbericht. Symposium zur Präsentation der Denkschrift zur Hochschulausbildung für Lehr- und Leitungskräfte in der Pflege am 29. April 1992 im Wissenschaftszentrum Bonn. Gerlingen 1992.

308 ARBSG 1106-205, Kurzdarstellung des Antrags «Stipendien- und Qualifizierungsprogramm für leitende und lehrende Kräfte aus dem Pflegebereich» vom 26.02.92, S. 2.

Darüber hinaus sollte die Einrichtung von pflegebezogenen Studiengängen in Deutschland durch die Heranbildung eines wissenschaftlichen Nachwuchses vorbereitet und vorangebracht werden. Da die Rahmenbestimmungen des Deutschen Akademischen Austauschdienstes eine Förderung im Pflegebereich nicht zuließen, gab es in Deutschland bisher auch keine diesbezüglichen Möglichkeiten.[309]

Zur Begleitung des Programms, zur Beratung von Einzelfragen und zur Begutachtung der Anträge wurde ein Beirat gebildet, dem neben Prof. Dr. Ruth Schröck die frühere Leiterin der Schwesternschule Heidelberg und ehemalige Schriftführerin der «Deutschen Krankenpflegezeitschrift», Antje Grauhan, die Pflegedirektorin des Robert-Bosch-Krankenhauses Doris Graenert, die für das Fortbildungszentrum Onkologische Pflege an der Universität Tübingen zuständige Fachschwester und Dozentin Carol Reichert Krcmar, Dr. Willi Rückert vom Kuratorium Deutsche Altershilfe und Dr. Claus Offermann, der Leiter der Abteilung Altenhilfe im Diakonischen Werk der evangelischen Kirche in Württemberg, angehörten.[310] Bei der Beratung der ersten Anträge wurde deutlich, dass das Programm mit erheblichem Aufwand bei Antragsberatung und Projektabwicklung durch die Stiftung und den Beirat verbunden war, vor allem, weil die Betreuer der Doktoranden in Deutschland nicht aus dem Pflegebereich kamen. Aus diesem Grund schlug der Beirat vor, eine Fortsetzungsserie in einer Fachzeitschrift anzuregen, die Informationen zur Antragstellung und Themenfindung, zu Promotionsprogrammen und Materialien vermitteln sollte. Die Bearbeitung der pflegerelevanten Themen durch Vertreter verschiedenster Fachrichtungen wurde als besonderer Vorteil des Programms gesehen.[311]

Sowohl die Denkschrift als auch das Stipendien- und Hospitationsprogramm zur Qualifizierung von wissenschaftlichem Nachwuchs für die Lehre und Forschung in der Pflege stießen in der Fachöffentlichkeit und bei den Verantwortlichen aus Bund und Ländern auf eine breite positive Resonanz.[312]

309 Ebd., S. 3.

310 ARBSG 1106-191, Protokoll der Beiratssitzung am 09.12.92, Neue Wege in der Aus-, Fort- und Weiterbildung in den Pflegeberufen, S. 1.

311 Ebd., S. 7.

312 Vgl. ARBSG 6000-7, Bericht der Geschäftsführung mit Jahresabschluß zum 31.12.1992, S. 6.

4.4 «Pflege braucht Eliten» – erste Reaktionen und Auswirkungen

Um die Denkschrift weiter bekannt zu machen, veröffentlichte die Robert Bosch Stiftung im April 1993 eine Kurzfassung in der Zeitschrift «Altenpflege Forum».[313] Ein halbes Jahr zuvor war in den stiftungseigenen «Nachrichten der Robert Bosch Stiftung» ein Bericht über «Pflege braucht Eliten» veröffentlicht worden.[314] Im Januar 1993 erschien in den «Nachrichten» ein ausführlicher Bericht, der vor allem das Stipendienprogramm für den wissenschaftlichen Nachwuchs in der Pflege vorstellte. Im Artikel wurde betont, dass die Denkschrift «in der Fachöffentlichkeit und bei den Verantwortlichen aus Bund und Ländern auf breite Resonanz gestoßen» sei, was «die Notwendigkeit rascher Innovationen» bestätige.[315]

Tatsächlich waren seit der Vorstellung der Denkschrift zahlreiche Artikel, nicht nur in der Fachpresse, erschienen. Sofort nach dem Symposium in Bonn wurde im «Deutschen Ärzteblatt», in den «Ärztliche[n] Nachrichten» und in der Berliner Ärztezeitschrift über dieses berichtet und die Bedeutung der Denkschrift hervorgehoben.[316] In der «Frankfurter Allgemeinen Zeitung» erschien knapp zwei Wochen nach der Veranstaltung im Wissenschaftszentrum ein Bericht über den Vorstoß der Stiftung und die bisherigen Studienmöglichkeiten in der Pflege.[317] Als mit Beginn des Wintersemesters 1992/1993 an verschiedenen Studienorten neue Pflegestudiengänge ins Leben gerufen wurden[318], folgten weitere Artikel, die im Zusammenhang

313 Robert Bosch Stiftung: Pflege braucht Eliten. Kurzfassung der Denkschrift der Kommission der Robert-Bosch-Stiftung zur Hochschulausbildung für Lehr- und Leitungskräfte in der Pflege. In: Altenpflege Forum 1 (1993), Nr. 1, S. 1–8.

314 «Pflege braucht Eliten». In: Nachrichten aus der Robert Bosch Stiftung 1 (1992), Nr. 1 vom Oktober 1992, S. 4.

315 Siehe: Aufwertung der Pflegeberufe: Pflege auf dem Weg zur Professionalisierung. In: Nachrichten aus der Robert Bosch Stiftung 2 (1993), Nr. 1 vom Januar 1993, S. 1f.

316 Symposium der Robert Bosch Stiftung. Pflege braucht Eliten. Forderung nach Akademisierung der Pflegeberufe. In: Deutsches Ärzteblatt 89 (1992), Heft 20 vom 15.05.1992, S. 1836–1839; Denkschrift der Robert-Bosch-Stiftung zu Lehr- und Leitungskräften in der Pflege. Fazit: «Pflege braucht Eliten». In: Marburger Bund – Ärztliche Nachrichten 6 (1992), vom 15.05.1992. Und: Die Krankenpflege aus der Krise führen. In: Berliner Ärzte 29 (1992), Heft 6, S. 6.

317 Mohr, Brigitte: Auf dem Weg zum «Gesundheitsfachberuf». Krankenpflege gilt immer noch als «Heilhilfsberuf» für Frauen/Künftig Studium für Leitungskräfte? In: Frankfurter Allgemeine Zeitung vom 09.05.1992.

318 Vgl. dazu: Bischoff, Claudia: Qualifizierung der Lehrerinnen und Lehrer an den pflegeberufsbildenden Schulen. Zur Situation in Deutschland. In: Deutsche Krankenpflege-Zeitschrift. Beilage: Berufspolitik 45 (1992), Nr. 9, S. 18–23.

mit dem Programm der Stiftung auf die neuen Studienmöglichkeiten aufmerksam machten.[319]

Das Stipendienprogramm der Stiftung wurde einem breiteren Publikum ein Jahr nach Erscheinen der Denkschrift durch Berichte in der «Stuttgarter Zeitung» und in der «Frankfurter Allgemeinen Zeitung» bekannt, in denen nicht nur die Thesen zur Hochschulausbildung in der Pflege noch einmal ausführlich dargestellt, sondern auch das Stipendien- und Hospitationsprogramm der Stiftung zur Qualifizierung von Lehr- und Leitungskräften detailliert vorgestellt wurden.[320] In der Deutschen Krankenpflege-Zeitschrift erschien ebenfalls ein ausführlicher Bericht über das Förderungsprogramm[321], und auch im Hörfunk wurde über die Denkschrift und das Stipendienprogramm berichtet.[322] Bekannt wurde das Programm des Weiteren dadurch, dass die ersten Absolventen, die mithilfe der Robert Bosch Stiftung im Ausland studieren konnten, über ihren Studiengang berichteten und sich vehement für Studienmöglichkeiten in Deutschland einsetzten.[323]

In den folgenden zwei Jahren wurde die Denkschrift als wichtige Grundlage für die Begründung von Hochschulstudiengängen für Pflegeberufe herangezogen.[324] Zwanzig Jahre nach ihrem Erscheinen wurde sie immer noch als wichtiger «Referenzpunkt für den wissenschaftlichen und nicht wissenschaftlichen Diskurs» gesehen.[325] Vor allem die Zusammensetzung der Kommission, die sowohl aus Pflegepraktikern als auch aus Berufspolitikern bestand und so eine Verschränkung des wissenschaftlichen und berufspolitischen Diskurses gewährleistete, führte zu einer breiten Akzeptanz in

319 So z. B. Beekmans, Heinz: «Pflege braucht Eliten» – aus der Universität. In: Stuttgarter Zeitung vom 22.10.1992; Pflege braucht Eliten. In: Kinderkrankenschwester 11 (1992), Nr. 6, S. 213. Oder: Edenhofer, Ottmar: Die «wilden Schwestern» kämpfen für eine akademische Ausbildung. In: Frankfurter Allgemeine Zeitung vom 20.11.1993.

320 Robert Bosch Stiftung fördert Weiterbildung. Pflege braucht Eliten. In: Stuttgarter Zeitung vom 20.04.1993. Und: Pflege braucht Eliten. In: Frankfurter Allgemeine Zeitung vom 10.04.1993. Siehe auch: Denkschrift der Robert Bosch Stiftung «Pflege braucht Eliten»... In: Frankfurter Allgemeine Zeitung vom 05.02.1994. Und: Langsdorff, Maja: «Pflege braucht Eliten». In: Stuttgarter Zeitung vom 01.10.1994.

321 Förderungsprogramm «Qualifizierung von Lehr- und Leitungskräften in der Pflege». In: Deutsche Krankenpflege-Zeitschrift 46 (1993), Nr. 6, S. 434.

322 Siehe ARBSG 1106-196, Kassettenüberspielung des Beitrags «Pflege braucht Eliten» von Astrid Springer am 13.04.1993 im Süddeutschen Rundfunk in der Sendung «Journal am Morgen».

323 So beispielsweise Arndt, Marianne: Hohe Schulen helfen beim Helfen. Krankenpflege auf dem Weg zur Wissenschaft. In: Rheinischer Merkur vom 26.11.1993.

324 Siehe z. B. Kraushaar, Dieter; Müller, Margret: Der «Studiengang Pflege» an der Fachhochschule Frankfurt am Main. In: Fietzek, Lothar; Kraushaar, Dieter (Hrsg.): Fachhochschule Frankfurt am Main. Pflege auf dem Weg zur Hochschule. Ein neuer Studiengang. Frankfurt a. M. 1993, S. 9–63.

325 Siehe Krampe, Eva-Maria: Emanzipation durch Professionalisierung? Akademisierung des Frauenberufs Pflege in den 1990er-Jahren: Erwartungen und Folgen. Frankfurt a. M. 2009, S. 88.

der Pflegeöffentlichkeit. Als Träger des Robert-Bosch-Krankenhauses und Förderer anderer Programme in der Gesundheitspflege konnte die Stiftung verschiedene Ebenen des Diskurses miteinander verbinden und auch den medizinischen und gesundheitsökonomischen Diskurs mit einbeziehen.[326]

Kritik erfuhr allerdings die Beschränkung des Studiums allein für Lehr- und Leitungskräfte. Dies bedeute eine «radikale Einengung des Wissenschaftsfeldes, das die akademisierte Pflege für sich definieren» wolle, und liefere so ein wichtiges Argument gegen Pflegestudiengänge auf universitärer Ebene.[327] Professionstheoretisch wurde das Konzept der Elitebildung kritisiert, da eine Professionalisierung eigentlich nur den Berufsstand als Ganzes erfassen könne.[328] Dabei wurde für grundständig primärqualifizierende Pflegestudiengänge plädiert, die das Ziel hätten, das Berufsfeld insgesamt zu «verwissenschaftlichen» und die fachliche Kompetenz in den Pflegeabläufen zu erweitern.[329] Mit diesem Studiengangkonzept werde am ehesten der gesamte Beruf auf eine professionelle Basis gestellt.[330] Ein Vergleich mit der Medizin sollte diese Argumentation unterstützen: Es gebe auch

> *keine nichtakademisierte Medizin, und wenn die praktische Pflege eine wissenschaftliche Grundlage [benötige], dann [sei] diese entweder für jede praktische Pflege erforderlich, oder es [sei] erforderlich, die Arbeitsteilung zwischen einer akademisierten, wissenschaftlich fundierten Pflege und einer handwerklichen Pflege zu definieren.*

Die Denkschrift «Pflege braucht Eliten» ziele nicht auf eine Akademisierung der praktischen Pflege ab, sondern auf eine Akademisierung der «bereits etablierten Pflegeeliten».[331]

Andersherum wurde argumentiert, dass dieses Konzept mit dem bestehenden Berufsfeld Pflege durchaus kompatibel sei, da die Akademisie-

326 Ebd., S. 96.
327 Ebd., S. 115.
328 Bollinger, Heinrich; Gerlach, Anke; Grewe, Annette: Die Professionalisierung der Pflege zwischen Traum und Wirklichkeit. In: Pundt, Johanne (Hrsg.): Professionalisierung im Gesundheitswesen. Positionen – Potenziale – Perspektiven. Bern 2006, S. 76–92, S. 82.
329 Siehe Kraushaar, Dieter; Müller, Margret: Der «Studiengang Pflege» an der Fachhochschule Frankfurt am Main. In: Fietzek, Lothar; Kraushaar, Dieter (Hrsg.): Fachhochschule Frankfurt am Main. Pflege auf dem Weg zur Hochschule. Ein neuer Studiengang. Frankfurt a. M. 1993, S. 9–63, S. 23.
330 Siehe Moers, Martin: Anforderungs- und Berufsprofil der Pflege im Wandel. In: Schaeffner, Doris; Moers, Martin; Rosenbrock, Rolf (Hrsg.): Public Health und Pflege. Zwei neue gesundheitswissenschaftliche Disziplinen. Berlin 1994, S. 159–172, S. 172.
331 Siehe Bollinger, Heinrich; Grewe, Annette: Die akademisierte Pflege in Deutschland zu Beginn des 21. Jahrhunderts. Entwicklungsbarrieren und Entwicklungspfade. In: Jahrbuch für kritische Medizin 37. Qualifizierung und Professionalisierung. Hamburg 2002, S. 43–59, S. 47.

rung dem Kreis von Pflegenden vorbehalten bleibe, der traditionell eine Weiterbildung besucht hätte. «Dem Bedürfnis dieser Gruppe nach beruflicher Aufwertung» sei damit «Genüge getan». Auch für die Kostenträger könne somit dieses Konzept zufriedenstellend erscheinen, da das Tarifgefüge «bis auf einige Ausnahmen in den höheren Positionen von der Akademisierung unberührt» bliebe.[332]

Auch die Möglichkeit eines Studiums nur mit einer Krankenpflegeausbildung wurde kritisiert, da dadurch die allgemeine Hochschulreife «entwertet» werde. Außerdem würde die Pflege mit der Einrichtung von sogenannten «Weiterbildungsstudiengängen» wieder einen «Sonderweg» beschreiten, indem vor allem von den in Deutschland etablierten Strukturen der Lehrerbildung in mehrfacher Weise abgewichen werde.[333]

Trotz dieser Kritikpunkte war es der Kommission gerade mit der Beschränkung des Studiums auf Leitungspositionen gelungen, bei sozialpolitischen Akteuren und Einrichtungsträgern auf offene Ohren zu stoßen, da ihr Vorschlag als mit den herkömmlichen Strukturen kompatible Lösung erschien.[334] Innerhalb der nächsten zwei Jahre seit Erscheinen der Denkschrift wurde in Deutschland eine Vielzahl von pflegebezogenen Studiengängen überwiegend auf Fachhochschulebene eingerichtet. So berief sich beispielsweise die Gemeinnützige Gesellschaft zur Förderung von Wissenschaft und Bildung – die von den Bistümern Köln, Limburg, Mainz, Speyer und Trier getragen wird – in ihrem Beschluss zur Gründung des Fachbereiches Pflege mit den Studiengängen Pflegeleitung und Pflegepädagogik an der Katholischen Fachhochschule Mainz auf die Veröffentlichung der Robert Bosch Stiftung. Die gesellschaftlichen und gesundheitspolitischen Entwicklungen erforderten eine Anhebung des pflegerischen Bildungsstandes, was «die von der Robert Bosch Stiftung veröffentlichte Schrift ‹Pflege braucht Eliten› übereinstimmend» belege.[335] Auch bei der Entwicklung des

332 Bollinger, Heinrich; Gerlach, Anke; Grewe, Annette: Die Professionalisierung der Pflege zwischen Traum und Wirklichkeit. In: Pundt, Johanne (Hrsg.): Professionalisierung im Gesundheitswesen. Positionen – Potenziale – Perspektiven. Bern 2006, S. 76–92, S. 82. Und: Bollinger, Heinrich; Grewe, Annette: Die akademisierte Pflege in Deutschland zu Beginn des 21. Jahrhunderts. Entwicklungsbarrieren und Entwicklungspfade. In: Jahrbuch für kritische Medizin 37. Qualifizierung und Professionalisierung. Hamburg 2002, S. 43–59, S. 47f.

333 Ebd., S. 43–59, S. 48.

334 Bollinger, Heinrich: Die Akademisierung der Pflege. Eine Zwischenbilanz, 1. Teil. In: Die Schwester/Der Pfleger 38 (1999), Nr. 4, S. 340–342, S. 340.

335 Siehe Kellnhauser, Edith: Die Pflegestudiengänge an der Katholischen Fachhochschule Mainz. Implementierung und Entwicklung von 1992 bis 1999. Mainz 1999, S. 15.

Modellstudiengangs Pflegemanagement an der Fachhochschule Münster wurde die Denkschrift als wichtige Arbeitsgrundlage herangezogen.[336]

Nachdem der Prozess der Akademisierung erst einmal angestoßen war, nahm die Entwicklung einen quantitativen und qualitativen Lauf, den die Kommissionsmitglieder so wohl nicht erwartet hatten. Die Anzahl der neu entstandenen Studiengänge und die daraus hervorgehenden Absolventen sollten die Bedarfsrechnungen der Robert Bosch Stiftung bei weitem übertreffen.[337]

4.5 Die Krankenhauspflege im Verlauf der 1990er-Jahre

Am 1. Januar 1993 trat das Gesundheitsstrukturgesetz in Kraft, dessen Ziel es war, die Ausgabenentwicklung der Gesetzlichen Krankenversicherung zu bremsen und langfristig stabile Beitragssätze der Krankenkassen zu gewährleisten. Bestandteil des Gesetzes war die Pflegepersonal-Regelung (PPR), die der Ermittlung der notwendigen Anzahl von Pflegekräften in Krankenhäusern diente. Dazu sollte täglich der Pflegeaufwand bestimmt werden, indem die stationär aufgenommenen Patienten in Pflegekategorien und Pflegestufen eingeteilt wurden. Die Berechnung der notwendigen Planstellen in Krankenhäusern wurde so auf gänzlich neue Grundlagen gestellt. Obwohl die PPR von Anfang an als Übergangsregelung gedacht war und mit der allgemeinen Einführung von Fallpauschalen schon drei Jahre später ausgesetzt und 1997 durch das Zweite GKV-Neuordnungsgesetz außer Kraft gesetzt wurde, zeigte sie Auswirkungen auf das Pflegegeschehen. Die mit ihr eingeführte Standardisierung ermöglichte es, die Pflegearbeit in den späteren Fallpauschalen entsprechend zu berücksichtigen. Durch das Gesundheitsstrukturgesetz und die damit einhergehende Pflege-Personalregelung wurde für die Pflege erstmals eine detaillierte Leistungserfassung notwendig.[338]

---

336 Siehe Bock-Rosenthal, Erika: Entwicklung des Modellstudiengangs an der Fachhochschule Münster. In: Bock-Rosenthal, Erika (Hrsg.): Professionalisierung zwischen Praxis und Politik. Der Modellstudiengang Pflegemanagement an der Fachhochschule Münster. Bern/Göttingen/Toronto/Seattle 1999, S. 65–83, S. 66.

337 Vgl. Gerlach, Anke: Akademisierung ohne Professionalisierung? Die Berufswelt der ersten Pflegeakademikerinnen in Deutschland. In: Bollinger, Heinrich; Gerlach, Anke; Pfadenhauer, Michaela (Hrsg.): Gesundheitsberufe im Wandel. Soziologische Beobachtungen und Interpretationen. Frankfurt a. M. 2005, S. 71–102, S. 74.

338 Vgl. Keun, Friedrich; Prott, Roswitha: Einführung in die Krankenhaus-Kostenrechnung: Anpassung an neue Rahmenbedingungen. Wiesbaden 2008, S. 11f. und S. 227f. Siehe auch: Krampe, Eva-Maria: Emanzipation durch Professionalisierung? Akademisierung des Frauenberufs Pflege in den 1990er-Jahren: Erwartungen und Folgen. Frankfurt a. M. 2009, S. 57.

Daneben erkannte die Expertengruppe, die gemeinsam mit dem Bundesgesundheitsministerium die PPR erarbeitete, dass eine Verbesserung der Stellensituation allein auf die Dauer nicht ausreichen würde, um in Zukunft verstärkt Pflegekräfte zu gewinnen und durch eine höhere Berufszufriedenheit zu halten. Das Institut für Entwicklungsplanung und Strukturforschung an der Universität Hannover wurde beauftragt, Möglichkeiten zur Verbesserung der Arbeitsbedingungen und der Arbeitsorganisation auszuarbeiten. Die Pflege-Personalregelung würde zwar, gemessen an den pflegerischen Leistungen, eine verbesserte personelle Ausstattung ermöglichen, die aber nur dann weiterführe, wenn die Qualität der pflegerischen Leistungen gesichert werden könne und die Berufszufriedenheit erhöht werde.[339]

Im vom Institut für Entwicklungsplanung und Strukturforschung gemeinsam mit einer Projektgruppe, bestehend aus Vertretern unterschiedlicher Gesundheitsberufe und Aufgabenfelder, erarbeiteten Leitfaden wurde deutlich, dass Effizienz und eine gute Pflegequalität in der Bundesrepublik noch nicht ausreichend gesichert waren. Pflegerische Handlungsnormen, die diese Mangelsituation hätten beseitigen können, waren bisher noch nicht verbindlich formuliert worden. Zusammenfassend wurde festgehalten, dass eine Attraktivitätssteigerung des Pflegeberufs nur zu erreichen sei, wenn Pflegende ihr Arbeitshandeln durch eine Beschreibung von Normen und Werten verbindlich festlegen können.[340] Einen besonderen Stellenwert erhielt dabei auch die Fort- und Weiterbildung. Da die Anforderungen an den Pflegeberuf sich erheblich gewandelt hätten, reiche die pflegerische Grundausbildung und in der Praxis gewonnenes Erfahrungswissen nicht aus, um dem gewandelten Pflegebedarf gerecht zu werden. Es bedürfe sowohl einer grundsätzlichen Reform der Aus- und Weiterbildung als auch kontinuierlicher innerbetrieblicher Fortbildungen, um ganzheitliche Pflegekonzepte durchzusetzen und um auch wirtschaftlich arbeiten zu können. Eine Lösung sei die Pflegepersonal-Regelung, die den Krankenhäusern die Chance gebe, die Qualität der Pflege durch Fortbildungen zu verbessern und das Ansehen der Pflege zu steigern.[341] Fazit des Leitfadens war letztendlich die These, dass es

339 Hellige, Barbara; Holler, Gerhard: Leitfaden zur Neuordnung des Pflegedienstes. Schriftenreihe des Bundesministeriums für Gesundheit, Band 31. Baden-Baden 1993, S. V, Vorwort von Bundesgesundheitsminister Horst Seehofer.

340 Ebd., S. 36.

341 Ebd., S. 115ff.

nur durch eine enge Verzahnung von Fort- und Weiterbildungen gelingen kann, Mitarbeiter im Krankenhaus zu halten. Intelligenter, motivierter Berufsnachwuchs läßt sich nur gewinnen, wenn eine Karriereplanung und ein beruflicher Aufstieg im Pflegeberuf möglich sind.[342]

Entsprechend diesem Ansinnen wurde am 16. Juni 1993 von der Arbeitsgemeinschaft Deutscher Schwesternverbände und Pflegeorganisationen (ADS) und dem Deutschen Berufsverband für Pflegeberufe (DBfK) der Deutsche Bildungsrat für Pflegeberufe gegründet. Neben je acht Mitgliedern der ADS und des DBfK gehören dem Gremium jeweils ein Vertreter beziehungsweise eine Vertreterin des Bundesausschusses der Lehrerinnen und Lehrer für Pflegeberufe (BA) und der Bundesarbeitsgemeinschaft Leitender Krankenpflegekräfte (BALK) an. Aufgabe des Bildungsrates ist es neben grundsätzlichen Aussagen zu Bildungsfragen der Pflegeberufe, Bildungskonzepte zu entwickeln, Richtlinien für die Anerkennung von Weiterbildungsstätten festzulegen, im Ausland erworbene Weiterbildungszertifikate auf Gleichwertigkeit zu prüfen sowie Kriterien für notwendige Nachqualifizierungen festzulegen.[343] Da nach dem Verständnis des Bildungsrates der Pflegebedarf niemals statisch ist, sondern sich kontinuierlich im Kontext von gesellschaftlichen, biomedizinischen und technischen Entwicklungen verändert, sollte mit dem Deutschen Bildungsrat für Pflegeberufe ein Forum für pflegerische Bildungsfragen geschaffen werden, das auf spezifische Fragen der Pflegepraxis und den daraus resultierenden Bildungsanforderungen antworten kann.[344]

Ein Jahr nach seiner Gründung veröffentlichte der Deutsche Bildungsrat für Pflegeberufe 1994 sein erstes Bildungskonzept und verwies darin auch auf die Denkschrift der Robert Bosch Stiftung zur Begründung einer Hochschulausbildung für Lehr- und Leitungskräfte in der Pflege. Da an einigen Universitäten und Fachhochschulen inzwischen Studiengänge für Pflegepädagogik, Pflegemanagement, Pflegewissenschaft und Pflegepraxis geplant oder bereits eingerichtet wurden, sah der Bildungsrat den dringenden Bedarf, die vielfältigen Ansätze und Bestrebungen zur Neukonzeption pflegerischer Bildung zu strukturieren, systematisieren und zu koordinie-

342 Ebd., S. 139.

343 Siehe ADBfK, Ergebnis der gemeinsamen Sitzung ADS/DBfK in Bonn am 09.02.1993, Deutscher Bildungsrat für Pflegeberufe. Siehe auch: Gerster, Eyke: Bildungsoffensive der Pflegeverbände. Der Deutsche Bildungsrat für Pflegeberufe. In: Pflegezeitschrift 48 (1995), Nr. 10, S. 582–585.

344 Vgl. Deutscher Bildungsrat für Pflegeberufe (Hrsg.): Pflegebildung offensiv: Das Bildungskonzept des Deutschen Bildungsrates für Pflegeberufe 2006. München 2007, S. VII.

ren. Dabei sollte vor allem die vertikale und horizontale Durchlässigkeit der Bildungsprogramme bis in den tertiären Bereich hinein sichergestellt und die gegenseitige Anerkennung beruflicher und akademischer Abschlüsse innerhalb der Europäischen Union erreicht werden.[345]

Im Bildungskonzept wurde zunächst eine vierjährige generalistische Grundausbildung an Berufsfachschulen gefordert, die nicht mehr in Alten-, Kinderkranken- und Krankenpflege aufgeteilt ist. Mit dem Abschluss sollte auch die Fachhochschulreife erworben werden, so dass der direkte Zugang zu einem pflegerischen Studium möglich wird.[346] Daneben wurde gefordert, die Zulassung zum Studium für berufserfahrene Bewerber ohne formal erworbene Fachhochschulreife oder Hochschulreife zu erleichtern.[347] Entsprechend den Empfehlungen der Robert Bosch Stiftung sprach sich der Deutsche Bildungsrat für Pflegeberufe ebenfalls dafür aus, qualifizierte Pflegekräfte mit im Ausland erworbenen akademischen Abschlüssen im Hinblick auf eine pflegewissenschaftliche Promotion oder Habilitation zu fördern, sowie die Pflegewissenschaft in die Richtlinien für Studien- und Forschungsförderung einzugliedern und als Wissenschaft zu forcieren.[348] Obwohl unter anderem die Forderung nach einer generalistischen Grundausbildung sehr kontrovers diskutiert wurde, diente das Bildungskonzept des Deutschen Bildungsrates für Pflegeberufe – wie auch die Denkschrift der Robert Bosch Stiftung – jahrelang als Basis für die Bildungsdiskussion in den Pflegeberufen.[349]

Das Konzept der Arbeitsgemeinschaft der Sozialdemokratinnen und Sozialdemokraten im Gesundheitswesen ähnelte dem Modell des Deutschen Bildungsrates, forderte jedoch eine integrierte betriebliche Ausbildung. Darüber hinaus sah der Reformvorschlag eine Trennung der Ausbildungsgänge nach einem ersten gemeinsamen Ausbildungsjahr in einen ambulanten und einen stationären Bereich vor. Um ein möglichst breites Angebotsspektrum zu ermöglichen, sollte die Ausbildung an großen berufsbildenden Zentren für Pflege und Gesundheit erfolgen.[350] Der Ausbau pflegebezogener Studien-

---

345 Deutscher Berufsverband für Pflegeberufe DBfK (Hrsg.): Bildungskonzept Pflege 2000. Eschborn, 2. Aufl. 1994 (Erstauflage: 1993), S. 4f.

346 Ebd., S. 6.

347 Ebd., S. 9.

348 Ebd., S. 11.

349 Vgl. Deutscher Bildungsrat für Pflegeberufe (Hrsg.): Pflegebildung offensiv: Das Bildungskonzept des Deutschen Bildungsrates für Pflegeberufe 2006. München 2007, S. VII.

350 Vgl. Ausbildung in Pflegeberufen – Experten stellen Reformkonzepte vor. In: Pflege Aktuell 51 (1997), Nr. 6, S. 296–297, S. 297; SPD: Pflegeausbildung grundlegend reformieren. In: Pflege intern 1995, Nr. 12, S. 6.

angebote wurde als äußerst dringend angesehen, um der «erforderlichen wissenschaftlichen Qualifizierung Rechnung» zu tragen.[351]

Die Gewerkschaft Öffentliche Dienste, Transport und Verkehr hatte sich schon früher für eine generalistische Grundausbildung ausgesprochen und setzte sich in ihrem Bildungskonzept immer noch dafür ein. Dabei setzten die Bildungsexperten der Gewerkschaft auf eine gemeinsame zweijährige Grundausbildung mit einer anschließenden einjährigen Schwerpunktbildung.[352] Im Vordergrund des Ausbildungsmodells stand die Integration der Ausbildung in das allgemeine System der beruflichen Bildung und die Vereinheitlichung der Pflegeberufe in einem Ausbildungsberuf «Pflegefachkraft».[353] Ebenso wollte die ÖTV

> *die Durchlässigkeit des Berufsbildungssystems von der abgeschlossenen Berufsausbildung bis zum Hochschulabschluss, Promotion und Habilitation und den entsprechenden Tätigkeiten in Forschung und Lehre auch für die Pflegeberufe verwirklichen.*

Dazu sollten Pflegestudiengänge eingerichtet und verschiedene Zugangswege für berufserfahrene Pflegekräfte geschaffen werden.[354]

Währenddessen setzte sich der Beirat des Stipendien- und Qualifizierungsprogramms der Robert Bosch Stiftung für leitende und lehrende Kräfte aus dem Pflegebereich mit den ersten Anträgen auseinander. Die Resonanz auf die Ausschreibung des Programms war äußerst positiv, was

351 Vgl. Arbeitsgemeinschaft der Sozialdemokratinnen und Sozialdemokraten im Gesundheitswesen: Das ASG-Reformkonzept der Pflegebildung. Hrsg. vom Bundesvorstand der ASG SPD-Parteivorstand – Referat Gesundheitspolitik/ASG. Bonn 1996, Zitat S. 23.

352 Bach, Brigitte: Statement der ÖTV zum Thema: Perspektiven für die Aus- und Weiterbildung in Pflegeberufen. In: Forschungsinstitut der Friedrich-Ebert-Stiftung, Abteilung Arbeits- und Sozialforschung (Hrsg.): Zukunft der Pflege – Zukunft der Pflegeberufe. Eine Tagung der Friedrich-Ebert-Stiftung am 9. Juni 1994 in Erfurt. Bonn 1994, S. 77–80, S. 79.

353 Vgl. Ausbildung in Pflegeberufen – Experten stellen Reformkonzepte vor. In: Pflege Aktuell 51 (1997), Nr. 6, S. 296–297, S. 297.

354 Siehe Bach, Brigitte: Statement der ÖTV zum Thema: Perspektiven für die Aus- und Weiterbildung in Pflegeberufen. In: Forschungsinstitut der Friedrich-Ebert-Stiftung, Abteilung Arbeits- und Sozialforschung (Hrsg.): Zukunft der Pflege – Zukunft der Pflegeberufe. Eine Tagung der Friedrich-Ebert-Stiftung am 9. Juni 1994 in Erfurt. Bonn 1994, S. 77–80, S. 80. Zum Bildungsmodell der ÖTV siehe: Gewerkschaft Öffentliche Dienste, Transport und Verkehr: Reform der Aus-, Fort- und Weiterbildung in den Pflegeberufen. Bildungspolitische Vorstellungen der Gewerkschaft Öffentliche Dienste, Transport und Verkehr (ÖTV) zur Reform der Aus-, Fort- und Weiterbildung in den Pflegeberufen. ÖTV-Schriftenreihe Berufsbildung 11. Stuttgart 1996. Dazu auch: Dielmann, Gerd: Weiterentwicklung der Pflegeausbildung – Eine Notwendigkeit aus Arbeitnehmersicht. In: Die Schwester/Der Pfleger 38 (1999), Nr. 4, S. 336–339.

sich in zahlreichen telefonischen und schriftlichen Anfragen zeigte.[355] Ein erstes Fazit war, dass die vorgelegten Anträge zu wenig Praxisbezug hätten. Dem sollte durch intensive Beratung der Stipendiaten entgegengewirkt werden.[356] Deutlich sollte herausgestellt werden, dass das Programm der Heranbildung des wissenschaftlichen Nachwuchses für die bereits realisierten oder im Entstehen begriffenen Studiengänge zur Pflege diente. Dabei ging es vor allem um schnelle Hilfen, da qualifizierte Pflegekräfte für Hochschulen dringend gesucht wurden. Bei der Auswahl der Stipendiaten wurde deshalb verstärkt darauf geachtet, dass diese die Fähigkeit für Lehr-, Forschungs- und Leitungsaufgaben mitbrachten.[357]

Im November 1993 fand ein erstes Begleitkolleg für die Stipendiaten in Stuttgart statt. Die Teilnehmer erhielten dabei die Gelegenheit, über ihre Ausbildung oder ihre Forschungsvorhaben zu berichten, sich untereinander auszutauschen und mit Vertretern der Robert Bosch Stiftung und dem das Förderprogramm begleitenden Beirat zu diskutieren. Ein Interessenschwerpunkt der Teilnehmer bezog sich dabei auf die Voraussetzungen und Rahmenbedingungen, die Pflegearbeit erheblich erleichtern oder erschweren können. Vor allem die Austauschmöglichkeiten über Forschungsmethoden, Forschungsergebnisse und ihre Konsequenzen für die Pflegepraxis und -ausbildung wurden von den Teilnehmern hoch geschätzt. Fazit der Stipendiaten war, dass

> *die Pflege endlich einen Unterstützungsrahmen gefunden [hat], in dem die Dringlichkeit einer qualitativen Pflegeentwicklung als wichtig erkannt worden ist.*[358]

Bis zum Frühjahr 1994 bewilligte das Kuratorium der Robert Bosch Stiftung zehn Promotionsstipendien, ein Habilitationsstipendium, fünf Auslandsstipendien und Zuschüsse für fünf Aufenthalte in Großbritannien, der Türkei und Norwegen.[359] Bis August 1994 wurden vier weitere Promotions-

355 ARBSG 1106-191, Protokoll der Beiratssitzung am 03.06.1993 «Neue Wege in der Aus-, Fort- und Weiterbildung in den Pflegeberufen», S. 1.

356 ARBSG 1106-191, Allgemeines zur Beiratssitzung am 03.06.1993, S. 1.

357 ARBSG 1106-191, Protokoll der Beiratssitzung am 03.06.1993 «Neue Wege in der Aus-, Fort- und Weiterbildung in den Pflegeberufen», S. 4.

358 ARBSG 1106-196, gekürzter Bericht der Stipendiaten Inge Vollstedt und Reinald Schmidt-Richter über das 1. Begleitkolleg am 16. und 17. November 1993 in Stuttgart, S. 1f., Zitat S. 2. Siehe außerdem: Professionalisierung der Pflegeberufe: Erstes Begleitkolleg in Stuttgart. In: Nachrichten aus der Robert Bosch Stiftung 3 (1994), Nr. 1 vom Januar, S. 4.

359 ARBSG 1106-191, Protokoll der 4. Beiratssitzung zum Förderprogramm «Qualifizierung von Lehr- und Leitungskräften in der Pflege» vom 15. bis 16.04.1994 in Degerloch, S. 2.

stipendien sowie ein Ausbildungsstipendium in den USA bewilligt.[360] Wichtig war dem Beirat der Ergebnistransfer in die Praxis. Neben der geplanten Veröffentlichung in einer wissenschaftlichen Reihe sollten die Ergebnisse durch Zeitschriftenaufsätze, Seminare und Kolloquien, in deren Rahmen die Bearbeiter ihre Ergebnisse in die Pflegeeinrichtungen und an die Pflegekräfte tragen, transferiert werden. Diesbezüglich und um eine gezielte Werbung und Vergabe von Promotionsthemen zu ermöglichen, setzte sich die Stiftung mit dem Deutschen Verein zur Förderung der Pflegewissenschaft und -forschung in Verbindung. Der Verein sollte – mit Unterstützung der

360 ARBSG 1106-191, Stipendienprogramm Pflege – geförderte Vorhaben, Stand 12.08.1994. Die geförderten Projekte waren:
– Arndt, Marianne: Promotionsstipendium «Nurses Medication Errors
– An Interpretive Study of Experiences», University of Edinburgh, Department of Nursing Studies
– Bauer, Irmgard: Promotionsstipendium «Patients Privacy – An Exploratory Study of Patiens: Perception of their Privacy in a German Acute Care Hospital», College of Medicine, University of Wales, Cardiff
– Bienstein, Christel: Promotionsstipendium «Basale Stimulation in der Pflege», Universität Heidelberg
– Eckhardt, Ute Sabine: Promotionsstipendium «Burnout Syndrom», Philosophisches Seminar an der Universität zu Köln
– Ertl-Schmuck, Roswitha: Promotionsstipendium «Eine subjektorientierte Didaktik für die Pflegeausbildung. Auswirkungen des Paradigmawechsels in der Pflege auf die methodische Gestaltung von Pflegeunterricht und ihre Konsequenzen auf die Lehrerausbildung für Pflege»
– Falkenstein-Mangold, Dorothea: Promotionsstipendium «Die Entwicklung psychiatrischer Pflege von Beginn des 20. Jahrhunderts bis zum Nationalsozialismus am Beispiel der Landesheilanstalt Dortmund-Aplerbeck», Universität Dortmund
– Kellmayer, Marlies: Promotionsstipendium «Pflegesituation und häusliches Umfeld als Einflußfaktoren für den Arbeitszeitbedarf in der ambulanten Kranken- und Altenpflege», Universität Hohenheim, Institut für Haushalts- und Konsumökonomie, Lehrstuhl für Wirtschaftslehre des Haushalts
– Krieg-Rau, Christine: Promotionsstipendium «Zeitaufwand bei häuslicher Pflege», Universität Hohenheim, Institut für Haushalts- und Konsumökonomie, Lehrstuhl für Wirtschaftslehre des Haushalts
– Napiwotzky, Anne-Dorothea: Promotionsstipendium «Selbst-bewußt verantwortlich pflegen. Pflegephilosophische Überlegungen zur Pflegewissenschaft», München
– Osterbrink, Jürgen: Promotionsstipendium «The Influence of Preoperative Teaching and the Use of Relaxation Techniques in Postoperative Patients», Nürnberg/Löwen (Belgien)
– Schwerdt, Ruth: Promotionsstipendium «Ethische und anthropologische Aspekte der Pflege alter und sterbender Menschen», Erlangen-Nürnberg
- Strunk, Heike: Promotionsstipendium «How do intensive care nurses cope with rotating shiftwork?», University of Glasgow, Department of Nursing Studies
– Vollstedt, Inge: Promotionsstipendium «Bedeutung der Pflege als «changing-agent», Professionalisierungsprozeß in der Krankenpflege in Großbritannien und Deutschland», University of Edinburgh, Department of Nursing Studies
– Weinhold, Christine: Promotionsstipendium «Kommunikation zwischen Pflegepersonal und Patienten», Freie Universität Berlin, Fachbereich Germanistik
– Görres, Stefan: Forschungsvorhaben (Habilitation) «Qualitätsbegriff und Qualitätssicherung unter besonderer Berücksichtigung der geriatrischen Rehabilitation», Hamburg
– Koch-Straube, Ursula: «Ethnomethodologische und ethnopsychoanalytische Studie zum Alltag und Milieu eines Altenpflegeheims – Entwicklung von Lehr- und Lernmaterialien, Freiburg

Robert Bosch Stiftung – die entsprechenden Maßnahmen ergreifen, planen, koordinieren und durchführen.[361]

Des Weiteren beschäftigte sich der Beirat mit der finanziellen Situation studierender Pflegekräfte. Entgegen den beiden im Zusammenhang mit der Denkschrift «Pflege braucht Eliten» erstellten Rechtsgutachten zeigte sich nämlich, dass die Studenten nur zu einem kleinen Teil Unterstützung im Rahmen des Berufsausbildungsförderungsgesetzes (BaföG) erhielten.[362] Um Näheres über die Finanzierung der Studiengänge in Erfahrung zu bringen, führte die Robert Bosch Stiftung Recherchen bei verschiedenen Ausbildungseinrichtungen durch. Obwohl die unterschiedlichen Studienstrukturen und die beschränkte Zahl der befragten Einrichtungen keine differenzierten und empirisch begründeten Aussagen zuließen, wurden übereinstimmende Tendenzen sichtbar.[363] So bemühten sich trotz der grundsätzlichen Möglichkeit einer BaföG-Unterstützung zahlreiche anspruchsberechtigte Studierende nicht um eine entsprechende Förderung, vor allem wegen des Unwillens, sich wegen des Darlehens zu verschulden. Fast 90 Prozent aller Studierenden im Bereich Pflege schienen das Studium durch Erwerbstätigkeit zu finanzieren. Selbst bei Vollzeitstudenten waren Arbeitsverhältnisse von 50 bis zu 100 Prozent weit verbreitet.[364]

Mit Wirkung zum 1. Januar 1995 wurde in Deutschland die Soziale Pflegeversicherung eingeführt. Die Pflichtversicherung dient der Absicherung des Pflegebedürftigkeitsrisikos und soll Hilfen für Pflegebedürftige leisten, die aufgrund ihrer Pflegebedürftigkeit auf solidarische Unterstützung angewiesen sind.[365] Als Folge des Gesetzes wurde der Pflegedienst kommerzialisiert, und privatwirtschaftlich organisierte ambulante Pflegebetriebe boten zunehmend ihre Dienste an. Da die berufliche Pflegetätigkeit immer noch nicht ausreichend gesetzlich geschützt war und die Leistungsanforderungen nicht normiert waren, erhielt die Diskussion

361 Siehe ARBSG 1106-191, Protokoll der 4. Beiratssitzung zum Förderprogramm «Qualifizierung von Lehr- und Leitungskräften in der Pflege» vom 15. bis 16.04.1994 in Degerloch, S.11. Sowie: ARBSG 1106-191, Schreiben von Dr. Almut Satrapa-Schill an Prof. Ruth Schröck vom 24.06.1994.

362 ARBSG 1106-191, Protokoll der 4. Beiratssitzung zum Förderprogramm «Qualifizierung von Lehr- und Leitungskräften in der Pflege» vom 15. bis 16.04.1994 in Degerloch, S.10.

363 ARBSG 1106-205, Typoskript «Zur finanziellen Situation von Teilnehmern in den Pflegestudiengängen», 01.12.1994, S.1.

364 ARBSG 1106-205, Typoskript «Zur finanziellen Situation von Teilnehmern in den Pflegestudiengängen», 01.12.1994, S.2.

365 Artikel 1 des «Gesetzes zur sozialen Absicherung des Risikos der Pflegebedürftigkeit» (Pflegeversicherungsgesetz – PflegeVG) vom 26. Mai 1994, BGBl. 1014.

zur Qualitätssicherung einen neuen Stellenwert.[366] Um eine ausreichende Pflegequalität zu gewährleisten, wurde beispielsweise an der Entwicklung und Ausarbeitung von Pflegestandards gearbeitet. Dabei bestand jedoch wenig Klarheit darüber, was unter einem guten Standard zu verstehen war. Ein effektives Erstellen und Umgehen mit ihnen musste erst noch gelernt werden.[367]

Um dies zu forcieren, förderte die Robert Bosch Stiftung in ihrem Schwerpunkt «Pflege» auch Projekte zur Qualitätssicherung und -verbesserung. Da Qualitätssicherung in allen Bereichen der Pflege von Bedeutung ist, unterstützte die Stiftung modellhafte Projekte in der stationären und ambulanten Kranken- und Altenpflege, der Rehabilitation, im Operationsdienst und in der Aus-, Fort- und Weiterbildung. Die geförderten Maßnahmen dienten der Verbesserung der Struktur- und Prozessqualität und letztendlich der Gesundheit der Patienten. Dabei wurden die Ergebnisse dokumentiert, um diese in Workshops, Tagungen und Kongressen weiterzugeben und um zu einem einheitlichen Qualitätssicherungssystem zu gelangen.[368] Auch die Qualität der Weiterbildungsmöglichkeiten in der Pflege sollte gesichert werden. Um in diesem Bereich weiterzukommen, unterstützte die Stiftung ein Projekt des Deutschen Bildungsrates für Pflegeberufe zur Qualitätssicherung und Anerkennung pflegerischer Weiterbildungsmaßnahmen durch Pflegeexperten. 1997 existierten in der Bundesrepublik etwa 650 verschiedene Weiterbildungseinrichtungen, die zu arbeitsfeldbezogenen Abschlüssen führten. Allerdings variierten die Angebote sowohl inhaltlich und pädagogisch als auch strukturell. EU-Richtlinien fanden keine Berücksichtigung, und die eigentlich für eine landesrechtliche Regelung der Weiterbildung zuständigen Bundesländer waren dieser Aufgabe noch nicht nachgekommen. Dem wollte der Bildungsrat abhelfen, indem er auf der Basis der 1995 vorgelegten Rahmenordnung zu den fachbezogenen Weiterbildungen bundeseinheitlich die inhaltlichen, pädagogischen und strukturellen Anforderungen zur fachbezogenen Weiterbildung, Weiterbildungsmodule, Minimalstandards und Zertifizierungskriterien

366 Vgl. Schmidbaur, Marianne: Vom «Lazaruskreuz» zu «Pflege aktuell». Professionalisierungsdiskurse in der deutschen Krankenpflege 1903–2000. Königstein/Taunus 2002, S.191.

367 Siehe Bienstein, Christel: Pflegestandards. Eine Hilfe zur Qualitätssicherung – Teil 1. In: Pflege Aktuell 49 (1995), Nr. 1, S. 24–26; Bienstein, Christel: Pflegestandards. Kriterien und Strukturelemente. Teil 2. In: Pflege Aktuell 49 (1995), Nr. 2, S.103–107; Bienstein, Christel: Pflegestandards. Beispiele zum Erstellen medialer Standards. Teil 3. In: Pflege Aktuell 49 (1995), Nr. 3, S. 201–202.

368 Zentrale Aufgabe pflegerischen Handelns seit langem Schwerpunkt der Stiftungsförderung. Qualitätssicherung in der Pflege. In: Nachrichten aus der Robert Bosch Stiftung 6 (1997), Nr. 2 vom Juli, S. 5.

erarbeitete. Das Projekt wurde in enger Abstimmung mit der Deutschen Krankenhausgesellschaft, den zuständigen Länderministerien und Bundesverbänden der Pflege durchgeführt. Die Zertifizierung und Aktualisierung der Standards und Inhalte übernahm der Deutschen Bildungsrat anschließend als Daueraufgabe.[369]

Der Zuwachs an Pflegekräften im ambulanten Bereich ließ den Qualifizierungsbedarf für das erweiterte Aufgabenspektrum weiter steigen.[370] Der Konsens, dass die Pflegeausbildung mit ihrem Schema der dreijährigen Grundausbildung mit anschließender Fort- und Weiterbildung keine ausreichende Qualifikation mehr gewährleistet, setzte sich immer mehr durch.[371] Aber auch eine Akademisierung lediglich einzelner Funktionen wie Unterricht und Leitung wurde in Frage gestellt. So wurden zum einen die Forderungen nach einer veränderten Grundausbildung laut sowie zum anderen nach einem breiteren Studienangebot und einer Ausdifferenzierung von Studienprogrammen gemäß den unterschiedlichen Aufgabenbereichen der Pflege.[372] Vielen Autoren erschien es sinnvoller, den durch Akademisierung gekennzeichneten Professionalisierungsprozess als Entwicklung bestimmter wissenschaftsbezogener qualifikatorischer und systematischer Standards im Rahmen des Ausbildungssystems zu fassen. Dabei sollte die zu leistende stärkere Wissenschaftsorientierung der Berufsausbildung nicht als Anhebung des Berufs in ein höheres akademisches Niveau, sondern als ein sich aus den praktischen alltäglichen Anforderungen in der täglichen Arbeit ergebender Qualifikationsaspekt verstanden werden.[373] Die Akademisierungsbestrebungen zu Beginn der 1990er-Jahre erschienen insofern nicht als Teil eines Professionalisierungsprozesses im soziologischen Sinne. Vielmehr würde über neue Qualifizierungsstrategien und Karrieremöglichkeiten versucht, einem Mangel an Pflegekräften entgegenzuwirken. Mit der

369 Siehe ARBSG 1106-80, Kurzdarstellung des Antrags 970159 für die Sitzung des Kuratoriums am 17./18.03.1997, Förderungsgebiet Gesundheitspflege. Sowie: ARBSG 1106-80, Schreiben der 1. Vorsitzenden der ADS Ute Herbst und des 1. Vorsitzenden des DBfK Detlef Hohlin an Almut Satrapa-Schill vom 10.01.1997.

370 Vgl. Höfert, Rolf: Zukunftsorientierte Aus-, Weiter- und Fortbildung. In: Heilberufe 47 (1995), Heft 10, S.12–13.

371 Schaeffner, Doris; Moers, Martin: Pflegewissenschaft. Neue Perspektiven für die Pflege durch Akademisierung? In: Dr. med. Mabuse 18 (1993), Heft 87, S. 32–34, S. 32.

372 Ebd., S. 32–34, S. 34. Siehe auch: Schaeffner, Doris: Zur Professionalisierbarkeit von Public Health und Pflege. In: Schaeffner, Doris; Moers, Martin; Rosenbrock, Rolf (Hrsg.): Public Health und Pflege. Zwei neue gesundheitswissenschaftliche Disziplinen. Berlin 1994, S.103–126, S.112.

373 Vgl. Löser, Ingeborg: Pflege studieren. Der Akademisierungsprozeß in den Pflegeberufen am Beispiel hessischer Pflegestudiengänge. Frankfurt a. M. 1995, S. 31.

Einführung von Pflegestudiengängen sollten Pflegekräfte gewonnen beziehungsweise im Beruf gehalten werden. Anstelle einer Professionalisierung erfolgte über eine Akademisierung in Teilbereichen des Pflegesektors die Anhebung des Ausbildungs- und Qualifikationsniveaus.[374] Als Fazit der Diskussion kristallisierte sich heraus, dass es bei der Akademisierung der Pflegeausbildung nicht darum gehen könne,

> *die bisherigen Konzepte pflegerischer Ausbildung und Praxis unverändert auf Fachhochschul- oder Universitätsniveau zu «liften», um kurzfristige Arbeitsmarkteffekte zu erzielen. Vielmehr sollte die «Gelegenheit genutzt» werden, um mit der Akademisierung der Ausbildung zugleich ein neues Verständnis von Pflege in entsprechende Curricula und praktisches Handeln umzusetzen.*[375]

In Hessen wurde in diesem Sinne mit der Einführung von grundständigen Pflegestudiengängen versucht, das Berufsfeld insgesamt zu verwissenschaftlichen. Alle Pflegenden sollten von der Pflegeforschung und Entwicklung fachlicher Kompetenzen im Pflegegeschehen profitieren. Zur Umsetzung dieses Anspruchs sollten Forschungsergebnisse und pflegewissenschaftliche Theorien zum selbstverständlichen Bestandteil jeder Pflegeausbildung werden. Demzufolge stand in den hessischen Studiengängen die Pflegewissenschaft im Mittelpunkt.[376] Die Lehrveranstaltungen im Studiengang Pflege an der Fachhochschule Frankfurt begannen beispielsweise im Wintersemester 1993/1994 und waren anwendungsbezogen und auf pflegewissenschaftlicher Basis eingerichtet.[377] Im Gegensatz zum Spezialisierungsanspruch anderer pflegebezogener Studiengänge konstituierte sich in Hessen ein kleiner Zweig primärqualifizierender pflegewissenschaftlicher Studiengänge, der die Berufsbefähigung der Absolventen für die praktische Pflege als Leitidee verfolgte.[378] Der Studiengang Pflege an der Fachhochschule Frankfurt wollte

374 Ebd., S. 84f.

375 Siehe Mogge-Grotjahn, Hildegard: Pflege in Europa, Bestandsaufnahme und vergleichende Analyse pflegebezogener Studiengänge in Europa. In: Bartholomeyczik, Sabine; Mogge Grotjahn, Hildegard; Zander, Christel (Hrsg.): Pflege als Studium – Europäischer Kontext – Curriculum-Entwurf – Expertenurteile –. Beiträge zu einem Fachhochschul-Curriculum. Bochum 1993, S. 7–112, S. 83.

376 Kraushaar, Dieter: Pflege auf dem Weg zur Hochschule. Ein neuer Studiengang an der Fachhochschule Frankfurt/Main stellt sich vor. In: Altenpflege Forum 2 (1994), Nr. 1, S. 18–29, S. 25.

377 Kraushaar, Dieter; Müller, Margret: Der «Studiengang Pflege» an der Fachhochschule Frankfurt am Main. In: Fietzek, Lothar; Kraushaar, Dieter (Hrsg.): Fachhochschule Frankfurt am Main. Pflege auf dem Weg zur Hochschule. Ein neuer Studiengang. Frankfurt a. M. 1993, S. 9–63, S. 9.

378 Vgl. Grewe, Annette; Stahl, Sigrid: Zukunft aus der Geschichte? Die Beharrlichkeit einer Professionalisierungsidee als konstitutives Element von Hochschulbildungskonzepten für die Pflege. In: Bollinger, Heinrich; Gerlach, Anke; Pfadenhauer, Michaela (Hrsg.): Gesundheitsberufe im Wandel. Soziologische Beobachtungen und Interpretationen. Frankfurt a. M. 2005, S. 55–69, S. 57.

«Schlüsselqualifikationen» vermitteln. Im Unterschied zum Erwerb konkreten Fachwissens sollte die Aneignung von Schlüsselqualifikationen auf die Befähigung, selbständig und eigenverantwortlich pflegerische Handlungen zu planen, durchzuführen und zu evaluieren abzielen. Die Hochschulabsolventen sollten fähig sein,

> *komplexe Pflegesituationen in ihren Strukturen zu erkennen, eine angemessene Beurteilung vorzunehmen, entsprechende Handlungsabläufe zu planen und [...] durchzuführen; weiterhin: eine Bewertung und Prognose des Pflegefalls zu geben, die eigene Tätigkeit zu evaluieren und sich einer Verarbeitung der mit der Pflegearbeit verbundenen Belastungen und Konflikte zu stellen.*[379]

Die zu diesem Zeitpunkt als Referatsleiterin «Pflege im Gesundheitswesen» im Hessischen Ministerium für Umwelt, Energie, Jugend, Familie und Gesundheit tätige Hilde Steppe stand voll und ganz hinter diesem Bildungskonzept und sprach sich für eine wissenschaftliche Grundlegung der Pflegepraxis aus. Pflege dürfe nicht beliebig oder zufällig angeboten werden, sondern müsse aufgrund erhobener pflegespezifischer Daten zielgerichtet und situationsbezogen geplant, durchgeführt und bewertet werden. Wobei auch die knapper werdenden finanziellen und personellen Ressourcen im Gesundheitswesen eine ziellose und ungeplante Pflege nicht zulassen, sondern ein jeweils individuell begründbares Handeln erfordern würden.[380]

Trotz vielversprechender Ansätze konnte von einer systematischen Pflegeforschung in Deutschland Mitte der 1990er-Jahre aufgrund der immer noch fehlenden wissenschaftlichen Infrastruktur und der ungenügenden Anzahl wissenschaftlich qualifizierter Pflegekräfte keine Rede sein.[381] Mit der Pflegewissenschaft verhielt es sich ähnlich. Obwohl sie in einem pflegebezogenen Studium von Anfang an den Hauptbezugspunkt darstellen sollte, existierte sie 1995 als eigenständige Disziplin noch an keiner bundesdeutschen Hochschule.[382] Vielmehr wurde von den vorhandenen Pflegestudien-

---

379 Kraushaar, Dieter; Müller, Margret: Der «Studiengang Pflege» an der Fachhochschule Frankfurt am Main. In: Fietzek, Lothar; Kraushaar, Dieter (Hrsg.): Fachhochschule Frankfurt am Main. Pflege auf dem Weg zur Hochschule. Ein neuer Studiengang. Frankfurt a. M. 1993, S. 9–63, S. 28.

380 Steppe, Hilde: Die Entwicklung eines pflegerischen Bildungskonzepts am Beispiel des Bundeslandes Hessen. In: Heller, Andreas; Schaeffer, Doris; Seidl, Elisabeth (Hrsg.): Akademisierung von Pflege und Public Health. Ein wissenschaftlicher Dialog. Wien/München/Bern 1995, S. 52–66, hier S. 57.

381 Botschafter, Petra; Steppe, Hilde: Theorie- und Forschungsentwicklung in der Pflege. In: Schaeffner, Doris; Moers, Martin; Rosenbrock, Rolf (Hrsg.): Public Health und Pflege. Zwei neue gesundheitswissenschaftliche Disziplinen. Berlin 1994, S. 72–86, S. 82.

382 Vgl. Löser, Ingeborg: Pflege studieren. Der Akademisierungsprozeß in den Pflegeberufen am Beispiel hessischer Pflegestudiengänge. Frankfurt a. M. 1995, S. 69.

gängen erwartet, dass sie Pflegewissenschaft sozusagen «nebenher» entwickeln. Die Absolventen sollten also nicht nur das eigentliche Studienziel erreichen, sondern gleichzeitig den wissenschaftlichen Nachwuchs in Lehre und Forschung stellen. Diese Situation wurde durchaus kritisch betrachtet und bemängelt. Vielmehr wäre «der erste logische Schritt bei der Einführung von Pflegestudiengängen gewesen, im Rahmen universitärer Studiengänge Pflegewissenschaft inhaltlich und methodisch zu entwickeln.» Die Absolventen eines solchen Studienganges hätten dann den wissenschaftlichen Nachwuchs für Lehre und Forschung bilden können. Erst in einem zweiten Schritt wären Pflegestudiengänge entwickelt worden, die auf die Pflegewissenschaft als inhaltlich und methodisch entwickelte Bezugswissenschaft hätten zurückgreifen können.[383]

Angesichts dieser Problematik rief die Robert Bosch Stiftung eine Arbeitsgruppe von Fachhochschul- und Universitätsvertretern zusammen, die eine Denkschrift zur Pflegewissenschaft erarbeiten sollte. Den Fachleuten gelang es mit der Veröffentlichung, die Bedeutung, die gerade Pflegewissenschaft und Pflegeforschung für die Ausbildung, Lehre und Praxis haben, herauszustellen. Themen und Aufgaben der Pflegewissenschaft sowie Methoden der Pflegeforschung wurden vorgestellt. Daneben wurden Empfehlungen zur Einrichtung pflegewissenschaftlicher Institute aufgezeigt und um politische und finanzielle Unterstützung geworben.[384] Die bisher erfolgte Einrichtung pflegebezogener Studiengänge sah die Stiftung als wichtigen Erfolg auf dem Weg in Richtung der Gleichstellung und Normalisierung der Ausbildungen für Pflegefachberufe, mahnte aber gleichzeitig das Fehlen eigenständiger pflegewissenschaftlicher Einrichtungen an. Die bisher eingerichteten Studiengänge wiesen unterschiedliche Profile auf, stünden in keinem institutionalisierten Austausch, wären in verschiedenen Fachbereichen angesiedelt worden und nur in wenigen Fällen hätten sich eigenständige Fachbereiche an Fachhochschulen gebildet. Vor diesem Hintergrund sei

383 Ebd., S. 70. So auch Andreas Heller: «Faktisch wird damit der zweite Schritt vor dem ersten getan: Zunächst wird die Ausbildung in Teilbereichen akademisiert, in der Hoffnung, dann auch den eigentlich ersten vollziehen und Pflegewissenschaften schaffen zu können. Es bleibt abzuwarten, ob diese Rechnung aufgeht.» (Heller, Andreas: Pflege und Public Health. Zur Situation und Entwicklung zweier gesundheitswissenschaftlicher Disziplinen. In: Heller, Andreas; Schaeffer, Doris; Seidl, Elisabeth (Hrsg.): Akademisierung von Pflege und Public Health. Ein wissenschaftlicher Dialog. Wien/München/Bern 1995, S. 192–210, Zitat S. 195.)

384 Robert Bosch Stiftung: Pflegewissenschaft. Grundlegung für Lehre, Forschung und Praxis. Denkschrift. Gerlingen 1996. (Robert Bosch Stiftung: Materialien und Berichte 46. Förderungsgebiet Gesundheitspflege.), Vorwort.

es noch nicht gelungen, die Pflegewissenschaft als eigenständige Disziplin zu konstituieren. Dabei müsse Pflegewissenschaft «zentrale Disziplin und grundlegende Orientierung» der unterschiedlichen Pflegestudiengänge an Hochschulen sein.[385] Im Januar 1996 wurde die Denkschrift zur Pflegewissenschaft der Öffentlichkeit vorgestellt.[386]

Parallel zur Erarbeitung der Denkschrift «Pflegewissenschaft» förderte die Robert Bosch Stiftung einen Modellversuch des Landes Bremen, der auf die Entwicklung eines Studiengangs Pflegewissenschaft und damit auf deren Etablierung als neue Fachdisziplin an der Bremer Universität abzielte. Neu war hier vor allem die Konzipierung als Lehramtsstudium für das Lehramt an beruflichen Schulen, das zugleich den Transfer von Wissenschaft und Forschung in die berufliche Erstausbildung gewährleisten sollte.[387] In Übereinstimmung mit der Denkschrift der Robert Bosch Stiftung ging die Bremer Universität davon aus, dass Pflege eine eigene universitäre Bezugswissenschaft braucht. Für die Ausgestaltung des pflegebezogenen Lehramtsstudiums eröffnete der Modellversuch zwei Perspektiven: Zum einen wurde Pflegewissenschaft erstmalig als neue universitäre Disziplin etabliert. Zum anderen erhöhte die Anreicherung des Studiums mit affinen Bezugswissenschaften den pflegewissenschaftlichen Fachanteil beträchtlich und kam damit dem Stundenvolumen eines Diplom-Studiengangs sehr nahe. So stiegen die Chancen, Pflegewissenschaft als eigenes Wissenschaftsparadigma zu entwickeln und die akademische Nachwuchsförderung über Promotions- und Habilitationsvorhaben voranzutreiben.[388] Im Versuch wurde Pflege als «eigenständiger Teil des präventiven, akuten und rehabilitativen Handlungsprozesses bei medizinisch diagnostizierter Erkrankung oder vorliegender Pflegebedürftigkeit» verstanden. Die angehenden Lehrer sollten wissenschaftlich so qualifiziert werden, dass sie in der Lage sind, ihr Verständnis von fördernder Pflege in die Erstausbildung zu transferieren.[389] Es gelang, dem Bremer Modellversuch große Aufmerksamkeit zu verschaffen

385 Ebd., S. 22f.

386 ARBSG, 1106-119, Präsentation «Denkschrift Pflegewissenschaft» am 25.01.1996.

387 ARBSG 1106-166, Entwicklung und Erprobung eines Studiengangs mit berufspädagogischem Fachrichtungsprofil für Lehrkräfte in der Alten- und Kranken-/Kinderkrankenpflege: Berufliche Erstausbildung und Lehramtsstudium als biographische Bausteine. 2. Zwischenbericht im November 1994, S. 1f.

388 ARBSG 1106-166, Entwicklung und Erprobung eines Studiengangs mit berufspädagogischem Fachrichtungsprofil für Lehrkräfte in der Alten- und Kranken-/Kinderkrankenpflege: Berufliche Erstausbildung und Lehramtsstudium als biographische Bausteine, Anschlussantrag für die II. Phase der Gesamtlaufzeit. S. 7.

389 Ebd., S. 9.

und seine Träger als wichtige Gesprächspartner bei pflegewissenschaftlich profilierten Entwicklungsbestrebungen innerhalb der Hochschullandschaft zu etablieren. Drei der Professoren des Bremer Studiengangs waren in der Arbeitsgruppe der Robert Bosch Stiftung zur Erstellung der Denkschrift zur Pflegewissenschaft vertreten. Durch deren Mitwirkung an zahlreichen überregionalen und internationalen Tagungen konnte die Pflegewissenschaft in Deutschland bedeutend vorangetrieben werden.[390]

Im Stipendien- und Qualifizierungsprogramm für leitende und lehrende Kräfte aus dem Pflegebereich wurden vom Kuratorium der Robert Bosch Stiftung im Frühjahr 1996 weitere Projekte bewilligt. Allerdings wollte das Kuratorium bei künftigen Empfehlungen für Stipendien stärker auf praxisrelevante Themen abzielen.[391] Der Beirat machte sich indessen Gedanken über eine perspektivische Sicherung des Stipendienprogramms. In der Bundesrepublik gab es auf institutioneller Ebene nur wenige forschungsfördernde Einrichtungen, die für eine langfristige Sicherung der Ziele des Programms in Frage kamen. In überdisziplinären Veranstaltungen und Aktivitäten sollte das Anliegen des Programms bekannt gemacht und mögliche Förderer sowie gesellschaftlich wichtige Persönlichkeiten über die neuesten wissenschaftlichen und methodischen Erkenntnissen zur Pflegepraxis informiert werden. Auf diese Weise könnte die Schaffung eines qualifizierten Forums von an der Pflege Interessierten forciert werden.[392]

Seit der Vorstellung der Denkschrift «Pflege braucht Eliten» im Jahr 1992 waren bis zum Sommersemester 1996 in der Bundesrepublik an Hochschulen und Fachhochschulen über 35 Studiengänge für Pflegewissenschaft, Pflegemanagement und Pflegepädagogik eingerichtet worden. Die grundsätzliche Zielsetzung der Robert Bosch Stiftung im Hinblick auf die Akademisierung der Pflege war damit erreicht worden. Jetzt lag das Augenmerk der Stiftung auf der Integration der Pflegestudiengänge in das bundesdeutsche Hochschulsystem und einer gleichberechtigten Etablierung.[393] Die Studiengänge waren häufig eingerichtet worden, ohne die notwendige Ausstattung an Personal- und Sachmitteln zur Verfügung zu stellen. Durch Umschichtungen in den bestehenden Studiengängen und

390 Ebd., S.15.

391 ARBSG 1106-192, 8. Beiratssitzung am 02.05.1996 Förderungsprogramm «Qualifizierung von Lehr- und Leitungskräften in der Pflege», S. 6.

392 Ebd., S. 8.

393 ARBSG 1106-192, 9. Beiratssitzung am 31.07.1996 Förderungsprogramm «Qualifizierung von Lehr- und Leitungskräften in der Pflege», S. 2.

unter Ausnutzung der bereits vorhandenen Personalressourcen glaubte man, die Pflegestudiengänge mit minimalem zusätzlichem Aufwand realisieren zu können. Damit konnten die notwendigen Strukturen um die einzelnen Lehrstühle nicht entwickelt werden. Auch Austausch-, Koordinations- und Kommunikationsbeziehungen innerhalb der etablierten akademischen Strukturen konnten noch nicht ausreichend ausgebaut werden.[394] Um die Austausch- und Kommunikationsbeziehungen zu verbessern, wollte die Stiftung die Nutzung des Internets forcieren. Dazu musste zunächst eine Bestandsaufnahme durch einen Informatiker und einen Pflegewissenschaftler erstellt werden, die sowohl die bestehenden Informationsquellen als auch geeignete Teilnehmer und die zu kommunizierenden Inhalte mitberücksichtigt. Darauf aufbauend sollte in jedem pflegewissenschaftlichen Fachbereich eine Person qualifiziert werden, die alle Interessenten am jeweiligen Lehrstuhl im Gebrauch des Internets einweisen kann. Daneben sollten Forschungsprojekte hochschulübergreifend organisiert werden, um eine Ergebnisvernetzung zu ermöglichen und einen raschen Zugang in die Praxis zu gewährleisten. Da praxisrelevante Forschungsergebnisse bisher nur in geringem Umfang an den Hochschulen entstanden waren, sollten pflegerelevante Studiengänge die Praxis wieder verstärkt in den Mittelpunkt des wissenschaftlichen Interesses stellen. Die Beiratsmitglieder wurden aufgefordert, konkrete Überlegungen zu möglichen Themenbereichen anzustellen. Da es in der Bundesrepublik immer noch keine ausreichenden Möglichkeiten zur pflegewissenschaftlichen Dissertation gab und entsprechende Doktorandenstellen fehlten, wurde besonderer Wert auf die Etablierung der Pflegewissenschaft gelegt.[395] Im Zuge der Diskussion über neue Förderungsansätze im Pflegebereich sprach sich der Beirat dafür aus, das Stipendienprogramm in der bisherigen Form weitere zwei Jahre fortzuführen.[396]

Im November 1997 bewilligte das Kuratorium der Robert Bosch Stiftung letztmalig 500 000 DM für das Stipendien- und Hospitationsprogramm zur Qualifizierung für Lehr- und Leitungskräften in der Pflege, so dass insgesamt seit April 1992 drei Millionen DM für das Programm zur Verfügung standen. Seit der Bekanntgabe des Programms bis zum Herbst 1997 wurden

394 Ebd., S. 3.

395 Ebd., S. 4f. Kurz zusammenfassend siehe auch: Wissenschaftlicher Beirat des Stipendienprogramms Pflege diskutiert akademische Bildung und Praxisbezug. Integration der Studiengänge als Ziel. In: Nachrichten aus der Robert Bosch Stiftung 5 (1996), Nr. 3 vom Dezember, S. 5.

396 ARBSG 1106-192, 9. Beiratssitzung am 31.07.1996 Förderungsprogramm «Qualifizierung von Lehr- und Leitungskräften in der Pflege», S. 8.

42 Promotions- und zwei Habilitationsstipendien, 17 Auslandstipendien und 14 Hospitationen bewilligt.[397] Wichtig war dem Beirat jetzt, dass zeitgleich Hochschulen mit pflegewissenschaftlichen Studiengängen verzahnt und im Verbund ein Doktorandenkolleg eingerichtet wurde. Das Kolleg sollte in zwei bis drei Jahren die ersten Doktoranden aufnehmen und durch die Vergabe von Themenbereichen oder Forschungsschwerpunkten die pflegewissenschaftliche Forschung in der Bundesrepublik gezielt auf praxisrelevante Bereiche ausrichten.[398]

Kurz zuvor – im April 1996 – war an der privaten Universität Witten/Herdecke der neu eingerichtete Studiengang Pflegewissenschaft gestartet, der in neun Semestern zum «Pflegewissenschaftler» ausbildete und auch die Möglichkeit einer anschließenden Promotion zum Doktor curae bot.[399] Im Unterschied zu den andernorts angebotenen Studiengängen im Bereich Pflegemanagement und Pflegepädagogik ging es im ersten pflegewissenschaftlichen Institut an einer deutschen Universität darum, die Pflegepraxis selbst wissenschaftlich in den Blick zu nehmen.[400] Im Herbst 1997 wurde hier das Graduiertenkolleg «Pflegewissenschaft» eingerichtet, in dessen Mittelpunkt die Qualifizierung von Doktorandinnen und Doktoranden im Rahmen eines strukturierten Qualifizierungskonzeptes stand. Dabei sollten die Promovierenden intensiv auf den komplexen wissenschaftlichen Arbeitsmarkt vorbereitet und gleichzeitig ihre frühe wissenschaftliche Selbständigkeit unterstützt werden.[401] Gelegen kam der Stiftung dabei die Ausrichtung des Graduiertenkollegs auf ein praxisrelevantes Thema. Eine Zugangsvoraussetzung für die Teilnahme am Kolleg und damit zur Promotion in der Pflege sollte die Akzeptanz seitens der Bewerberin oder des

397 ARBSG 1106-192, Übersicht Stipendienprogramm «Pflege». Zielsetzung, Programmstruktur und Kosten, Bewertung und Ausblick (Stand 28.09.1997), und ARBSG 1106-192, Kurzdarstellung des Antrags 971214 für die Sitzung des Kuratoriums am 17./18. November 1997.

398 ARBSG 1106-192, 9. Beiratssitzung am 31.07.1996 Förderungsprogramm «Qualifizierung von Lehr- und Leitungskräften in der Pflege», S. 8.

399 Bienstein, Christel: Studium Pflegewissenschaft an der Universität Witten/Herdecke. In: Die Schwester/Der Pfleger 34 (1995), Nr. 11, S.1040–1041. Im April 1999 wurde der neue Studiengang vom Wissenschaftsministerium des Landes Nordrhein-Westfalen anerkannt. Die staatliche Anerkennung schloss die akademischen Abschlüsse «Bachelor of Nursing Sience» und «Master of Nursing Science» ein. (Siehe: Staatliche Anerkennung des Studiengangs Pflegewissenschaft. In: Communicatio. Informationen aus der Universität Witten/Herdecke Nr. 3/99.)

400 Vgl. Grieshaber, Uschi: Pflegewissenschaft: Universität Witten/Herdecke startet neuen Studiengang. Forschung steht im Mittelpunkt. In: Forum Sozialstation 20 (1996), Nr. 80 vom Juni, S.18–19.

401 ARBSG 1106-153, Antrag an die Robert Bosch Stiftung auf Förderung des Promotions- und Postdoktorandenkollegs Pflegewissenschaft der Privaten Universität Witten/Herdecke vom 26.03.1998, S. 3.

Bewerbers sein, eine praxisorientierte Fragestellung zu bearbeiten.[402] Im Juni 1998 bewilligte das Kuratorium der Robert Bosch Stiftung eine größere Summe zur Unterstützung des Doktorandenkollegs «Pflegewissenschaft», vor allem, weil dieses

> *die in der Denkschrift «Pflege braucht Eliten» formulierten und mit dem Stipendienprogramm Pflege der Stiftung verfolgten Absichten [fortführe], die Hochschulqualifikation leitender und lehrender Pflegekräfte und die dafür notwendige Infrastruktur durch die Förderung Einzelner nachhaltig zu fördern.»*[403]

Das Herdecker Graduiertenkolleg nahm in der Regel jährlich zehn Doktoranden auf, die neben einem abgeschlossenen Studium eine dreijährige Pflegeausbildung aufweisen mussten. Die Auswahl erfolgte hochschulintern auf der Basis schriftlicher Bewerbungsunterlagen und einem persönlichen Gespräch. Das Kolleg umfasste vier berufsbegleitende Semester, an die sich die weiterhin individuell betreute Dissertation anschloss, die am Ende des sechsten Semesters abgeschlossen sein sollte.[404] Begleitet und unterstützt wurde das Kolleg von einem wissenschaftlichen Beirat, dem neben je einer Vertreterin des Instituts für Pflegewissenschaft und der Robert Bosch Stiftung vier weitere Pflegewissenschaftler und -innen angehörten.

Im Stipendien- und Hospitationsprogramm zur Qualifizierung für Lehr- und Leitungskräften in der Pflege gewährte die Robert Bosch Stiftung im Mai 1999 das letzte Doktorandenstipendium.[405] In Kooperation mit dem Berner Verlag Hans Huber war inzwischen die «Reihe Pflegewissenschaften» ins Leben gerufen worden, in der ein großer Teil der abgeschlossenen Dissertationen und Habilitationen veröffentlicht wurde. Zum Abschluss des Förderprogramms wurden die Beteiligten des Programms befragt. Die erste Intention der Befragung war, dazu anzuregen, die Kontakte zwischen den Stipendiaten und Kollegiaten herzustellen, wiederaufzunehmen oder zu vertiefen. Gleichzeitig sollte mit der Befragung der Werdegang der ersten Generation der Pflegewissenschaftlicher sowie deren Erfahrun-

402 Ebd., S. 7.

403 ARBSG 1106-153, Antrag 980895, Sitzung des Kuratoriums am 22./23.06.1998, S. 1.

404 Ebd., S. 1f. Und: ARBSG 1106-152, Universität Witten/Herdecke, Information Doktorandenkolleg Pflegewissenschaft, Stand September 1998. Siehe auch: Robert Bosch Stiftung unterstützt das Doktorandenkolleg am pflegewissenschaftlichen Institut der Universität Witten-Herdecke. Neuer Weg zur Förderung der Hochschulqualifikation. In: Nachrichten aus der Robert Bosch Stiftung 8 (1999), Nr. 1 vom Mai 1999, S. 9.

405 Siehe ARBSG 1106-3, Beschlussvorlage vom 03.03.2000 zum Projekt «Begleit- und Transfermaßnahmen zum Abschluss des Stipendienprogramms ‹Qualifizierung von Lehr- und Leitungskräften in der Pflege›».

gen im Studium und in der Praxis festgehalten werden.[406] Von der Robert Bosch Stiftung unterstützt, leisteten die Stipendiaten «Pionierarbeit». Für alle Beteiligten waren es neue Wege, die zur Akademisierung der Pflege beschritten wurden. Durch die Rückmeldungen der Stipendiaten wurde jedoch deutlich, dass die Fachdisziplin Pflegewissenschaft noch immer nicht wissenschaftspolitisch, methodisch und inhaltlich sowie in ihren Rahmenbedingungen stabilisiert war.[407] Weiterhin fehlten nicht nur die finanziellen Mittel, sondern auch die gesellschaftliche Wahrnehmung der Bedeutung der Pflegewissenschaft. Fazit der für das Programm Verantwortlichen war folglich, dass «die Pflege weiterhin einen Verbündeten wie die Robert Bosch Stiftung braucht.»[408] So sprach sich der wissenschaftliche Beirat – obwohl das Stipendienprogramm für Doktoranden ausgelaufen war – dafür aus, auch in Zukunft einen Zuschuss für Arbeitsaufenthalte im Ausland zu gewähren.[409]

Tatsächlich war, vor allem in der zweiten Hälfte der 1990er-Jahre, binnen Kürze eine Vielzahl von Pflegestudiengängen entstanden. Neben den Studiengängen für Pflegemanagement und -pädagogik gab es einige wenige Studiengänge, die eher auf eine generalistisch ausgerichtete Pflegequalifikation abzielten. Die Akademisierung der Pflege stellte sich also hauptsächlich als Qualifikationsprozess für gehobene Funktionen dar, obwohl die ersten grundständigen universitären pflegewissenschaftlichen Studiengänge sich ebenfalls zu formieren begannen. Weiterhin mangelte es aber an weiterführenden pflegewissenschaftlichen Studiengängen und an promotions- und habilitationsvorbereitenden Studienmöglichkeiten. Pflegewissenschaftler betonten Ende der 1990er-Jahre, dass immer noch…

> *die erforderlichen infrastrukturellen und qualifikatorischen Voraussetzungen dafür [fehlten], wissenschaftlichen Nachwuchs künftig aus den eigenen Reihen und ohne den Umweg über fachfremde Disziplinen rekrutieren zu können, wie auch dafür, Pflegewissenschaft als eigenständige wissenschaftliche Bezugsdisziplin zu etablieren und die sich dabei stellenden Aufgaben im Bereich der Theorie-, Methoden- und Forschungsentwicklung andenken zu können.*[410]

406 ARBSG 1106-198, Qualifizierung von Lehr- und Leitungskräften in der Pflege. Stipendien- und Hospitationsprogramm der Robert Bosch Stiftung. Auswertung von Claus Offermann und Almut Satrapa-Schill. Stand Dezember 2002, S. 5.

407 Ebd., S. 41.

408 Ebd., S. 42.

409 ARBSG 106-193, Protokoll der 17. Beiratssitzung vom 08.12.1999, S. 5.

410 Schaeffer, Doris: Entwicklungsstand und -herausforderungen der bundesdeutschen Pflegewissenschaft. In: Pflege 12 (1999), Nr. 3, S.141–152, S.143.

Eine Chance, an den internationalen Stand der Ausbildung in den Pflegeberufen Anschluss zu bekommen, sahen einige Pflegevertreter schließlich in der sogenannten Erklärung von Bologna, die zu einem einheitlichen europäischen Hochschulraum führen sollte. Im Juni 1999 unterzeichneten die Bildungsminister der Europäischen Union die Erklärung, die die europaweite Einführung gestufter Studiengänge, die Modularisierung und die Einführung eines Leistungspunktesystems initiierte. Die Dekanekonferenz Pflegewissenschaft verabschiedete daraufhin im Januar 2000 Empfehlungen zu den neuen Studienabschlüssen Bachelor und Master und forderte zugleich die Einrichtung primärqualifizierender Studiengänge und deren berufsrechtliche Verankerung.[411] In diesem Zusammenhang wurde auch im sekundären Ausbildungsbereich eine stärkere Anpassung an europäische Verhältnisse diskutiert und der Ruf nach einer generalistischen Grundausbildung wieder lauter. Pflegevertreter sahen die Chance gekommen, endlich eine grundlegende und den Vertretern aller gesellschaftlichen Interessenvertretungen entgegenkommende Reform der Ausbildung durchsetzten zu können.[412]

Die bisher vorliegenden Neuordnungsvorschläge stimmten in dem Ziel überein, die bislang getrennten Ausbildungsgänge zu einer integrierten pflegerischen Erstausbildung zusammenzuführen. Um dem näher zu kommen, führte der Caritasverband für das Bistum Essen in Kooperation mit zwei katholischen Ausbildungszentren und unter Beteiligung des Instituts für Pflegewissenschaft der Universität Bielefeld ein Modellprojekt der «Gemeinsamen (Grund-)Ausbildung in der Alten-, Kranken- und Kinderkrankenpflege» durch. Ab November 1997 wurde 22 Teilnehmern mit dem Berufsziel Altenpfleger/-in, 13 Teilnehmern mit dem Berufsziel Kinderkrankenschwester/-pfleger und 13 Teilnehmern mit dem Berufsziel Krankenschwester/-pfleger die Möglichkeit geboten, eine teilintegrierte Ausbildung zu durchlaufen, indem sie nach 17-monatiger Grundausbildung in eine 19-monatige Spezialisierungsstufe wechselten. Innerhalb von drei Jahren konnten die Modellprojektteilnehmer so entweder den von ihnen ursprünglich angestrebten Berufsabschluss erzielen oder in einen der anderen beiden Ausbildungsgänge

411 Vgl. Grewe, Annette; Stahl, Sigrid: Zukunft aus der Geschichte? Die Beharrlichkeit einer Professionalisierungsidee als konstitutives Element von Hochschulbildungskonzepten für die Pflege. In: Bollinger, Heinrich; Gerlach, Anke; Pfadenhauer, Michaela (Hrsg.): Gesundheitsberufe im Wandel. Soziologische Beobachtungen und Interpretationen. Frankfurt a. M. 2005, S. 55–69, S. 63.

412 Siehe Huneke, Michael J.; Krampe, Eva-Maria: Neue Strukturen für die Pflegeausbildung? In: Pflege Aktuell 53 (1999), Nr. 4, S. 208–211, S. 211.

wechseln.[413] Durch den Modellversuch sollte ein wissenschaftlich fundierter Beitrag für die weitere Entwicklung der Pflegeberufe geleistet werden. Der Deutsche Caritasverband argumentierte dabei mit der Annäherung und Überlappung der Anforderungsprofile von Alten-, Kranken- und Kinderkrankenpflege, die die Entwicklung einer integrativen Pflegeausbildung auf der Basis eines gemeinsamen Pflegeverständnisses und einer gemeinsamen Grundqualifikation erforderten. Das Ziel einer integrativen Ausbildung sollte dabei die

> *curriculare Verschränkung pflegerischer, medizinischer und sozialer Inhalte in einer gemeinsamen, berufsfeldweiten Grundausbildung sowie deren zielgruppenbezogene Umsetzung und Differenzierung in der berufsspezifischen Fachausbildung sein.*[414]

Der Bundesausschuss der Länderarbeitsgemeinschaften der Lehrerinnen und Lehrer für Pflegeberufe unterstützte diese Argumentation. Nur eine generalistische Pflegeausbildung garantiere zukünftig allen professionell Pflegenden eine breite horizontale und vertikale berufliche Mobilität. Eine Differenzierung des Berufsbildes werde dabei über arbeits- und funktionsbezogene Weiterbildungen bis hin zum Erwerb akademischer Grade erfolgen.[415] Die integrative Grundausbildung vermittle Schlüsselqualifikationen und diene der Entwicklung und Förderung der beruflichen Fachkompetenz sowie der personalen und der sozialen Kompetenz.[416] Diesbezüglich hatte sich der Bundesausschuss schon im Sommer 1995 direkt an den Bundeskanzler gewandt und in einem Schreiben seine Argumente für eine einheitliche Pflegeausbildung dargelegt.[417] Im Antwortschreiben teilte

413 Siehe Caritasverband für das Bistum Essen e.V. (Hrsg.): Gemeinsame (Grund-)Ausbildung in der Alten-, Kranken- und Kinderkrankenpflege. Ein Testcurriculum für die theoretische Ausbildung in der gemeinsamen Grundstufe. Essen 1998. Sowie: Oelke, Uta: Gemeinsame (Grund-)Ausbildung in der Alten-, Kranken- und Kinderkrankenpflege. Ein erster Modellversuch in Deutschland. In: Caritas und Pflege 50 (1998), Heft 3. Ebenso: Oelke, Uta: Gemeinsame (Grund-)Ausbildung in der Alten-, Kranken- und Kinderkrankenpflege. Ein erster Modellversuch in Deutschland. In: Krankendienst 71 (1998), Nr. 10, S. 339–344.

414 Deutscher Caritasverband: Position des Deutschen Caritasverbandes zur Neuordnung der Ausbildungsstrukturen von Pflegeberufen. In: Caritas-Korrespondenz 65 (1997), Nr. 4, S.15–22, S.19.

415 Vgl. Huber, Johann; Stöcker, Gertrud: Begründung für ein generalistisches Ausbildungskonzept – Ansätze für eine Ausbildungsreform. In: Bundesausschuss der Länderarbeitsgemeinschaften der Lehrerinnen und Lehrer für Pflegeberufe: Bildung und Pflege. Pflege braucht Lehre(r). 25 Jahre BA. Stuttgart/New York 1997, S.113–116, S.116.

416 Huber, Johann: Pflegeausbildung im berufsbildenden System der Länder. In: Bundesausschuss der Länderarbeitsgemeinschaften der Lehrerinnen und Lehrer für Pflegeberufe: Bildung und Pflege. Pflege braucht Lehre(r). 25 Jahre BA. Stuttgart/New York 1997, S.123–154, S.123.

417 ARBSG 1106-119, Schreiben der 1. Vorsitzenden des Bundesausschusses der Länderarbeitsgemeinschaften der Lehrerinnen und Lehrer für Pflegeberufe Gertrud Stöcker an Bundeskanzler Helmut Kohl vom 17.08.1995.

der zuständige Ministerialdirektor zwar die Einschätzung, dass die Neustrukturierungen im Sozial- und Gesundheitsbereich Überlegungen zur Ausbildung im Pflegebereich erforderten, lehnte aber eine generalistische Grundausbildung kategorisch ab. Die «fachliche Differenzierung» habe sich grundsätzlich bewährt und solle «im Prinzip» beibehalten werden.[418]

Die Bildungskonzepte des Bundesausschusses der Länderarbeitsgemeinschaften der Lehrerinnen und Lehrer für Pflegeberufe, des Deutschen Bildungsrates für Pflegeberufe, des Deutschen Caritasverbandes, der SPD und der ÖTV sprachen sich zum einen für die Durchlässigkeit der Pflegeberufe in den tertiären Bildungsbereich aus, setzten sich aber gleichzeitig intensiv mit einer Verbesserung der Pflegeausbildung auseinander. Im Sommer 1996 beschloss die Robert Bosch Stiftung, ihre Förderung im Schwerpunkt Pflege künftig ebenfalls stärker auf den Bereich der Pflegeausbildung zu beziehen. Dabei wurde unter anderem daran gedacht, einen Förderpreis an Krankenpflegeschulen auszuloben, Partnerschaften zwischen Pflegekräften aus der Bundesrepublik und aus den Ländern Mittel- und Osteuropas zu unterstützen sowie eine Kommission zur Pflegeausbildung einzurichten, die Empfehlungen zur künftigen Gestaltung der Pflegeausbildung erarbeiten sollte.[419]

4.6 Die «Zukunftswerkstatt Pflege» der Robert Bosch Stiftung

Im März 1995 lud die Robert Bosch Stiftung ausgewiesene Fachleute zu einem «Werkstattgespräch zur Pflegeausbildung» ein. Im Austausch untereinander, während vor allem der «Ist-Zustand» genauer in den Blick genommen wurde, kam die Idee auf, sich künftig mehr auf die Zukunft der Pflege zu konzentrieren, sozusagen eine «Zukunftsstudie» zu erstellen.[420] Während die Planungen zu einer «Zukunftswerkstatt Pflege» Gestalt annahmen, wurde die Robert Bosch Stiftung vom Landtag Baden Württemberg eingeladen, ein öffentliches Statement zur Fort- und Weiterbildung in der Pflege abzugeben. Auf Antrag der Grünen wurde im Januar 1996 in einer

418 ARBSG 1106-119, Schreiben des Ministerialdirektors der Abteilung 3 im Bundeskanzleramt Helmut Stahl an Gertrud Stöcker vom 20.10.1995.

419 ARBSG 1106-192, 9. Beiratssitzung am 31.07.1996 Förderungsprogramm «Qualifizierung von Lehr- und Leitungskräften in der Pflege», S. 2.

420 ARBSG 1106-119, Protokoll «Werkstattgespräch zur Pflegeausbildung», Robert-Bosch-Krankenhaus, Krankenpflegeschule, 03.03.1995.

öffentlichen Anhörung des Sozialausschusses über Ausbildungskonzepte in Pflege- und Medizinalfachberufen diskutiert.[421] Auf der Veranstaltung legten verschiedene Pflegevertreter ihre Standpunkte dar, wobei vor allem der Zugang zum tertiären Bildungsbereich gefordert wurde. Lediglich die Robert Bosch Stiftung sprach sich jedoch dafür aus, auch die Ausbildung in der Pflege zu verbessern.[422] Für die Stiftung war dies ein weiterer Anstoß, sich intensiv mit der Zukunft der Pflegeausbildung auseinanderzusetzen.

Im Frühjahr 1996 bewilligte das Kuratorium die Mittel zur Förderung der Zukunftswerkstatt Pflegeausbildung. Die Absicht war, in einer Gruppe von zehn bis 15 Fachleuten in den nächsten ein bis zwei Jahren die Defizite in der derzeitigen Pflegeausbildung zu beschreiben und zu analysieren. Daneben sollten Fragen, auf die sich die Pflege und damit auch die Ausbildung in Zukunft einstellen muss, zusammengestellt und Empfehlungen für Lösungen und Maßnahmen gegeben werden, die sich beispielsweise auf didaktisch-pädagogische, curriculare und inhaltliche Bereiche sowie auf Lehrmaterialien bezogen.[423]

Parallel zu den Bemühungen der Stiftung setzte sich der Bundesausschuss der Länderarbeitsgemeinschaften der Lehrerinnen und Lehrer für Pflegeberufe ebenfalls mit dieser Thematik auseinander. Deren Arbeitsgruppe bestand aus jeweils vier Vorstandsmitgliedern und Delegierten des BA. Unterstützt wurde sie von namhaften Fachleuten aus dem Pflege- und Bildungssektor. Das Ziel der Arbeitsgruppe war die Entwicklung eines umfassenden Entwurfes für die Neugestaltung der Ausbildung für die bisher getrennt ausgebildeten Berufe Krankenschwester/-pfleger, Kinderkrankenschwester/-pfleger und Altenpflegerin/-pfleger. Der Entwurf thematisierte die Notwendigkeit und Möglichkeit der Integration dieser Berufe, Fragen der inhaltlichen Gliederung der Ausbildung, die Einbindung der Ausbildungsstätten in das System der beruflichen Schulen nach Landesrecht und die daraus abzuleitenden Konsequenzen für die Ausbildung.[424] Im

421 ARBSG 1106-119, Schreiben des Vorsitzendes des Sozialausschusses des Landtages von Baden-Württemberg an die Robert Bosch Stiftung vom 15.12.1995.

422 ARBSG 1106-119, Firnkorn, Hans-Jürgen: Stellungnahme der Robert Bosch Stiftung bei der Anhörung des Sozialausschusses des Landtages von Baden-Württemberg zum Thema «Fort- und Weiterbildung in der Pflege» am 26.01.1996, und ARBSG 1106-119, Firnkorn, Hans-Jürgen: Bemerkungen zur Anhörung vom 08.02.1996.

423 ARBSG 1106-82, Kurzdarstellung des Antrags 1-96-013 für die Sitzung des Kuratoriums am 21./22.03.1996, Förderungsgebiet Gesundheitspflege.

424 ARBSG 1106-118, Schreiben der 1. Vorsitzenden des Bundesausschusses der Länderarbeitsgemeinschaften der Lehrerinnen und Lehrer für Pflegeberufe Gertrud Stöcker an Almut Satrapa-Schill vom 19.09.1996.

Gegensatz zum Inhalt der Denkschrift des BA, die sich vor allem für eine Eingliederung in das System der beruflichen Bildung einsetzte, beabsichtigte die Stiftung in ihrer Zukunftswerkstatt aber auch, andere Modelle und Visionen zu entwickeln und zu überdenken.[425]

Die Zukunftswerkstatt der Robert Bosch Stiftung wollte sich fünf großen Themenblöcken widmen:

1) der derzeitigen Ausbildungssituation
2) den generellen Anforderungen an Pflegekräfte
3) dem Wandel der Pflege
4) der Neubestimmung beruflicher Positionen und
5) einer Erstellung von Empfehlungen für eine Ausbildungsreform.[426]

Ziel war, eine Schrift herauszugeben, die ähnlich wie «Pflege braucht Eliten» Empfehlungen zur Verbesserung der Pflegeausbildung und gesammelte Materialien zum Thema enthalten sollte. Dabei sollte es nicht darum gehen, dem Gesetzgeber eine Gesetzesänderung nahe zu legen oder die vorliegenden Konzepte verschiedener Pflegeverbände zu begutachten, sondern um die Erörterung der Konsequenzen, die sich aus der künftigen Entwicklung der Pflege für die Grundausbildung ergeben.[427]

Im Zuge der weiteren Vorbereitungen stellte die Stiftung Überlegungen an, einen Ideenwettbewerb für Modellversuche zur «Integrierten Pflegeausbildung» in der Alten-, Kranken- und Kinderkrankenpflege auszuloben.[428] Um generell die Krankenpflegeausbildung zu verbessern und Anregungen für die Zukunftswerkstatt zu bekommen, schrieb die Stiftung zum Schuljahr 1996/1997 erstmals den Förderpreis Krankenpflegeschulen aus, der aus den über 1000 Krankenpflegeschulen in Deutschland die besonders gut geführten sichtbar machen und wichtige Hinweise für eine Verbesserung der Krankenpflegeausbildung liefern sollte. Zudem wurden die Schulen auf diese Weise motiviert, an einer Ausbildungsreform mitzuwirken.[429] Von den 950 staatlich anerkannten Krankenpflegeschulen beteiligte sich fast jede zehnte, insgesamt 93, am Förderwettbewerb. 22 Arbeiten wurden

---

425 ARBSG 1106-118, Betr.: BA-Antrag: Denkschrift der AG-Neuordnung der Pflege o. Dat. [Oktober 1996].

426 ARBSG 1106-82, Kommission «Pflegeausbildung» vom 02.12.1996.

427 ARBSG 1106-80, Protokoll der Sitzung vom 10.03.1998 zur Zukunftswerkstatt Pflegeausbildung.

428 Siehe ARBSG 1106-82, Protokoll des Informationsgesprächs zur «Integrierten Pflegeausbildung» vom 12.12.1997, und ARBSG 1106-103, Antrag 970847, Gesundheitspflege vom 08.04.1998.

429 Siehe GFRRBSG, Protokolle Kuratorium 1991–1997, Niederschrift über die Sitzung des Kuratoriums der RBSG GmbH am 24./25.06.1996, S.17.

ausgezeichnet, und vier erste, fünf zweite und acht dritte Preise sowie fünf Sonderpreise vergeben. Der Förderpreis stieß in der pädagogischen und bildungspolitischen Öffentlichkeit auf breite Resonanz. Obwohl die Ausschreibungsbedingungen die Teilnahme auf die Bundesrepublik beschränkten, bewarb sich auch jeweils eine Schule aus Österreich und Zimbabwe. Einen ersten Preis erhielten unter anderem die Schwesternschule der Universität Heidelberg mit einem Konzept über praxisgerechte Vermittlung des Pflegeprozesses und die Krankenpflegeschule am Klinikum der Universität Ulm mit einem Entwurf zur Qualitätssicherung in der praktischen Krankenpflegeausbildung.[430] Anhand der Bewerbungen um den Förderpreis wurde noch einmal deutlich, dass die Ausbildungsrealität an den Pflegeschulen den Veränderungen in der Gesellschaft und im Gesundheitswesen nicht mehr gerecht wurde.

Am 12.06.1998 fand in Stuttgart die konstituierende Sitzung der Zukunftswerkstatt zur Pflegeausbildung statt. Dem Expertenkreis gehörten neben der Leiterin des Instituts für Pflegewissenschaft an der Universität Witten/Herdecke, Christel Bienstein, und deren Mitarbeiterin Angelika Zegelin, der Leiterin des Referats Pflege im Krankenhaus Maria Hilf/Marienhaus GmbH in Waldbreitbach, Schwester Veronika Dreymüller, und der Direktorin der Krankenpflegeschule am Robert-Bosch-Krankenhaus Stuttgart, Ursula Oelßner (geb. Matzke), Prof. Dr. Stefan Görres vom Fachbereich Pflegewissenschaft an der Universität Bremen, Prof. Dr. Barbara Knigge-Demal vom Fachbereich Pflegepädagogik der Fachhochschule Bielefeld, der Ausbildungsleiter der Robert Bosch GmbH, Rudolf Röder, und der Direktor des Deutschen Instituts für angewandte Pflegeforschung in Köln und Vertreter des Fachbereichs Gesundheitswesen an der Katholischen Fachhochschule Nordrhein-Westfalen, Prof. Dr. Frank Weidner, an. Die Leitung der Zukunftswerkstatt übernahm Dr. Anna-Paula Kruse, ehemalige Ministerialrätin im Niedersächsischen Sozialministerium, die besonders mit den gesetzlichen Rahmenbedingungen in der Aus-, Fort- und Weiterbildung pflegerischer Berufe vertraut war.[431] Christine Sowinski vom

430 Robert Bosch Stiftung verleiht Förderpreis für Krankenpflegeschulen. Premiere im deutschen Gesundheitswesen. In: Nachrichten aus der Robert Bosch Stiftung 6 (1997), Nr. 3 vom Dezember 1997, S. 1f. Sowie: Robert Bosch Stiftung: Förderpreis Krankenpflegeschulen 1997. Initiative – Engagement – Innovation. Preisverleihung am 27. November 1997 im Marmorsaal Weissenburg-Park, Stuttgart. Dokumentation der prämierten Projekte. Stuttgart 1998.

431 ARBSG 1106-113, Protokoll Zukunftswerkstatt zur Pflegeausbildung – Konstituierende Sitzung am 12.06.1998 und 13.06.1998 in Stuttgart Degerloch, S. 3f.

Kuratorium Deutsche Altershilfe in Köln ergänzte ein knappes Jahr später die Expertenrunde.

Als grundlegend für die Arbeit der Zukunftswerkstatt wurde die Entwicklung eines gemeinsamen pflegerischen und pädagogischen Leitbildes gesehen. Um zu diesem zu gelangen, wünschten die Teilnehmer einen Austausch mit Philosophen und Bildungsexperten zu den Themen «Gesellschaftliche Entwicklung und Zukunftsperspektiven» und «Werteorientierung in unserer Gesellschaft».[432] In der Folge fand ein Gespräch zwischen Vertretern der Zukunftswerkstatt und dem Erziehungswissenschaftler und Publizisten Prof. Dr. Hartmut von Hentig und dem Religionsphilosophen und Anthropologen Prof. Dr. Jörg Splett statt, das von allen Teilnehmern als sehr anregend und hilfreich bezeichnet wurde.[433]

In den nächsten zwei Jahren trafen sich die Teilnehmer der Zukunftswerkstatt in regelmäßigen Abständen, während denen die Denkschrift kontinuierlich an Struktur gewann. Diese war Ende Januar 2000 soweit fortgeschritten, dass über den Titel diskutiert werden konnte.[434] Im April einigte sich der Expertenkreis auf den Titel «Pflege neu denken. Zukunft der Pflegeausbildung».[435] Im Buch wurden Empfehlungen für ein neues Ausbildungsmodell ausgesprochen, das die Kranken-, Kinderkranken- und Altenpflege zu einer Pflegeausbildung zusammenfassen und einen generalistischen Ausbildungsabschluss mit Schwerpunktsetzung und Spezialisierung ermöglichen sollte. Daneben unterschied das Modell zwischen zwei- und vierjährigen Ausbildungsgängen mit unterschiedlichen Zugangs- und Anforderungsprofilen. Dadurch sollte die Pflegeausbildung zum einen verkürzt und zum anderen für unterschiedliche Begabungen geöffnet werden. In der Ausbildung waren vier Qualifikationsstufen vorgesehen, denen patienten- und klienten- sowie organisations- und gesellschaftsbezogene Aufgaben zugeordnet wurden. Die Ausbildungsinhalte waren weitgehend fächerübergreifend geordnet und in Modulen zusammengefasst. Außerdem wurde eine Verbundlösung der praktischen und theoretischen Ausbildungsorte vorgeschlagen. Ebenfalls wurde gefordert, die Pflegausbildung endlich

432 Ebd., S. 11.

433 ARBSG 1106-113, Eine Sammlung von Aussagen und Fragen aus dem Gespräch mit Herrn Prof. Dr. Hartmut von Hentig und Herrn Prof. Dr. Jörg Splett, 25.07.1998. Und: ARBSG 1106-113, Ergebnisprotokoll der Zukunftswerkstatt, 21.–22.09.1998 in Stuttgart, S. 2.

434 ARBSG 1106-101, Protokoll Zukunftswerkstatt, Sitzung vom 29.01. bis 01.02.2000 in Schwäbisch Hall, S. 17.

435 ARBSG 1106-101, Protokoll Zukunftswerkstatt, Sitzung vom 02.04.2000 in Köln, S. 7.

in das bestehende Bildungssystem einzubeziehen, um eine Durchlässigkeit zu gewährleisten und die Finanzierung auf eine neue Basis zu stellen.[436]

Zuvor waren die Vorbereitung für den Ideenwettbewerb «Integrative Pflegeausbildung» beendet worden, so dass kurz vor Erscheinen der Empfehlungen der Zukunftswerkstatt der Wettbewerb ausgeschrieben werden konnte. Er richtete sich an Pflegeschulen, Universitäten und Einzelpersonen, die versuchen wollten, die Ausbildungsgänge der Kranken-, Kinderkranken- und Altenpflege zu verbinden. Dabei mussten die bundes- und landesrechtlichen Ausbildungsbedingungen berücksichtigt werden. Ziel des Wettbewerbs war es, sowohl inhaltliche als auch didaktisch-methodische Konzepte zu einer integrativen Ausbildung zu initiieren, um die Pflegeausbildung zukunftsweisend gestalten zu können. Für die fünf besten Beiträge sollten Preise im Gesamtbetrag von bis zu 50 000 DM vergeben werden. Geplant war außerdem, die Konzepte in einem Sammelband zu veröffentlichen.[437] Der Förderpreis für Krankenpflegeschulen war inzwischen zum zweiten und dritten Mal ausgeschrieben worden. Er hatte sich als gutes Instrument erwiesen, Initiative, Engagement und Innovation in den Schulen anzuregen und zu fördern. Andererseits ergaben die Einsendungen weiterhin einen guten Überblick über die Situation der Pflegeausbildung, so dass entsprechende Förderungsansätze entwickelt werden konnten.[438] Für die dritte Ausschreibung des Förderpreises wählte die Stiftung das Motto «Pflege alter Menschen» und begründete dies mit den demografischen Entwicklungen in der Gesellschaft, die die fachlichen und menschlichen Anforderungen an die Pflegenden vor allem im Umgang mit alten Menschen deutlich erhöhten.[439]

Am 24. November 2000 präsentierte die Robert Bosch Stiftung im Berliner Abgeordnetenhaus die Denkschrift «Pflege neu denken». Zuvor waren Pressemitteilungen in Deutsch und in Englisch vorbereitet worden. Die englischen Mitteilungen wurden den internationalen Vertretern auf

---

436 Vgl. Robert Bosch Stiftung: Pflege neu denken. Zur Zukunft der Pflegeausbildung. Stuttgart 2000.

437 ARBSG 1106-98, Pressemitteilung der RBSG zum Ideenwettbewerb «Integrative Pflegeausbildung» vom 03.02.2000, und ARBSG 1106-219, Ideenwettbewerb «Integrative Pflegeausbildung», Ausschreibung vom 01.03.2000.

438 Vgl. Dr. Almut Satrapa-Schill in: Robert Bosch Stiftung: Förderpreis Krankenpflegeschulen 1998. Initiative – Engagement – Innovation. Preisverleihung am 26. Oktober 1998 im Linden-Museum, Stuttgart. Dokumentation der prämierten Projekte. Stuttgart 1999, S. 15.

439 Robert Bosch Stiftung: Förderpreis Pflege alter Menschen 1999. Betreuen und Begleiten als Inhalt der pflegerischen Ausbildung. Preisverleihung am 17. November 1999 im Museum Würth, Künzelsau. Dokumentation der prämierten Projekte. Stuttgart 2001, Vorwort.

der Veranstaltung mitgegeben, mit der Bitte, sie in ihrem Land bekannt zu machen. Direkt vor der Präsentation fand eine Pressekonferenz statt, auf der die Kommission vollständig vertreten war und zu der Vertreter aller Tageszeitungen und Wochenblätter, die Deutsche Presseagentur, die kirchlichen Pressedienste, Vertreter von Fachzeitschriften und das Fernsehen eingeladen wurden.[440] In der nachfolgenden Veranstaltung mit rund 150 Vertretern aus Politik, Verwaltung, Praxis und Wissenschaft wurden die Empfehlungen der Zukunftswerkstatt vorgestellt und diskutiert.[441] Nach der Begrüßung durch den Geschäftsführer der Stiftung, Dr. Ulrich Bopp, fasste Dr. Anna-Paula Kruse als Vorsitzende der Zukunftswerkstatt die Empfehlungen kurz zusammen. Anschließend gaben fünf Vertreterinnen und Vertreter von Fachverbänden und aus der Politik eine Stellungnahme zu den Empfehlungen ab. Gertrud Stöcker, Vorsitzende des Bundesausschusses der Lehrerinnen und Lehrer für Pflegeberufe, schloss sich der Forderung nach einer integrativen Ausbildung an, da der in Deutschland traditionelle Berufsfeldzuschnitt den Erfordernissen gesellschaftlicher und gesetzlicher Situationen nicht mehr gerecht werde. Pflegende sollten für die gesamte Breite pflegerischer Handlungsfelder ausgebildet werden, was bedeute, die Ausbildungsziele aller bisherigen Pflegeberufe auf alle Elemente der Gesundheitsversorgung auszurichten, namentlich auf die präventive, kurative, rehabilitative und palliative Pflege. Sie bedankte sich bei der Robert Bosch Stiftung für deren Einsatz zur Weiterentwicklung der pflegeberuflichen Bildung.[442] Die parlamentarische Staatssekretärin des Bundesministeriums für Gesundheit, Christa Nickels, lobte den Ansatz der Zukunftswerkstatt, betonte aber gleichzeitig den nötigen Paradigmenwechsel im gesundheitspolitischen Diskurs, bei dem es nicht mehr nur um die Verhütung und den Abbau von Risiken gehe, sondern eben auch um die Förderung von Initiativen, die den Menschen helfen, gesund zu bleiben. Gerade dazu brauche man aber eine «hochprofessionelle» Pflege. Der Grundstein dazu werde mit der Ausbildung gelegt. Dabei verwies sie auf die gesetzlichen Neurege-

440 ARBSG 1106-101, Protokoll Zukunftswerkstatt, Sitzung am 22.09.2000 in Köln, S. 4. Und: ARBSG 1106-227, Pressemitteilung der RBSG vom 24.11.2000: Reform der Pflegeausbildung überfällig: Robert Bosch Stiftung stellt Ausbildungsmodell der Zukunft vor.

441 Reform der Pflegeausbildung in Deutschland überfällig: Pflege neu denken. Neues Ausbildungsmodell für die Pflege vorgestellt. In: Nachrichten aus der Robert Bosch Stiftung 9 (2000), Nr. 2 vom Dezember 2000, S. 1f.

442 Robert Bosch Stiftung: Symposium Pflege neu denken – Zur Zukunft der Pflegeausbildung. Symposium zur Präsentation der Schrift «Pflege neu denken. Zur Zukunft der Pflegeausbildung» am 24. November 2000 im Abgeordnetenhaus Berlin. Tagungsbericht. Stuttgart 2001, S. 25–29, Zitat S. 29.

lungen nach dem Krankenhausfinanzierungsgesetz und dem Sozialgesetzbuch V aus dem Jahr 2000. Die im Gesetz enthaltene Modellklausel biete die Chance, eine generalistische Ausbildung zu erproben.[443] In ihrer Funktion als Präsidentin des Deutschen Pflegerates beglückwünschte Marie-Luise Müller die Robert Bosch Stiftung zu ihrer ausgezeichneten Vorlage, mit der «losgelöst von Politik, Verbands- und Interessenvertretungen» ein praxisorientierter Beitrag zur Bearbeitung und Weiterentwicklung der Pflege entstanden sei.[444] In der Stellungnahme des Bundesministeriums für Familie, Senioren, Frauen und Jugend befürwortete Ministerialdirigent Eduard Tack die Empfehlung der Zukunftswerkstatt, vom tradierten Fächerkanon der bisherigen Pflegeausbildung Abstand zu nehmen und die Grundlagen für einen fächerübergreifenden Unterricht in der Ausbildungs- und Prüfungsordnung zu verankern. Nur so könne der Komplexität von Pflegesituationen und den sich daraus ergebenden Aufgaben Rechnung getragen werden. Den Vorschlag einer zweijährigen Pflegeausbildung stellte er jedoch in Frage. Es sei fraglich, ob eine qualifizierte Ausbildung in der Pflege in zwei Jahren zu bewältigen sei und in dieser Zeit adäquat auf die Anforderungen in der Praxis vorbereiten könne.[445] Abschließend gab die Vorsitzende der Dekanekonferenz pflegewissenschaftlicher Fachbereiche und Studiengänge an Fachhochschulen, Universitäten und Gesamthochschulen, Prof. Margot Sieger, ihr Statement ab. Sie sprach sich im Namen der Dekanekonferenz dafür aus, auch die Erstausbildung in der Pflege auf Hochschulniveau anzusiedeln. Eine wissenschaftliche Qualifizierung der Pflegenden erleichtere die Implementierung der Pflegeperspektive in das etablierte Gesundheitssystem. Durch den direkten Kontakt mit den Entwicklungen in der Wissenschaft werde die Auseinandersetzung und Reflexion der Praxis erleichtert und die eigene Position gefestigt. Da das Konzept der Zukunftswerkstatt allerdings die Diskussion bereichere, stünden die Mitglieder der Dekanekonferenz für eine Fortsetzung des Dialogs über das zukünftige Bild der Pflege gerne zur Verfügung.[446]

In der folgenden Podiums- und Plenardiskussion wurde die Dringlichkeit eines neuen Ansatzes in der Pflegeausbildung immer wieder betont. Kritik erfuhr vor allem der Vorschlag der zweijährigen Pflegeausbildung. Es schien nicht möglich zu sein, in der kurzen Zeit einer zweijährigen Aus-

443 Ebd., S. 30–33.
444 Ebd., S. 40–43.
445 Ebd., S. 44–49.
446 Ebd., S. 49–54.

bildung alle in den Statements dargestellten Kompetenzen vermittelt zu bekommen.[447] Diesbezüglich wurde von den Mitgliedern der Zukunftswerkstatt betont, dass die vorgeschlagene Struktur der Ausbildung kein «Akt der Deprofessionalisierung» sei. Vielmehr bräuchte man die Kombination der zwei- und vierjährig ausgebildeten Pflegepersonen für unterschiedliche Pflegebedarfe.[448] Fazit der Veranstaltung war der Konsens, dass grundlegende Veränderungen in der Pflegeausbildung hin zu einer Ausbildung, die die persönliche Entwicklung der Lernenden fördert und sich stärker den künftigen Aufgaben der Pflegenden zuwendet, unabdingbar geworden waren.

447 Ebd., z. B. S. 59 und 60.
448 Ebd., S. 62.

5 Zwischen allen Stühlen: generalistische Ausbildung, Bachelor und Master

5.1 «Pflege neu denken» – Transfer, Reaktionen und Auswirkungen

In den Monaten nach der Präsentation im Berliner Abgeordnetenhaus stellten die Mitglieder der Zukunftswerkstatt die von ihnen erstellten Empfehlungen zur Pflegeausbildung in verschiedenen Veranstaltungen vor. Die 5000 Bücher umfassende Erstauflage war rasch vergriffen. Bis zum Frühjahr 2001 konnte die Robert Bosch Stiftung viele positive Rückmeldungen von Ausbildungsstätten, Hochschulen, Politik und Verbänden verzeichnen. Die Diskussion zur Vorbereitung einer grundlegenden Reform der Pflegeausbildung und zu kleinen Reformschritten war schon jetzt vielfältig angeregt worden.[449]

Das von Gertrud Stöcker in Berlin abgegebene Statement, in dem sie der Robert Bosch Stiftung für deren Einsatz zur Weiterentwicklung der pflegeberuflichen Bildung dankte, wurde schon wenige Tage später veröffentlicht.[450] Überregionale und regionale Tageszeitungen berichteten über die Veranstaltung in Berlin und fassten die Thesen der Denkschrift zusammen[451], während in Pflegefachzeitschriften[452] kurz und prägnant auf die Veröffentlichung aufmerksam gemacht wurde.

Dass zwei Tage vor der Veranstaltung in Berlin die Vorschläge des Bundesministeriums für Gesundheit zur Novellierung des Krankenpflegegesetzes veröffentlicht wurden, gab der Diskussion um die Pflegeausbildung

449 ARBSG 1106-227, Protokoll Zukunftswerkstatt, 29.03.2001 in Stuttgart-Degerloch, S. 2.
450 Stöcker, Gertrud: Statement zur Präsentation der Denkschrift der Robert-Bosch-Stiftung «Pflege neu denken – Zur Zukunft der Pflegeausbildung». In: Focus. PR-InterNet 12/2000, S. 433–435.
451 Siehe beispielsweise: 80 000 Schwestern und Pfleger gesucht. In: Die Rheinpfalz vom 25.11.2000; Neues Modell für die Pflegeausbildung. In: Volksstimme vom 02.12.2000; Reform der Ausbildung für Pfleger gefordert. Stiftung möchte einheitliches Berufsbild. In: Der Tagesspiegel vom 25.11.2000.
452 Beispielsweise: Pflege neu denken. In: Pflegezeitschrift 54 (2001), Nr. 1; Pflege neu denken. In: Caritas und Pflege 53 (2001), Heft 1 vom Januar bis März 2001; Reform der Pflegeausbildung überfällig. Robert Bosch Stiftung stellt Ausbildungsmodell der Zukunft vor. In: Die Schwester/Der Pfleger (2001), Nr. 1, S. 8; Robert Bosch Stiftung präsentiert Zukunftskonzept. Pflege neu denken. In: Heilberufe 53 (2001), Heft 1, S. 76.

zusätzliche Anreize. Franz Wagner, der Geschäftsführer des DBfK-Bundesverbandes, verglich die beiden Konzepte. Er bezeichnete die Vorschläge des Bundesministeriums als eine «große Enttäuschung», da sie «fast überall lediglich bereits Erreichtes» festschrieben, stellenweise sogar dahinter zurückblieben. Die Lektüre der Schrift «Pflege neu denken» sei dagegen «allen an der Ausbildung Interessierten dringend zu empfehlen». Es sei zu hoffen,

> *daß das gesellschaftliche und politische Ansehen der RBS, die noch dazu als neutrale Instanz gilt, dazu beiträgt, eine wirkliche Reform der Pflegeausbildung auf den Weg zu bringen. Vielleicht [werde] das BMG den eigenen Diskussionsvorschlag an den Vorgaben des RBS-Konzeptes messen und so zu einer Richtungsänderung in der eigenen Konzeption finden.*[453]

Einzelne Mitglieder der Zukunftswerkstatt verfassten Artikel, in denen sie die Empfehlungen der Denkschrift mehr oder weniger ausführlich darstellten. So schrieb Christel Bienstein im Januar 2001 einen Aufsatz für das «Hochschulforum Pflege» sowie zusammen mit Angelika Abt-Zegelin einen Artikel für die Zeitschrift «Die Schwester/Der Pfleger», und Dr. Anna-Paula Kruse stellte die Schrift im Februar 2001 in der Zeitschrift «Pflegepädagogik» vor.[454]

Um «Pflege neu denken» vor allem einem breiten Fachpublikum bekannt zu machen, plante die Robert Bosch Stiftung fünf Regionalkonferenzen. Die erste fand am 30. März 2001 mit über 400 Teilnehmern im Haus der Wirtschaft in Stuttgart statt. In Form eines Symposiums stellten die Experten der Zukunftswerkstatt einige Denkansätze und Aspekte ihrer Ausarbeitung vor.[455] In den kommenden Monaten folgten Konferenzen in Köln, Bremen, Halle und Potsdam. Diese Foren erfreuten sich großer Nach-

453 Wagner, Franz: Pflegebildung – neu denken? Pflegebildung – neu handeln? In: Pflege Aktuell 55 (2001), Nr. 1, S. 31–33, Zitat S. 33.

454 Bienstein, Christel: Zukunftswerkstatt Robert Bosch Stiftung – Pflegeausbildung in der Zukunft. In: Hochschulforum Pflege 5 (2001), Nr. 1, S. 22. Siehe auch: Abt-Zegelin, Angelika; Bienstein, Christel: Pflege neu denken: Zukunft der Pflegeausbildung. In: Die Schwester/Der Pfleger (2001), Nr. 1, S. 167–172. Und: Kruse, Anna Paula: Pflege neu denken. Zur Zukunft der Pflegeausbildung. In: Pflegepädagogik. PR-InterNet (2001), Nr. 1, S. 30–39. Siehe auch: Abt-Zegelin, Angelika: Neue Pflege denken. In: Pflege und Gesellschaft 6 (2001), Nr. 3, S. 73–77.

455 Neue Strukturen für Pflege. Robert-Bosch-Krankenhaus veranstaltet Symposium. In: Stuttgarter Zeitung vom 08.03.2001; «Gespenst des Pflegekräftemangels geht um». Robert Bosch-Krankenhaus noch nicht betroffen – Zukunftswerkstatt. In: Stuttgarter Nachrichten vom 12.03.2001; ARBSG 1106-223, Referate und Folien der fünf Regionalkonferenzen; ARBSG 1106-217, Symposium «Pflege neu denken – Zur Zukunft der Pflegeausbildung» am 30. März [2001] im Haus der Wirtschaft, Stuttgart.

frage. Insgesamt nahmen etwa 1000 Personen an den Veranstaltungen teil. Neben der Vorstellung der Schrift erwiesen sich vor allem die intensiven Diskussionen für alle Anwesenden als interessant und hilfreich.[456] Auch die Teilnehmer der Zukunftswerkstatt erhielten eine Vielzahl von Anregungen, um ihre Arbeit fortzusetzen.[457]

Kritische Stimmen kamen von Seiten der Gewerkschaften, einiger Länderministerien sowie aus dem Hochschulbereich.[458] Einen besonders kritischen Artikel verfasste Barbara Meifort. Die Leiterin der Abteilung personenbezogene und soziale Dienstleistungsberufe beim Bundesinstitut für Berufsbildung in Bonn lehnte das Modell einer generalistischen Ausbildung kategorisch ab und setzte sich für eine duale Pflegeausbildung ein.[459] Den Vorschlag zur Ausbildung von Pflegefachpersonen unterschiedlicher Kategorien bezeichnete sie als «in der Substanz an akademischem Zynismus und Realitätsverlust nur schwer zu überbieten.» Das Modell der Robert Bosch Stiftung beziehe sich auf ein hierarchisches Berufsverständnis. Im Grundgedanken sei das Konzept

> *so angelegt, daß Pflege nur in ihrem Kern «Fachpflege» ist und mit einem Set geringwertiger pflegerischer Hilfsarbeiten umgeben ist. Es suggerier[e], berufliche Fachlichkeit oder gar Professionalität sei sequentiell organisierbar und teilbar.*[460]

Auch der Krankenpfleger und Diplompädagoge Gerd Dielmann übte als Vertreter der Vereinten Dienstleistungsgewerkschaft (ver.di, vormals ÖTV) Kritik an einer zweijährigen Pflegeausbildung.[461] Im Zusammenhang mit den gesundheitsökonomischen Bedingungen warnte der Gewerkschaftssekretär davor, dass Krankenhausträger und die Träger der stationären und ambulanten Pflegedienste zukünftig die Zahl der Ausbildungs- und Arbeitsplätze für vierjährig ausgebildete Pflegekräfte auf das notwendige

456 ARBSG 1106-218, Schreiben von Dr. Almut Satrapa-Schill an die Kuratorin der Robert Bosch Stiftung Ministerin a. D. Helga Solinger vom 13.11.2001, S. 1.

457 ARBSG 1106-226, Sowinski, Christine: Pflege neu denken. Transfer der Empfehlungen. Auswertung der fünf Regionalkonferenzen vom Juli 2003, S. 20f.

458 ARBSG 1106-227, Protokoll Zukunftswerkstatt, 29.03.2001 in Stuttgart-Degerloch, S. 2.

459 Meifort, Barbara; Mettin, Gisela: Gesundheitspflege. Überlegungen zu einem BBiG-Pflegeberuf. Hrsg. vom Generalsekretär des Bundesinstitut für Berufsbildung. Bielefeld 1998.

460 Meifort, Barbara: Eliten brauchen Heloten. Heiteres Berufebasteln in der Krankenpflege. In: Dr. med. Mabuse 26 (2001), Heft 130, S. 40–44, S. 43.

461 Dielmann, Gerd: Nerv getroffen. Leserbrief betr.: Barbara Meifort, Eliten brauchen Heloten, Dr. med. Mabuse 130, S. 40ff. In: Dr. med. Mabuse 26 (2001), Heft 132, S. 10f.

Mindestmaß beschränken könnten.[462] Zudem liefen in der Konsequenz die Vorschläge der Zukunftswerkstatt auf eine Absenkung des Ausbildungsniveaus hinaus.[463]

Immer wieder wurde auch kritisiert, dass mit dem vorgeschlagenen Ausbildungsmodell wieder ein «Sonderweg» der Berufsausbildung für Pflegeberufe festgeschrieben werde. Zwar sollte die angestrebte Pflegeausbildung in das bestehende Bildungssystem einbezogen werden, doch sei dies aufgrund seiner starken Abweichung kaum möglich. Das träfe sowohl auf die zweijährige als auch auf die vierjährige Ausbildung zu. Ausbildungen aber, die außerhalb des öffentlichen Bildungssystems stünden, werfen auf die Dauer zu viele Probleme auf, wie man sehr deutlich an den jetzigen Ausbildungsmodellen für Pflegeberufe sehen könne.[464]

Auf den Artikel Barbara Meiforts antwortete die Zukunftswerkstatt in einem Leserbrief, indem sie eine «kontroverse Runde» zu den Empfehlungen aus «Pflege neu denken» ankündigte.[465] In dieser Diskussionsrunde sollten vor allem die kritischen Stimmen aus der berufspolitischen Öffentlichkeit zur Sprache kommen und unterschiedliche Perspektiven geklärt werden.[466]

Andere Rezensenten lobten gerade die in Kritik stehenden Vorschläge. Das Werk biete…

---

462 Dielmann, Gerd: Pflegeausbildung neu gedacht? – Zum Ausbildungsmodell einer Zukunftswerkstatt der Robert Bosch Stiftung. In: Pflege und Gesellschaft 6 (2001), Nr. 3, S. 87–93, S. 90. (Dazu Zitat: «Angesichts des regional bereits bestehenden Fachkräftemangels und der sich abzeichnenden Personalprobleme in der stationären Kranken- und Altenpflege werden Vorschläge zur Ausbildungszeitverkürzung – und damit verbunden des Vergütungsniveaus – sicher gerne aufgegriffen. Während sich die Gewerkschaften bemühen, das Niveau des einheitlichen dreijährig ausgebildeten Pflegeberufes zu halten.») Ähnlich kritisch: Ertl-Schmuck, Roswitha: Pflege neu denken. Zur Zukunft der Pflegeausbildung. Rezension. In: Pflegemagazin 2 (2001), Heft 4, S. 51–54.

463 Dielmann, Gerd: Pflege neu gedacht? In: Infodienst Krankenhäuser, Nr. 11 vom April 2001, S. 26–27, S. 27. Siehe auch: Dielmann, Gerd: Zur Diskussion um eine Reform der Ausbildung in den Pflegeberufen. In: Jahrbuch für kritische Medizin 37. Qualifizierung und Professionalisierung. Hamburg 2002, S. 60–79, S. 69.

464 Vgl. Bischoff-Wanner, Claudia: 170 Jahre Sonderwege in der Ausbildung der Pflege – und kein Ende!? Über das Ausbildungsmodell «Pflege neu denken». Hrsg. von der Robert-Bosch-Stiftung. In: Pflege und Gesellschaft 6 (2001), Nr. 3, S. 78–86, S. 85f. Ebenso: Ertl-Schmuck, Roswitha: Pflege neu denken. Zur Zukunft der Pflegeausbildung. Rezension. In: Pflegemagazin 2 (2001), Heft 4, S. 51–54, S. 54.

465 ARBSG 1106-227, Protokoll Zukunftswerkstatt, 29.03.2001 in Stuttgart-Degerloch, S. 2.

466 «Überwiegend positive Resonanz». Leserbrief der Zukunftswerkstatt der Robert Bosch Stiftung betr.: Barbara Meifort, Eliten brauchen Heloten, Dr. med. Mabuse 130, S. 40ff. In: Dr. med. Mabuse 26 (2001), Heft 132, S. 10.

sowohl Lehrenden und Lernenden, in verschiedenen Verwaltungsebenen als auch in Fachhochschulen und Universitäten Tätigen sowie Entscheidungsträgern im Gesundheits- und Bildungswesen eine gute Basis für mutige und zukunftsweisende Entscheidungen.[467]

Die Ehrenvorsitzende des DBfK, Ruth Elster, bezeichnete die Denkschrift als «richtungsweisend».[468] Selbst in der pädiatrischen Zeitschrift «Pädiatrie und Grenzgebiete» urteilte der Rezensent, es sei zwar schmerzlich, dass mit diesen Vorschlägen der Beruf der Kinderkrankenschwester «assimiliert» werde, aber «im Blick auf neue Denk- und Lebensweisen» könne und solle man sich diesen Überlegungen nicht verschließen.[469] Der Rezensent der Zeitschrift «Pflege Aktuell» urteilte, die neue Veröffentlichung der Robert Bosch Stiftung sei «unerlässlich in der aktuellen Debatte um die Neuorientierung der Pflegeausbildung».[470]

Auch ein Jahr nach Erscheinen der Empfehlungen blieben die Mitglieder der Zukunftswerkstatt gefragte Referenten. Das Buch selber wurde von der Stiftung immer noch laufend angefordert und der im Internet veröffentlichte Sonderdruck abgerufen. Auch auf Seiten der Politik stießen die Ansätze der Zukunftswerkstatt auf Interesse. So konnte Christine Sowinski vom Kuratorium Deutsche Altershilfe im Auftrag des Bundesministeriums für Familie, Senioren und Frauen wesentliche Empfehlungen der Denkschrift in die Ausbildungs- und Prüfungsordnung zur Altenpflege einbringen.[471]

Am 24.01.2002 wurden die Kritiker am Konzept der Zukunftswerkstatt zu einem Workshop «Pflegeausbildung im Streitgespräch» in die Robert Bosch Stiftung eingeladen. Gesprächsgegenstand sollten weniger die einzelnen Empfehlungen der Denkschrift als vielmehr die unterschiedlichen Positionen sachverständiger Personen zur Reform der Pflegeausbildung sein.[472] Am Streitgespräch nahmen auch Gerd Dielmann und Barbara Meifort teil. Im ersten Themenblock wurde die «Spezialisierung versus Generalisierung» diskutiert. Dr. Birgit Hoppe von der Stiftung Sozialpädagogisches Institut

467 Wintersberger, Barbara: Buchbesprechung Pflege neu denken. In: Mitteilungen der Sanitätsverwaltung 102 (2001), Nr. 4, S. 55.

468 Elster, Ruth: Aufforderung zum Dialog. In: Pflege Aktuell 55 (2001), Heft 7–8, S. 418.

469 Schneeweiß, Burkhardt: Rezension «Pflege neu denken – zur Zukunft der Pflegeausbildung» der Robert Bosch Stiftung. In: Pädiatrie und Grenzgebiete 41 (2002), Heft 1, S. 72.

470 Rezension «Pflege neu denken». In: Pflege Aktuell 55 (2001), Nr. 2.

471 ARBSG 1106-218, Schreiben von Dr. Almut Satrapa-Schill an die Kuratorin der Robert Bosch Stiftung Ministerin a. D. Helga Solinger vom 13.11.2001, S. 1f.

472 ARBSG 1106-227, Protokoll der Sitzung «Zukunftswerkstatt» am 08.12.2001 in Stuttgart, S. 2.

in Berlin (SPI) sprach sich dabei klar gegen eine integrierte Pflegeausbildung aus, wobei sie vor allem die Altenpflege im Blick hatte. Diese sei bisher auf einem hohen Niveau und mit einem hohen Qualitätsstandard, der im Falle einer integrativen Ausbildung verloren ginge. Sie sah «am Ende nur weniger Qualität für die Praxis, weniger angemessene Versorgung für die alten Menschen.» Dies müsse aber das Hauptziel der berufspolitischen Qualitätsbemühungen bleiben.[473] Franz Wagner vom DBfK betonte dagegen, der Ansatz sei nicht, die Alten- und Kinderkrankenpflege abzuschaffen, sondern die Stärken der bisherigen drei Berufe zu etwas Neuem zu kombinieren.[474] Den Ausführungen folgte eine rege Diskussion, in der die Diskutanten einer integrativen Ausbildung eher positiv gegenüber standen. Der zweite Diskussionspunkt behandelte das von der Zukunftswerkstatt vorgeschlagene gestufte Ausbildungsmodell, dem in der Runde wesentlich kritischer begegnet wurde. Prof. Dr. Margot Sieger von der Akkreditierungsagentur für Studiengänge im Bereich Pflege betonte in ihrem Statement die Komplexität der veränderten Pflegesituationen sowie die Verschiebung der Grenzen zwischen ambulantem und stationärem Sektor, die die Sicherung des Transfers pflegewissenschaftlicher Erkenntnisse in die Pflegepraxis unabdingbar machen würden. Die Konsequenz daraus könne nur sein, die Berufsausbildung eher im Hochschulsystem anzusiedeln.[475] Barbara Meifort vom Bundesinstitut für Berufsbildung kritisierte das Stufenmodell der Robert Bosch Stiftung, das die Grundsätze des deutschen Berufsbildungssystems nicht erfülle, von den allgemeinen anerkannten Standards abweiche und zu einer willkürlichen Niveauabsenkung führe. Die Befürworter des gestuften Ausbildungsmodells betonten dagegen, dass es durchaus unterschiedliche Pflegesituationen gebe, die entweder einen allgemeinen, eher unspezifischen Hilfebedarf hätten oder komplexe Pflege benötigten.[476] Während des fast fünfstündigen Gesprächs wurde allen Teilnehmern deutlich, dass eine grundlegende Reform der Pflege nur gelingen kann, wenn die bestehenden politischen und gesetzlichen Rahmenbedingungen berücksichtigt werden. Der Kontakt mit politischen Entscheidungsträgern sei deshalb unabdingbar. Um aber stichhaltig argumentieren zu können, sei es dringend notwendig, einzelne Empfehlungen der Zukunftswerkstatt in Modellversuchen zu eva-

473 ARBSG 1106-112, Transkription des Tonbandmitschnitts des Streitgesprächs zur Pflegeausbildung am 24.01.02, S. 12ff.
474 Ebd., S. 14f.
475 Ebd., S. 63f.
476 Ebd., z. B. S. 99 und S. 106f.

luieren.[477] So konnte, trotz der kontroversen Diskussionen, ein Verständnisprozess in Gang gesetzt werden. Alle Teilnehmer waren sich darin einig, den begonnenen Dialog auf jeden Fall fortzusetzen.[478]

Das Stufenmodell der Zukunftswerkstatt beinhaltete auch die Ausbildung zur Pflegefachperson II, deren Abschluss dem Bachelor Degree entsprechen sollte. Da seit Dezember 2001 die Akkreditierungsagentur für Studiengänge im Bereich Heilpädagogik, Pflege, Gesundheit und Soziale Arbeit offiziell anerkannt war, konnte diese ihre Arbeit aufnehmen. Diese Agentur sollte durch die Festlegung von Standards zur Sicherung von Qualität in Lehre und Studium dazu beitragen, bestehende Studiengänge weiterzuentwickeln und die internationale Anerkennung der Studienabschlüsse zu verbessern. Vor diesem Hintergrund organisierte die Zukunftswerkstatt der Robert Bosch Stiftung in Kooperation mit dem Institut für Pflegewissenschaft der Universität Witten/Herdecke im Februar 2002 eine internationale Expertentagung zum Thema «Die grundständige (kooperative) Bachelor-Ausbildung in der Pflege im europäischen Hochschulkontext».[479] Als weitere Transferveranstaltung zu «Pflege neu denken» gedacht, sollte hier vor allem die akademische Ausbildung von Pflegenden in den Blick genommen werden. In der Diskussion gab es einen breiten Konsens für die Etablierung der grundständigen Hochschulqualifikation. Allerdings wurde dabei nicht ersichtlich, inwieweit die seitherigen Abschlüsse des deutschen Hochschulsystems erhalten bleiben und gleichzeitig die angloamerikanischen Abschlüsse diese ablösen sollten.[480]

Abschließend lud die Stiftung im März 2002 Abgeordnete und Vertreter von Verbänden und (Hoch-)Schulen zu einem «Parlamentarischen Abend» ein. Ziel der Veranstaltung war es, den Parlamentariern gegenüber den Stellenwert und den Auftrag der Pflege zu verdeutlichen und gleichzeitig ein Problembewusstsein gegenüber der Pflege zu schaffen.[481] Da die Pflegeausbildung, ihre Finanzierung und der gesellschaftliche Auftrag der beruflichen Pflege sehr eng mit bundesrechtlichen Vorschriften verbunden

477 Vgl. Balzer, Katrin: Streitgespräch zur Zukunft der Pflegeausbildung: Die Suche nach Konsens hat Konsens. In: Pflegezeitschrift 55 (2002), Nr. 3, S. 164–166, S. 166.

478 ARBSG 1106-227, Protokoll der Sitzung «Zukunftswerkstatt» am 13.03.2002 in Berlin, S. 2.

479 ARBSG 1106-84, Pressemitteilung der Universität Witten/Herdecke «Pflege neu denken»: Experten fordern grundlegende Reform der Pflegeausbildung vom 14.01.2002.

480 ARBSG 1106-227, Protokoll der Sitzung «Zukunftswerkstatt» am 13.03.2002 in Berlin, S. 2.

481 ARBSG 1106-227, Protokoll der Sitzung «Zukunftswerkstatt» am 08.12.2001 in Stuttgart, S. 2ff. Siehe auch: Diskussion um Reform der Pflegeausbildung zieht weitere Kreise. In: Die Schwester/Der Pfleger 41 (2002), Nr. 5, S. 361.

sind, hielt es die Robert Bosch Stiftung für dringend erforderlich, Kontakte zwischen Pflegeexperten und Politikern herzustellen.[482] Im Laufe des Abends, der unter dem Thema «Qualität durch Qualifikation – Pflege als Zukunftsaufgabe» stand, kam es zu einem begrüßenswerten Austausch, in dem Gemeinsamkeiten und Differenzen klar angesprochen wurden. Besondere Aufmerksamkeit wurde dem Beitrag von Staatssekretär Klaus Theo Schröder geschenkt. Dieser machte deutlich, dass in der aktuellen Vorlage zur Novellierung des Krankenpflegegesetzes durchaus einige Empfehlungen der Zukunftswerkstatt aufgegriffen wurden. Mit der Angleichung der Ausbildungsstrukturen der Kranken- und Kinderkrankenpflege sei ein gezielter Schritt in Richtung Generalisierung angestrebt. In der anschließenden Diskussion wurde gefordert, der Durchführung von Modellprojekten zur Weiterentwicklung der Ausbildung den größtmöglichen Spielraum zu gewähren.[483] Die Robert Bosch Stiftung zog daraus den Schluss, zukünftig möglichst vielfältige Reformprojekte zu unterstützen und zu evaluieren.[484]

Trotz der Kritik am zweijährigen Ausbildungsmodell konnte die Robert Bosch Stiftung mit der Herausgabe von «Pflege neu denken» eine intensive Diskussion über eine Reform der Ausbildung in der Fachöffentlichkeit und auf verschiedenen Symposien anregen.[485] Für die Robert Bosch Stiftung war dies ein Anstoß, sich weiter mit der Thematik auseinanderzusetzen. Die Arbeit der Zukunftswerkstatt setzte sich fort. Zur Zusammenführung der bestehenden Ausbildungen gab es beispielsweise unterschiedliche Ansätze und Strategien. Um einen Überblick über die bundesweiten Vorschläge und Ideen zu bekommen, und um diese weiter anzuregen, schrieb die Stiftung im neuen Jahrtausend einen Ideenwettbewerb «Pflege neu denken – zukunftsfähige Ausbildungskonzepte» aus. Gleichzeitig wurde am Robert-Bosch-Krankenhaus ein Modellversuch zur integrativen Pflegeausbildung begonnen. Die Krankenpflegeschule am Krankenhaus griff mit finanzieller Unterstützung der Stiftung die Empfehlungen von «Pflege neu denken» auf.[486]

---

482 ARBSG 1106-226, Parlamentarischer Abend am 12. März 2002 im Haus der Deutschen Parlamentarischen Gesellschaft, Berlin, zu dem Thema: Qualität durch Qualifikation – Pflege als Zukunftsaufgabe, S. 2.

483 Diskussion um Reform der Pflegeausbildung zieht Kreise. In: Pflegezeitschrift 55 (2002), Nr. 5. Diskussion um Reform der Pflegeausbildung zieht weitere Kreise. In: Die Schwester/Der Pfleger 41 (2002), Nr. 5, S. 361.

484 ARBSG 1106-227, Protokoll der Sitzung «Zukunftswerkstatt» am 13.03.2002 in Berlin, S. 2.

485 Vgl. Robert Bosch Stiftung GmbH: Bericht 2000, S. 52f.

486 Robert Bosch Stiftung GmbH: Bericht 2002. Stuttgart 2003, S. 44f.

5.2 Die Robert Bosch Stiftung und die Pflege nach 1999

Vom 15. bis zum 17. Juni 2000 tagten die europäischen Gesundheitsminister zum Thema «Pflege- und Hebammenwesen» in München. Das erklärte Ziel der Tagung war es, die Widerstände, die die Pflege- und Hebammenberufe in den letzten zehn Jahren daran gehindert hatten, den gesundheitlichen Bedürfnissen der Menschen besser gerecht zu werden, aufzuzeigen und zu beseitigen. Daneben sollte ein Konsens gefunden werden, wie Pflegende gemeinsam mit anderen Berufsgruppen der Gesundheitsversorgung und in Zusammenarbeit mit den Patienten die Gesundheitsversorgung und Gesundheitsförderung am besten angehen und diese auf eine wissenschaftlich abgesicherte Grundlage stellen können. Dabei sollte auch der Frage, wie Pflegende in ihrer Ausbildung auf diese Rolle bestmöglich vorbereitet werden können, nachgegangen werden. Da dieser Punkt auch Fragen der Finanzierung und notwendiger gesetzlicher Änderungen berührte, mussten vor allem die Gesundheitsminister und die Minister verwandter Ressorts für diese Ziele gewonnen werden.[487]

In allen europäischen Teilnahmestaaten waren zuvor nationale Foren geschaffen worden, in denen die Gesundheitsministerien und andere für das Pflegewesen zuständige Parlamentarier mit den nationalen Pflege- und Hebammenverbänden zusammentrafen, um sich über die Ziele auszutauschen. In Deutschland war der DBfK an dieser Kampagne mit eigenen Veranstaltungen und Publikationen federführend beteiligt und richtete auch die Tagung in München aus.[488] Am Ende der dreitägigen Konferenz wurde die sogenannte «Münchner Erklärung» verabschiedet. In ihr erklärten die beteiligten Gesundheitsminister, dass den Pflegenden und Hebammen, «im Rahmen der gesellschaftlichen Bemühungen um eine Bewältigung der Public-Health-Herausforderungen unserer Zeit» und in der Sicherung der Gesundheitsdienste eine «Schlüsselrolle» zufalle, «die zudem immer wichtiger» werde. Demzufolge wurden alle einschlägigen Behörden in der Europäischen Region der Weltgesundheitsorganisation eindringlich aufgefordert, ihre Maßnahmen zur Stärkung des Pflege- und Hebammenwesens zu beschleunigen.[489] Mit dieser Erklärung war es erstmals gelungen, von

487 Krampe, Eva-Maria: Warum eine neue Konferenz? In: Pflege Aktuell 54 (2000), Sonderbeilage zu Nr. 7–8.

488 Ebd.

489 Erklärung von München. Pflegende und Hebammen – ein Plus für Gesundheit. 17. Juni 2000. In: Pflege Aktuell 54 (2000), Sonderbeilage zu Nr. 7–8.

den Gesundheitsministerien aus den 51 Staaten der WHO-Region Europa eine klare Aussage zum Stellenwert der Pflege zu erhalten. Mit ihr wurde die Pflege gleichberechtigt neben die Medizin gestellt. Dadurch erhielt die Reform der Pflegeausbildung nochmals eine besondere Bedeutung, und die Gesundheitsminister die Aufgabe, die Entwicklung der Pflegewissenschaft und -forschung zu unterstützen.[490]

Etwa ein halbes Jahr später, im November 2000, wurde das Krankenpflegegesetz um den Absatz drei, die sogenannte «Modellklausel», erweitert. Diese war bereits in das erste bundeseinheitliche Altenpflegegesetz aufgenommen worden. Die Klausel ermöglichte es, generalistische und integrative Ausbildungsmodelle zu erproben.[491] Im Vorfeld hatten sich die Pflegeverbände noch einmal eindringlich für eine generalistische Ausbildung ausgesprochen. Es wurde betont, die Pflegeberufe unterschieden sich nicht mehr anhand der Institution, in der sie ausgeübt werden, oder anhand der medizinischen Fachdisziplin, der sie zuarbeiten. Vielmehr gehe die moderne Auffassung professioneller Pflege von Konzepten aus, die sich nicht mehr nach Altersstrukturen oder dem Ort der Ausübung der Pflege unterscheiden lassen, sondern sich am individuellen Menschen in seinen sozialen Bezügen orientieren.[492] Zudem müssen professionell Pflegende ihr Wissen fortlaufend aktualisieren, was nur durch die Vermittlung von lebenslangem Lernen als Schlüsselqualifikation gewährleistet werden könne. Dabei gehe es nicht mehr um Spezialwissen, sondern um die Fähigkeit, Menschen aller Altersstufen bei Gesundheitsstörungen unterstützen zu können.[493] Das generalistische Konzept geht also von der Grundannahme aus, dass zukünftig nicht allein die Wissensvermittlung das wesentliche Ausbildungsziel ist, sondern die Entwicklung von gemeinsamen Schlüsselqualifikationen. Das Ziel der Pflegeausbildung ist dabei neben dem Erwerb von Handlungskompetenz die Entwicklung von Sozial- und Selbstkompetenz.[494] Die Verant-

490 Wagner, Franz: München und was dann? In: Pflege Aktuell 54 (2000), Sonderbeilage zu Nr. 7–8.

491 Vgl. Grewe, Annette; Stahl, Sigrid: Zukunft aus der Geschichte? Die Beharrlichkeit einer Professionalisierungsidee als konstitutives Element von Hochschulbildungskonzepten für die Pflege. In: Bollinger, Heinrich; Gerlach, Anke; Pfadenhauer, Michaela (Hrsg.): Gesundheitsberufe im Wandel. Soziologische Beobachtungen und Interpretationen. Frankfurt a. M. 2005, S. 55–69, S. 63.

492 Pflegeverbände zur generalistischen Ausbildung. In: Pflege Aktuell 54 (2000), Nr. 6, S. 324–325, S. 324.

493 Zopfy, Ilsedore: Warum brauchen wir die generalistische Ausbildung für die Pflege? In: Pflege Aktuell 54 (2000), Nr. 5, S. 276–278, S. 278.

494 Vgl. Görres, Stefan; Bohns, Stefanie; Stöver, Martina; Krippner, Antje: Organisationskulturen gestalten. Modellprojekt «Integrierte Pflegeausbildung in Bremen». In: Pflegemagazin 2 (2001), Heft 1, S. 48–54, S. 50.

wortlichen in allen politischen Gremien des Gesundheitswesens wurden aufgefordert, bei einer Veränderung der Ausbildung der Pflegeberufe eine generalistische Ausbildung zugrunde zu legen. Unter diesem Aspekt sollte zumindest die Möglichkeit zu Modellversuchen eröffnet werden, um wissenschaftlich gesicherte Ergebnisse für eine künftige Curriculumentwicklung zu bekommen.[495] Diese Möglichkeit war jetzt gegeben.

Dabei musste zwischen einer «integrativen» oder «integrierten» und einer «generalistischen» Ausbildung unterschieden werden. Während bei einer integrativen Ausbildung die drei bisherigen Sparten Kranken-, Kinderkranken- und Altenpflege erhalten bleiben, erfolgt bei einer generalistischen Ausbildung keine Spezialisierung mehr. So erhalten die Krankenpflegeschüler einer integrierten Ausbildungsform zunächst ein bis zwei Jahre gemeinsam eine Grundausbildung und können sich anschließend während weiterer ein bis zwei Jahre in einer der drei Sparten spezialisieren. Die Krankenpflegeschüler hingegen, die eine generalistische Ausbildung durchlaufen, schließen diese gemeinsam nach drei bis vier-Jahren ab.

Als das Bundesministerium für Gesundheit im Vorfeld der Novellierung des Krankenpflegegesetzes bekannt gab, dass auch künftig die Berufsbezeichnungen Kranken- und Kinderkrankenpflege geschützt werden, und für die Ausbildung beider Berufe eine integrierte Ausbildung vorgesehen sei, wurde dies von Seiten der Kinderkrankenpflege ausdrücklich begrüßt. Deren Vertreter lehnten eine generalistische Ausbildung vehement ab, da nur eine integrierte Pflegeausbildung den «Bedürfnissen kranker Kinder und Jugendlicher gerecht» werde. Die Gesellschaft der Kinderkrankenhäuser und Kinderabteilungen in Deutschland, die Bundesarbeitsgemeinschaft Kind und Krankenhaus sowie der Berufsverband Kinderkrankenpflege Deutschland sahen nur in der integrierten Pflegeausbildung die Qualität in der pflegerischen Versorgung kranker Kinder und Jugendlicher sowie von deren Familien gewährleistet.[496] Auch der Berufsverband der Kinderkrankenschwestern und Kinderkrankenpfleger sowie der Deutsche Berufsverband für Altenpflege sprachen sich für eine integrierte Ausbildung aus und lehnten eine generalistische ab. Bei der Mehrzahl der Pflegeverbände – ADS, BA, BALK, DBfK, DBR – bestand dagegen der Konsens, dass nur

495 Pflegeverbände zur generalistischen Ausbildung. In: Pflege Aktuell 54 (2000), Nr. 6, S. 324–325, S. 325.

496 Siehe Gesellschaft für Kinderkrankenhäuser und Kinderabteilungen in Deutschland e.V.: Vorschlag des BMG geht in die richtige Richtung – nur integrierte Pflege-Ausbildung wird Bedürfnissen kranker Kinder und Jugendlicher gerecht. In: Kinderkrankenschwester 20 (2001), Nr. 2, S. 69.

eine generalistische Ausbildung Lösungen für die zukünftigen Herausforderungen an die Pflege bieten könne.[497]

Aufgrund der Modellklausel, die es ermöglichte, neue Ausbildungsformen zu erproben, und die schon begonnenen Modellversuchen größere Handlungsspielräume gewährte, startete beispielsweise im Juni 2000 in Bremen das Modellprojekt «Integrierte Pflegeausbildung». Mit einer Gesamtlaufzeit von dreieinhalb Jahren war das Projekt mit anschließender Evaluierung eine gemeinsame Initiative des Bremer Senators für Arbeit, Frauen, Gesundheit, Jugend und Soziales, der Krankenpflegeschule des Zentralkrankenhauses Bremen Nord, der Kinderkrankenpflegeschule des Zentralkrankenhauses Sankt-Jürgen-Straße sowie der Schule für Altenpflege der Bremer Heimstiftung und der Universität Bremen. Vorgesehen war eine gemeinsame berufsfeldweite zweijährige Grundausbildung mit einer anschließenden einjährigen Spezialisierungsphase in den Fachrichtungen Alten-, Kranken- und Kinderkrankenpflege.[498] Gefördert wurde das Projekt vom Senator für Arbeit, Frauen, Gesundheit, Jugend und Soziales, von der Freien Hansestadt Bremen, vom Europäischen Sozialfonds des Arbeitsamtes Bremen, der Universität Bremen sowie von der Robert Bosch Stiftung.

In den folgenden zwei Jahren entwickelten sich in Deutschland zahlreiche weitere Modellprojekte zur Pflegeausbildung. Im Jahr 2002 existierten etwa 30 Modellvorhaben mit inhaltlich und strukturell unterschiedlichen Ansätzen. Auf Initiative und mit Förderung der Robert Bosch Stiftung wurde im selben Jahr das «Transfernetzwerk Innovative Pflegeausbildung» gegründet. Ziel war es, den Fachaustausch der Vertreter großer Modellprojekte kontinuierlich und koordiniert zu gestalten und Synergieeffekte zu erreichen. Zudem sollten Ergebnisse, Erfahrungen und Fragestellungen aus den Modellvorhaben in die politische Diskussion eingebracht werden.[499]

Die Robert Bosch Stiftung unterstützte aber nicht nur den Transfer der einzelnen Projekte untereinander, sondern schrieb im Januar 2002 selber einen Wettbewerb aus, um Ideen anzuregen und die Erarbeitung neuer Konzepte für eine zukunftsfähige Pflegeausbildung zu initiieren, sie zu sammeln, auszuwerten und zu veröffentlichen. Hintergrund war die Empfehlung der Denkschrift «Pflege neu denken», die drei bisherigen Pflegeberufe

497 Vgl. Görres, Stefan; Bohns, Stefanie; Stöver, Martina; Krippner, Antje: Organisationskulturen gestalten. Modellprojekt «Integrierte Pflegeausbildung in Bremen». In: Pflegemagazin 2 (2001), Heft 1, S. 48–54, S. 48.

498 Ebd., S. 48–54.

499 ADBfK, Positionspapier der Kerngruppe «Transfernetzwerk Innovative Pflegeausbildung» o. Dat., S. 1.

zu einer Ausbildung zusammenzuführen.[500] Zur Teilnahme aufgerufen waren Pflegeschulen, Träger von Ausbildungsstätten, Fachhochschulen, Berufsakademien, Universitäten und Pflegefachleute aus dem Bundesgebiet, die Ideen und Konzepte für eine Ausbildung in Theorie und Praxis entwickeln wollten.[501] Dem Einfallsreichtum waren dabei keine Grenzen gesetzt. Die Ausschreibungsbedingungen erlaubten es ausdrücklich, über bestehende Grenzen hinauszudenken. Allerdings mussten die Teilnehmer auch Realitätssinn beweisen, indem sie die Finanzierbarkeit und die Rahmenbedingungen ihres Konzeptes darstellten.[502] Die besten Konzepte sollten auf einem Workshop der Öffentlichkeit vorgestellt und diskutiert und die prämierten Beiträge in einem Dokumentationsband veröffentlicht werden.[503]

Im Auftrag der Robert Bosch Stiftung führte das Institut für angewandte Pflegeforschung der Universität Bremen den Wettbewerb durch. Zur Jury gehörten neben Prof. Dr. Thomas Bals von der Fakultät Erziehungswissenschaften der Technischen Universität Dresden und Dagmar Bulmann vom Referat Gesundheitsfachberufe und Altenpflege im Sozialministerium Mecklenburg-Vorpommern Prof. Veronika Koch von der Katholischen Fachhochschule Osnabrück, Michael Krol vom Pflegekompetenzzentrum Bremen sowie Dr. Heidrun Metzler vom Zentrum zur interdisziplinären Erforschung der Lebenswelten behinderter Menschen an der Universität Tübingen.[504]

Im September 2003 fand im Maternushaus in Köln die öffentliche Preisverleihung statt.[505] Insgesamt wurden drei mit jeweils 5000 Euro dotierte Hauptpreise, ein Sonderpreis und ein Förderpreis vergeben. Die Hauptpreise erzielten:

---

500 ARBSG 1106-0097, Ideenwettbewerb «Pflege neu denken – zukunftsfähige Ausbildungskonzepte». Bewerbungsunterlagen, S. 1f.

501 Ebd., S. 5.

502 ARBSG 1106-0097, Ideenwettbewerb 2002/2003 «Pflege neu denken – zukunftsfähige Ausbildungskonzepte». Dokumentation, S. 1.

503 ARBSG 1106-0097, Ideenwettbewerb «Pflege neu denken – zukunftsfähige Ausbildungskonzepte». Bewerbungsunterlagen, S. 6. Siehe auch: Robert Bosch Stiftung: Ideenwettbewerb 2002/2003 «Pflege neu denken – zukunftsfähige Ausbildungskonzepte». Dokumentation. Organisation und Durchführung: Institut für angewandte Pflegeforschung (iap), Universität Bremen. Stuttgart 2004.

504 ARBSG 1106-219, Jury zum Ideenwettbewerb «Pflege neu denken – zukunftsfähige Ausbildungskonzepte», vom 28.05.2002.

505 ARBSG 1106-219, Einladung zur Preisverleihung und Präsentation des Ideenwettbewerbs «Pflege neu denken. Zukunftsfähige Ausbildungskonzepte» am 20. September 2003.

- die Arbeitsgruppe am Bundesinstitut für Berufsbildung in Bonn mit ihrer Ausarbeitung eines lernzielorientierten Curriculums für die praktische und schulische Altenpflegeausbildung
- die Projektgruppe des Fachseminars für Altenpflege an der Bochumer Augusta-Akademie mit einem Konzept für eine generalistische Pflegeausbildung mit anschließendem Fachhochschulstudium und
- die Vertreter des Caritas-Verbandes für das Erzbistum Paderborn für ihre Konzeption, Erprobung und Evaluation einer generalistischen Pflegeausbildung, die direkt in einen dreijährigen Modellversuch mündete.

Der Förderpreis wurde an die studentische Projektgruppe des Studiengangs Pflegemanagement und Pflegepädagogik der Katholischen Fachhochschule Freiburg für das Konzept «AuBiKo.futuri – zukunftsfähiges Ausbildungskonzept für die Pflegeberufe in Deutschland» vergeben. Mit dem Preisgeld sollten die Studenten an ihrem Konzept für eine mit dem Bachelor abschließende duale Pflegeausbildung weiterarbeiten.[506]

Zeitgleich mit der Ausschreibung zum Ideenwettbewerb genehmigte das baden-württembergische Sozialministerium eine Modellschule für integrative Pflegeausbildung am Robert-Bosch-Krankenhaus in Stuttgart. Nach zwei Jahren intensiver Vorbereitungen war es gelungen, die notwendigen Voraussetzungen für die praktische Erprobung eines neuen Ausbildungskonzepts zu schaffen. Am 1. Oktober 2002 konnten die ersten 28 Schüler die Ausbildung beginnen.[507] In Zusammenarbeit mit elf Kooperationspartnern wurden am Robert-Bosch-Krankenhaus bundesweit zum ersten Mal die bestehenden drei Ausbildungsgänge in der Pflege zu einer neuen, staatlich anerkannten Pflegeausbildung zusammengeführt.[508] Das Besondere an diesem in Deutschland einmaligen Modell waren vor allem die neuen Lernformen und -inhalte. Für die integrative Ausbildung wurde ein eigener Lehrplan und umfangreiches Material erarbeitet.[509] Neben der Robert

506 ARBSG 1106-219, Ideenwettbewerb «Pflege neu denken – zukunftsfähige Ausbildungskonzepte». Kurzfassung der prämierten Beiträge. Zum Sonderpreis siehe außerdem: Beck, Frank; Bräuer, Simone; Brücher, Maike; Fischer, Thomas; Mais-Kemmler, Inge; Philipp, Susanne: AuBiKo.futuri – zukunftsfähiges Ausbildungskonzept für die Pflegeberufe in Deutschland. In: Pflegepädagogik. PR-InterNet (2004), Nr. 2, S. 69–79.

507 Robert Bosch Stiftung GmbH: Bericht 2002. Stuttgart 2003, S. 45.

508 Ein Modell für Deutschland. Robert Bosch Stiftung und Robert-Bosch-Krankenhaus stellen Modellschule für integrative Pflegeausbildung vor. In: Nachrichten aus der Robert Bosch Stiftung 11 (2002), Nr. 2 vom Juli 2002, S. 1f.

509 Integrative Pflegeausbildung: Das Stuttgarter Modell. Ausbildungsmanual. Hrsg. von der Kerngruppe Curriculum. Stuttgart 2003.

Bosch Stiftung und dem Krankenhaus förderte auch das Sozialministerium Baden-Württemberg das Modell. Bundesweit herrschte großes Interesse an dem Konzept. Am im November 2003 im Stuttgarter Haus der Wirtschaft stattfindenden Symposium zur Vorstellung des «Stuttgarter Modells» nahmen 450 Fachleute und Interessierte teil.[510] Im Anschluss an den ersten Kurs genehmigte das zuständige Regierungspräsidium einen zweiten Lehrgang.[511] Aktuell wird das Ausbildungsmodell am Robert-Bosch-Krankenhaus weiter durchgeführt. Daneben bietet das Bildungszentrum des Robert-Bosch-Krankenhauses seit 2012 in Kooperation mit der Dualen Hochschule Baden-Württemberg (DHBW) ein ausbildungsintegriertes Bachelor-Studium für «Angewandte Gesundheitswissenschaften für Pflege und Geburtshilfe» an.

Als Antwort auf die Kritik an der Empfehlung zu einer zweijährigen Pflegeausbildung der Denkschrift «Pflege neu denken» begannen sich die Mitglieder der Zukunftswerkstatt Gedanken über ein diesbezügliches Pilotprojekt zu machen. Die Vorbereitungen dazu zogen sich allerdings in die Länge. Vor allem die Erstellung der Kompetenzprofile und Verantwortungsbereiche erforderten eine genaue Planung. Zum 1. Oktober 2008 konnte schließlich der erste Ausbildungsgang zur «Fachangestellten für Gesundheit und Pflege» am Ausbildungszentrum des Robert-Bosch-Krankenhauses starten.[512] Mit Beginn des Modellprojektes endete auch die Arbeit der Zukunftswerkstatt. Weitere Sitzungen waren nicht geplant.[513]

Mit der Erweiterung des Krankenpflegegesetzes um die Modellklausel setzte eine Diskussion um die grundlegende Überarbeitung des Gesetzes ein, an der sich auch Gewerkschaften und Politik beteiligten. Im Vordergrund stand die Forderung nach einer stärkeren Professionalisierung der Pflegeberufe und nach einer Weiterentwicklung der Pflegewissenschaften. Die ÖTV sprach sich für eine generalistische Ausbildung aus, wollte aber zusätzlich eine Qualifizierung im ambulanten Bereich verankert wissen. Zudem sollten die Pflegeberufe endlich in das Regelbildungssystem integ-

510 Robert Bosch Stiftung GmbH: Bericht 2003. Stuttgart 2004, S. 50.

511 Robert Bosch Stiftung: Perspektive: Gesundheit. Förderung der Robert Bosch Stiftung in Alltag, Beruf und Wissenschaft. Stuttgart 2005, S. 39.

512 ARBSG 1106-82, Schreiben von Dr. Almut Satrapa-Schill an die Mitglieder der Zukunftswerkstatt vom 22.10.2007, betr. Pilotprojekt «Zweijährige Modellausbildung» am Ausbildungszentrum des Robert-Bosch-Krankenhauses.

513 ARBSG 1106-82, Protokoll der Sitzung «Zukunftswerkstatt Pflegeausbildung» – «Kompetenzniveau in der Pflege – Pilotprojekt zweijährige Ausbildung» am 5. Mai 2008 in Köln.

riert werden.[514] Die Arbeitsgemeinschaft der Sozialdemokraten und Sozialdemokratinnen im Gesundheitswesen vertrat die Ansicht, den vielfältigen Aufgaben der zukünftigen Pflege könne man nur mit einer integrierten Ausbildung begegnen. Als weiteren Aspekt hatte die Arbeitsgemeinschaft schon Mitte der 1990er-Jahre ins Spiel gebracht, dass aus pflegewissenschaftlicher Sicht nicht zwischen Theorien der Kranken-, Kinderkranken- und Altenpflege unterschieden werde. Unter derselben Pflegetheorie ließen sich Phänomene der Kranken-, Kinderkranken- und Altenpflege erfassen und reflektieren. Die bisherige strukturell-institutionelle Trennung sei also nicht nur pflegewirklichkeitsfremd, sondern zudem pflegetheoriefern.[515] Das Transfernetzwerk Innovative Pflegeausbildung plädierte generell für eine Reform der bestehenden Gesetzeslage, da sie die ausbildungsregelnden Berufsgesetze und die darin enthaltene Modellklausel für nicht ausreichend hielten, «um eine zukunftsorientierte Modernisierung der Pflegeausbildung erproben und umsetzen zu können».[516] Kurz vor dem Inkrafttreten des neuen Krankenpflegegesetzes beauftragte der Deutsche Bildungsrat für Pflegeberufe die Pflegeprofessorin Dr. Edith Kellnhauser, eine Delphi-Runde zum Thema «Künftige Anforderungen an Pflegende» durchzuführen. Mithilfe eines systematischen und mehrstufigen Befragungsverfahrens sollten zukünftige Anforderungen in der Pflege möglichst gut sichtbar gemacht werden. An der Befragung beteiligten sich acht Bildungsexpertinnen aus der Pflege. Weitere Rückmeldungen zu den Ergebnissen kamen von Lehrenden, Managerinnen und Pflegepraktikerinnen. Die Studie belegte unter anderem, dass in der Pflege besonders Führungs- und Forschungskompetenzen immer bedeutsamer werden. Die Ergebnisse der Delphi-Studie wurden veröffentlicht, um die berufspädagogische Diskussion hinsichtlich der Novellierung des Krankenpflegegesetzes zu bereichern, die curriculare Entwicklung zu unterstützen und die Diskussion von Lehrenden und Lernenden anzuregen.[517]

514 Vgl. Dielmann, Gerd: Weiterbildungsregelungen der Länder für Pflegeberufe – eine Übersicht. In: Theorie und Praxis der Sozialen Arbeit 52 (2001), Nr. 9, S. 350–355. Siehe auch: Dielmann, Gerd: Zur Diskussion um eine Reform der Ausbildung in den Pflegeberufen. In: Jahrbuch für kritische Medizin 37. Qualifizierung und Professionalisierung. Hamburg 2002, S. 60–79.

515 Vgl. Arbeitsgemeinschaft der Sozialdemokratinnen und Sozialdemokraten im Gesundheitswesen: Das ASG-Reformkonzept der Pflegebildung. Hrsg. vom Bundesvorstand der ASG – SPD-Parteivorstand – Referat Gesundheitspolitik/ASG. Bonn 1996.

516 ADBfK, Positionspapier der Kerngruppe «Transfernetzwerk Innovative Pflegeausbildung» o. Dat., S. 4.

517 ADBfK, Veröffentlichung des Ergebnisses der Delphi-Runde zur Ausbildungs- und Prüfungsverordnung des neuen Krankenpflegegesetzes vom Juni 2003.

Während Pflegeverbände und Politik die Novellierung des Krankenpflegegesetzes diskutierten, führte die Robert Bosch Stiftung ihre Förderung im Gesundheitsbereich fort. Infolge von Neustrukturierungen der Programmbereiche wurde die Pflege vom Jahr 2000 an im Bereich «Gesundheit und Humanitäre Hilfe» gefördert. Aufgegliedert war dieser in vier Schwerpunkte: Neben der «Reform der Pflegeausbildung», der «Akademischen Struktur in der Pflege» und «Neuen Wegen in der Pflege» wurde die «Gesundheitspflege in Mittel- und Osteuropa» unterstützt.[518]

Im Bereich der «Gesundheitspflege in Mittel- und Osteuropa» praktizierte die Stiftung eine andere Art der Pflegeförderung durch die Unterstützung von Pflegepartnerschaften zwischen Pflegeeinrichtungen in Deutschland und Mittel- und Osteuropa. Im Jahr 2000 förderte die Stiftung 14 Partnerschaften, darunter den Austausch zwischen Pflegekräften aus dem polnischen Lublin und Haunstetten bei Augsburg, die Qualifizierung von russischen Krankenschwestern zur Einführung von Organtransplantationen an der Berliner Charité oder eine Kooperation zwischen dem Frankfurter Verein zur Förderung der qualitätsgerechten Betreuung hilfsbedürftiger Menschen und der Slowakischen Krankenpflegekammer zur Verbesserung ambulanter Pflegedienste.[519] Dieses Programm wurde im Jahr 2001 evaluiert und anschließend in erweiterter Form wieder ausgeschrieben.[520]

Anlässlich des zehnjährigen Bestehens des Stipendien- und Hospitationsprogramms zur Qualifizierung von wissenschaftlichem Nachwuchs für die Lehre und Forschung in der Pflege plante die Robert Bosch Stiftung eine Veranstaltung in Stuttgart. Zehn Jahre nach Erscheinen der Denkschrift «Pflege braucht Eliten» sollten die erreichten Ergebnisse im Rahmen eines Symposiums bilanziert, die Auswirkungen auf die Praxis aufgezeigt und künftige Entwicklungen diskutiert werden.[521]

Vor der Veranstaltung wurden sowohl die Beteiligten des Stipendien- als auch des Postgraduiertenprogramms in Witten/Herdecke zu ihrem Werdegang sowie zu ihren Erfahrungen im Studium und in der Praxis befragt. Insgesamt waren im zehnjährigen Programm zur Förderung der akademischen Strukturen in der Pflege 138 Stipendiaten, Kollegiaten und

518 ARBSG 5002-211, Geschäftsverteilungsplan, Stand 01.01.01.
519 Vgl. Robert Bosch Stiftung GmbH: Bericht 2000, S. 80 und 119f.
520 Vgl. Robert Bosch Stiftung GmbH: Bericht 2001, S. 83.
521 ARBSG 1106-203, Antrag vom 14.03.01 für die Kuratoriumssitzung am 23./24.04.2001 zur Bilanzierung 10 Jahre «Pflege braucht Eliten».

Hospitanten unterstützt worden.[522] Allen Stipendiaten war gemeinsam, dass sie die Bedeutung der Robert Bosch Stiftung für die Pflege als sehr hoch einschätzten. Durch die Initiative «Pflege braucht Eliten» sei es ihr gelungen, wegweisende Impulse und Innovationen anzustoßen. Daneben konnte die Stiftung durch die Qualifizierung von Pflegenden für die Praxis, Lehre und Forschung effektiv zu dauerhaften Veränderungen im Pflegebereich beitragen. Ebenso wie es ihr gelungen sei, die Politik auf die Pflege aufmerksam zu machen.[523] Die Stipendiaten selber wurden in einer Broschüre namentlich erfasst und vorgestellt.[524]

Im November 2002 fand im Stuttgarter Haus der Wirtschaft ein zweitägiges Symposium mit über 300 Teilnehmern statt. Auf der Veranstaltung konnte aus vielerlei Blickwinkeln Bilanz gezogen werden. Die Festrednerin des Abends, die Präsidentin des Goethe-Instituts Inter Nationes und ehemalige Präsidentin des Bundesverfassungsgerichts, Prof. Dr. Jutta Limbach, sprach zum Thema «Pflege und der Schutz der Menschenwürde». Ihr gelang es, am Beispiel der aktiven und passiven Sterbehilfe die Herausforderungen an die Pflege deutlich zu machen, die mehrdimensionale Sichtweisen erforderten.[525] Prof. Dr. Ruth Schröck betonte anschließend, dass es in den letzten zehn Jahren durch die fortschreitende Akademisierung gelungen sei, die Pflege «sichtbar» zu machen. Sie stünde nun gleichberechtigt neben den anderen Akteuren im Gesundheitswesen.[526] In der nachmittäglichen Podiumsdiskussion wurde dieser Aspekt noch einmal hervorgehoben. Die Präsidentin des Deutschen Pflegerats, Marie-Luise Müller, unterstrich die «Augenhöhe» zwischen Ärzten und Pflegekräften als bedeutsame Errungenschaft der Akademisierung. Als «echten Erfolg» bezeichnete sie aber den Nutzen für den Patienten, der sich durch eine wissenschaftlich fundierte Pflegepraxis bemerkbar mache.[527] Zum Abschluss des Symposiums entwickelten die Teilnehmer selbst in vier Workshops Thesen zur Zukunft der

522 ARBSG 1106-197, Qualifizierung von Lehr- und Leitungskräften in der Pflege – Stipendien- und Hospitationsprogramm – Auswertung von Claus Offermann, o. Dat. [Herbst 2002], S. 3.

523 Ebd., S. 34.

524 Robert Bosch Stiftung: Zehn Jahre «Pflege braucht Eliten»: Qualifizierung von Lehr- und Leitungskräften in der Pflege; Stipendiaten und Kollegiaten 1992–2002. Stuttgart 2002.

525 ARBSG 1106-203, Vortrag von Prof. Dr. Jutta Limbach am 14. November 2002 «Pflege und der Schutz der Menschenwürde».

526 ARBSG 1106-203, Zehn Jahre Pflege braucht Eliten, Festveranstaltung – Symposium 14.–15. November 2002, Ruth Schröck: Gesellschaftliche Bedeutung der Pflegewissenschaft.

527 Trimble, Kerstin: Die Pflege braucht ihre Eliten mehr denn je. Nach intensiver Förderung gibt die Stiftung den Stab an die Führungskräfte aus den Pflegeberufen weiter. In: Bosch-Zünder 82 (2002), Heft Nr. 12, S.15.

Pflegewissenschaft, zur Pflegepädagogik, zum Thema Führung und zu den Rahmenbedingungen in Forschung und Lehre.[528] Dieter Berg, seit Juli 2000 zweiter Geschäftsführer der Stiftung, forderte in seinem Schlusswort die Angehörigen der Pflegeberufe und dessen «Elite» auf, mit den erworbenen Fähigkeiten die Entwicklung im Pflegebereich weiter voranzutreiben. Diese «Elite» sei nun gefordert, mit Ideen und tatkräftiger Unterstützung zur Reform der Pflegeausbildung beizutragen und berechtigte Forderungen in Gesellschaft und Politik hineinzutragen.[529]

Ein erster Schritt in diese Richtung wurde anlässlich der Veranstaltung bereits getan. Mithilfe eines neu gegründeten Ehemaligen-Netzwerks wollten Stiftungsstipendiaten dazu beitragen, den Pflegeberuf weiter zu professionalisieren und qualifizierte Nachwuchskräfte für Praxis, Lehre und Forschung heranzubilden. Der Leitidee gemäß sollten die Ziele der Denkschrift «Pflege braucht Eliten» fortgesetzt werden.[530] Das erste Alumni-Treffen mit 25 Ehemaligen fand im Juli 2003 in Stuttgart statt. Zum ersten Vorsitzenden wurde Prof. Dr. Stefan Görres, zur zweiten Vorsitzenden Dr. Martina Roes gewählt. Zum Start der Alumni-Organisation und zur Durchführung einzelner Projekte leistete die Robert Bosch Stiftung finanzielle Unterstützung.[531]

Mit der Festveranstaltung in Stuttgart wollte die Robert Bosch Stiftung noch einmal zur Implementierung und zur Absicherung der Gedanken aus ihrem Förderschwerpunkt «Akademische Strukturen in der Pflege» beitragen und diese zum Anlass nehmen, sich allmählich aus diesem Förderbereich zurückzuziehen. Dabei sollten neue Prioritäten gesetzt werden, die vor allem einer Reform der Grundausbildung in der Pflege gewidmet sein sollten.[532] Mit der erstmaligen Ausschreibung eines multidisziplinären Graduiertenkollegs «Gesundheit und Pflege» im Frühjahr 2002 wurden die Bemühungen der Stiftung, die akademische Ausbildung im Bereich der Pflege in Deutschland zu verankern, endgültig abgeschlossen. Im November 2000 bewilligte das Kuratorium die Ausschreibung und Durchführung des

528 ARBSG 1106-198, Zehn Jahre Pflege braucht Eliten. Symposium, 15. November 2002, Workshop A, B, C und D.

529 ARBSG 1106-199, Schlusswort «Zehn Jahre Pflege braucht Eliten», 15.11.2002, Dieter Berg.

530 Siehe: www.alumninetzwerk-pflege.de. Außerdem: Balzer, Katrin: 10 Jahre Pflege braucht Eliten: Zeitenwechsel. In: Pflegezeitschrift 55 (2002), Nr. 12, S. 850–851.

531 ARBSG 1106-193, Protokoll zur Beiratssitzung Pflege am 09.10.2003 in der Robert Bosch Stiftung, S. 3f.

532 ARBSG 1106-203, Dr. Almut Satrapa-Schill: Anmerkungen dazu, warum und mit welcher Zielsetzung die Robert Bosch Stiftung «10 Jahre Pflege braucht Eliten» veranstaltet.

Kollegs.[533] Geplant war, dieses für etwa 20 Doktoranden aus verschiedenen Fakultäten einzurichten, um einen pflegewissenschaftlichen Forschungsgegenstand aus unterschiedlichen Perspektiven bearbeiten zu können.[534]

Im Februar 2002 wurde das Graduiertenkolleg ausgeschrieben. Die eingegangenen Anträge wurden von einem Gremium, bestehend aus der Pflegeprofessorin Dr. Annemarie Kesselring, dem emeritierten Professor für Ethik, Dr. Helmut Baitsch, Prof. Dr. Dieter Scheffner vom Reformstudiengang Medizin an der Berliner Charité und von dem Professor für biochemische Pharmakologie, Dr. Albrecht Wendel, begutachtet.[535] Federführend für 16 Universitäten aus dem In- und Ausland bewarben sich vier Hochschulen. Den Zuschlag erhielt das Zentrum für Human- und Gesundheitswissenschaften der Berliner Hochschulmedizin zur Bearbeitung des Pflegephänomens «Multimorbidität im Alter». Vom Sommersemester 2004 an sollte das Projekt fünf Jahre laufen.[536] Damit richtete die Stiftung in Deutschland das erste Graduiertenkolleg ein, das gesundheitspflegerische Themen unter der Beteiligung von Pflegewissenschaftlern in den Mittelpunkt stellte.[537] Im Frühjahr 2008 wurde das erste Kolleg beendet. 14 Kollegiaten konnten ihre Forschungsarbeiten abschließen und veröffentlichen. Die Absolventen selbst wurden in Forschungseinrichtungen, klinischen Einrichtungen, in Verbänden und Kassen tätig. Im Juni 2008 wurde ein zweites Graduiertenkolleg zum selben Thema gestartet.[538] Mit einem Symposium am 21. Juni 2012 in Berlin zog das Kolleg Bilanz und stellte die Ergebnisse der langjährigen interdisziplinären Nachwuchsförderung einer breiten Fachöffentlichkeit vor. «Qualifikation für eine moderne Gesundheitsversorgung – Junge Wissenschaftler forschen für das Alter» lautete der Titel der Veranstaltung, die von den Stipendiaten und renommierten Wissenschaftlern aus dem In- und Ausland gestaltet wurde.[539]

Beibehalten wurde von der Stiftung das Internationale Hospitationsprogramm für leitende Pflegekräfte. Führungskräfte erhielten das Angebot, ein

---

533 GFRRBSG, Protokolle Kuratorium 1/1998-3/2005, Niederschrift über die Sitzung des Kuratoriums der RBSG GmbH am 21.11.2000, S. 22. Vgl. auch Robert Bosch Stiftung GmbH: Bericht 2001, S. 30f.

534 ARBSG 1106-152, Protokoll der Beiratssitzung der Robert Bosch Stiftung vom 13. Mai 2000, S. 2.

535 ARBSG 1106-193, Protokoll der Beiratssitzung vom 02.07.2002, S. 9.

536 ARBSG 1106-193, Protokoll zur Beiratssitzung Pflege am 27.03.2003 in der Robert Bosch Stiftung, S. 2.

537 GFRRBSG, Protokolle Kuratorium 1/1998-3/2005, Niederschrift über die Sitzung des Kuratoriums der RBSG GmbH am 21.11.2000, S. 22. Vgl. auch Robert Bosch Stiftung GmbH: Bericht 2001, S. 30f.

538 Robert Bosch Stiftung GmbH: Bericht 2008. Stuttgart 2009, S. 59.

539 Siehe Flyer: Qualifikation für eine moderne Gesundheitsversorgung. Junge Wissenschaftler forschen für das Alter. Abschlusssymposium des Graduiertenkollegs. 21. Juni 2012, Charité-Universitätsmedizin Berlin.

bis drei Monate an einer ausländischen Gesundheitseinrichtung zu hospitieren. Der Aufenthalt sollte in Seminaren vor- und nachbereitet werden. Ziel der Hospitation war es, die persönliche, fachliche und interkulturelle Kompetenz der Führungskräfte zu stärken.[540] Betreut und organisiert wurde das Programm über das Zentrum g-plus vom Department für Pflegewissenschaft der Fakultät für Gesundheit der Universität Witten/Herdecke. Das Institut g-Plus hat sich zum Ziel gesetzt, innovative Lösungen für Fragestellungen der Organisationsentwicklung und des Qualitätsmanagements im Gesundheitswesen – mit Schwerpunkt im Bereich Pflege – zu bieten. Zum Aufgabengebiet des Instituts gehören die Durchführung, wissenschaftliche Begleitung und Evaluierung von pflegerelevanten Forschungsprojekten sowie die individuelle Beratung und fachliche Unterstützung von Führungskräften in der Pflege. Das internationale Hospitationsprogramm Pflege und Gesundheit wird vom Institut g-plus bis in die Gegenwart (2012) ausgeschrieben.[541]

Die Unterstützung des Theorie-Praxis-Transfers, der bisher im Schwerpunkt «Akademische Struktur in der Pflege» gefördert wurde, setzte die Stiftung im Schwerpunkt «Neue Wege in der Pflege» fort. Das Ziel des Programms war weiterhin die Verbesserung der Kooperation zwischen Praxiseinrichtungen und Hochschulen.[542] Bis Ende 2005 wurden 50 Vorhaben zur Verbesserung der Pflegepraxis in stationären und ambulanten Pflegeeinrichtungen, der Pflegeorganisation und der Pflegeausbildung mit über einer Million Euro gefördert. Im Dezember 2005 wurde das Programm in einem Abschlusssymposium bilanziert.[543]

Parallel dazu förderte die Stiftung Praxisprojekte, die neue Wege in der Pflege ausprobierten. Dazu gehörte beispielsweise ein Projekt am Universitätsklinikum Freiburg zum Thema «Patientenbetreuung am Lebensende Ein deutsch-amerikanisches Kooperationsprojekt zur klinisch-ethischen Kompetenz».[544]

Der Förderpreis Krankenpflegeschulen wurde nach dreimaliger Vergabe zu einem Förderwettbewerb umgestaltet. Mit dieser Strukturänderung ver-

540 ARBSG 1106-193, Protokoll zur Beiratssitzung Pflege am 27.03.2003 in der Robert Bosch Stiftung, S. 2. Vgl. auch: Robert Bosch Stiftung GmbH: Bericht 2003. Stuttgart 2004, S. 63.

541 Siehe: www.g-plus.org.

542 Vgl. Robert Bosch Stiftung GmbH: Bericht 2000, S. 79.

543 Robert Bosch Stiftung GmbH: Bericht 2004. Stuttgart 2005, S. 60.

544 GFRRBSG, Protokolle Kuratorium 1/1998-3/2005, Niederschrift über die Sitzung des Kuratoriums der RBSG GmbH am 21.11.2000, S. 21.

folgte die Robert Bosch Stiftung das Ziel, die Umsetzung innovativer Konzepte und Ideen in der Pflegeausbildung zu unterstützen, die aus finanzieller Sicht vom Schulträger allein nicht zu verwirklichen waren. Die Teilnehmer mussten dabei höhere Anforderungen als bisher erfüllen, da nicht mehr einfach über abgeschlossene Projekte berichtet werden konnte, sondern Projekt- und Planungsentwürfe für die Durchführung eingereicht werden mussten. Dazu gehörten sowohl die Zielsetzung und das methodische Vorgehen als auch ein Zeit- und Finanzierungsplan. Mit einer positiven Entscheidung für ein Projekt wurde dieses während der Realisierung finanziell unterstützt. Von den 41 Anträgen wurden zehn gefördert.[545] Im folgenden Jahr wurde nach langer und intensiver Diskussion noch einmal eine neue Struktur für den Förderpreis entwickelt, der im Schuljahr 2003/2004 zum fünften und letzten Mal ausgeschrieben wurde. Mit ihrer Beteiligung am Förderpreis trugen die Bildungseinrichtungen durch ihre vielfältigen Aktivitäten nicht unwesentlich zur Reform der Pflegeausbildung bei und weckten bei den Trägern der Pflegeschulen die Aufmerksamkeit für eine Verbesserung der Ausbildung.[546]

Neben der Ausschreibung des Förderpreises unterstützte die Stiftung im Programm «Schulentwicklung» auch Modellprojekte an Pflegeschulen und förderte von 2000 an mit dem Programm «Internationale Schulpartnerschaften» zum ersten Mal längerfristige Partnerschaften zwischen deutschen Ausbildungseinrichtungen für pflegerische Berufe und entsprechenden Einrichtungen in europäischen Nachbarländern.[547] Auf diese Weise sollten Lehrer und Schüler die Möglichkeit erhalten, die Ausbildung und Praxis der Pflege in anderen Ländern kennenzulernen und während des Projektes gemeinsame Projektaufgaben zu bearbeiten.[548] Ein erstes konkretes Projekt, das unterstützt wurde, war die Schulpartnerschaft zwischen der Fachschule für Heilerziehung in Hamburg und einem Kinderheim in Rumänien.[549]

Am 1. Januar 2004 trat das neue Krankenpflegegesetz in Kraft. Im Gegensatz zu den Forderungen der Pflegeverbände gab es allerdings weiterhin zwei Berufsbilder: die Kranken- und Kinderkrankenpflege. Vorgeschrie-

545 Kruse, Anna-Paula: Rückblick und Bilanz aus Sicht der Jury. In: Robert Bosch Stiftung (Hrsg.): Förderpreis Pflegeschulen 2003/2004. Gemeinsam lernen und handeln. Stuttgart 2005, S. 28–33, hier S. 30.

546 Vgl. dazu ausführlich Robert Bosch Stiftung GmbH (Hrsg.): Förderpreis Pflegeschulen 2003/2004. Gemeinsam lernen und handeln. Stuttgart 2005.

547 Vgl. Robert Bosch Stiftung GmbH: Bericht 2000, S. 78.

548 Neue Ausschreibung: Internationale Schulpartnerschaften in der Pflege. In: Nachrichten aus der Robert Bosch Stiftung 9 (2000), Nr. 1 vom August 2000, S. 4.

549 Robert Bosch Stiftung GmbH: Bericht 2000, S. 118.

ben wurde aber eine integrierte Ausbildung, die eine gemeinsame zweijährige Ausbildung beinhaltet, der sich eine einjährige Differenzierungsphase in der Kranken- oder Kinderkrankenpflege anschließt.

Der Unterrichtsanteil wurde zu Lasten der praktischen Ausbildung ausgeweitet. Die bisherigen 1600 Stunden Unterricht wurden auf 2100 erweitert und die praktische Ausbildung um 500 Stunden auf 2500 Stunden reduziert. Zu den weiteren Neuregelungen gehörten eine Handlungs- statt Fächerorientierung des Curriculums, ein erforderlicher Hochschulabschluss für Lehrkräfte und die Praxisbegleitung im Krankenhaus durch Lehrkräfte der Schule.[550] Entgegen der Erklärung von München wurde im Rahmen der Gesetzesnovellierung aber die Möglichkeit einer international anschlussfähigen Berufsqualifizierung nicht berücksichtigt. Weiterhin musste in Deutschland die akademische Erstausbildung mit einer fachschulischen Nachqualifizierung gekoppelt werden, wollte man denn in der praktischen Pflege tätig sein.[551] Mit der Novellierung des Krankenpflegegesetzes wurde jedoch durch die Bestimmung eigenverantwortlicher Aufgaben die Zuständigkeit für den Pflegeprozess geklärt. Die Aufnahme präventiver, rehabilitativer und palliativer Maßnahmen in den Aufgabenkatalog der Pflegenden betonte die Bedeutung von Pflege in den verschiedenen Krankheitsstadien.[552]

Fünf Jahre zuvor war es die sogenannte Bologna-Erklärung, die von einigen Pflegevertretern als Chance, an den internationalen Stand der Ausbildung in den Pflegeberufen anzuschließen, wahrgenommen wurde. Nachdem im Juni 1999 die Bildungsminister der Europäischen Union den Vertrag unterschrieben und im Januar 2000 die Dekanekonferenz Pflegewissenschaft Empfehlungen zu den neuen Studienabschlüssen Bachelor und Master verabschiedet hatten, stand dem Ausbau der gestuften Studiengänge auch in der Pflege nichts mehr im Wege.[553] Das Ziel einer internationa-

550 Neiheiser, Ralf; Walger, Martin: Die Novellierung des Krankenpflegegesetzes. In: Das Krankenhaus 95 (2003), Nr. 7, S. 534–538, S. 535.

551 Vgl. Grewe, Annette; Stahl, Sigrid: Zukunft aus der Geschichte? Die Beharrlichkeit einer Professionalisierungsidee als konstitutives Element von Hochschulbildungskonzepten für die Pflege. In: Bollinger, Heinrich; Gerlach, Anke; Pfadenhauer, Michaela (Hrsg.): Gesundheitsberufe im Wandel. Soziologische Beobachtungen und Interpretationen. Frankfurt a. M. 2005, S. 55–69, S. 65.

552 Vgl. Stemmer, Renate: Pflege-Professionalisierung. In: Dr. med. Mabuse 28 (2003), Heft 146, S. 39–42, S. 39.

553 Vgl. Grewe, Annette; Stahl, Sigrid: Zukunft aus der Geschichte? Die Beharrlichkeit einer Professionalisierungsidee als konstitutives Element von Hochschulbildungskonzepten für die Pflege. In: Bollinger, Heinrich; Gerlach, Anke; Pfadenhauer, Michaela (Hrsg.): Gesundheitsberufe im Wandel. Soziologische Beobachtungen und Interpretationen. Frankfurt a. M. 2005, S. 55–69, S. 63.

len Kompatibilität der Pflegestudiengänge rückte damit näher. Die erste Vorsitzende der Bundesdekanekonferenz Pflegewissenschaft, Prof. Margot Sieger, begrüßte die Einführung der gestuften Studiengänge ausdrücklich, da diese eine «originäre wissenschaftliche Qualifizierung in der Pflege von der Erstausbildung bis zur Promotion in einer angemessenen Zeit» erlaubten.[554] Die Regelstudienzeit für Bachelor-Studiengänge betrage mindestens drei, höchstens vier-Jahre, die für Masterstudiengänge mindestens ein, höchstens zwei Jahre. Die aktuellen Studiengänge richteten sich zumeist an Pflegende, die bereits eine Erstausbildung abgeschlossen hatten, über eine Hochschulzugangsberechtigung verfügten und berufliche Erfahrungen in einem Pflegeberuf nachweisen konnten. Das daran anschließende Studium umfasste im Regelfall acht Semester, so dass sich die Qualifizierungszeit für akademisch ausgebildete Pflegekräfte auf durchschnittlich neun Jahre summierte. Lediglich in Hessen, Hamburg und Mecklenburg-Vorpommern existierten grundständige Pflegestudiengänge, die bei ihrem Studienangebot auf eine Erstausbildung in einem Pflegeberuf verzichteten.[555] Mit der Einführung der Bachelor- und Masterstudiengänge werde dagegen ein erster berufsqualifizierender Abschluss in einem Pflegeberuf an Hochschulen ermöglicht. Den Hochschulen eröffne sich dadurch die Möglichkeit, die drei bestehenden Pflegeberufe zu einem neuen Gesundheitsberuf mit einem neu formulierten Pflegebegriff zusammenzufassen. Zugleich erfülle sich damit die langjährige Forderung nach der Durchlässigkeit der Ausbildung in den Hochschulbereich und nach einer pflegewissenschaftlichen Fundierung der Erstausbildung.[556]

Zu Beginn des neuen Jahrtausends war es tatsächlich kaum möglich, sich schnell und unkompliziert einen Überblick über die Studienmöglichkeiten im Pflegebereich zu verschaffen. Charakteristisch für die pflegebezogenen Studiengänge waren eine Heterogenität der Studienstrukturen und eine Vielfalt an Studienabschlüssen. Diese Entwicklung, die seit den 1990er-Jahren bis zum Jahr 2001 zur Einrichtung von 49 grundständigen Pflegestudiengängen und 12 weiterführenden Qualifikationsangeboten geführt hatte, war das Ergebnis unterschiedlicher Zielvorstellungen und Interessen der jeweiligen Hochschulen und Hochschularten sowie der einzelnen Bundesländer. Ebenso trug der fehlende Konsens hinsichtlich der Strukturierung

554 Sieger, Margot: Gestufte Studiengänge – eine neue Qualität der Bildung für die Pflege. In: Pflege und Gesellschaft 6 (2001), Nr. 3, S. 94–99, S. 98.

555 Ebd., S. 94–99, S. 94f.

556 Ebd., S. 94–99, S. 96.

und Neuorientierung des gesamten Berufsfeldes zur Entstehung dieser Vielfalt bei.[557] An den Hochschulen hatten sich folgende Schwerpunkte in den Pflegestudiengängen herauskristallisiert: Neben Studiengängen für Pflegemanagement, die für Leitungsfunktionen in Einrichtungen des Gesundheits- und Sozialwesens qualifizierten, sowie Studiengängen für Pflegepädagogik existierten Studiengänge für Pflege, die eine generalistische Qualifizierung boten, und Studiengänge für Pflegewissenschaft mit der Möglichkeit zur Promotion, die für den Aufbau einer eigenständigen Bezugsdisziplin qualifizierten. Des Weiteren wurden Weiterbildungsstudiengänge angeboten, die Pflegenden mit einem Berufsabschluss eine Zusatzqualifikation ermöglichten.[558] Die Einführung der gestuften Studiengänge bot jetzt die Möglichkeit einer Vereinheitlichung und damit einer Gleichwertigkeit der akademischen Abschlüsse.

Die Weiterentwicklung des Studienangebots für Absolventen der Berufsausbildung der Gesundheitsfachberufe war Sache der Länder und wurde dementsprechend uneinheitlich durchgeführt. In Nordrhein-Westfalen einigten sich beispielsweise im Frühjahr 2002 die Ministerien für Frauen, Jugend, Familie und Gesundheit sowie für Schule, Wissenschaft und Forschung auf folgende Eckwerte bezüglich der Einführung von gesundheitsbezogenen Bachelor-Studiengängen:

- Die Studiengänge sollten zunächst nur an Fachhochschulstandorten entwickelt werden, an denen bereits Fachbereiche für Gesundheit und Pflege bestanden.
- Neben der allgemeinen Hochschulzugangsberechtigung sollte eine abgeschlossene Ausbildung in einem einschlägigen patientennahen Gesundheitsberuf Studienvoraussetzung sein.
- An der Fachhochschule Bielefeld sollte der erste und zunächst einzige Studiengang zum «Bachelor of Science für Gesundheitsberufe» mit dem Schwerpunkt «evidenzbasiertes berufliches Handeln in der Pflege» entwickelt werden und zum Wintersemester 2003/04 starten.[559]

---

557 Kälble, Karl: Bachelor und Master für gesundheitsbezogene Berufe – Neue Entwicklungen und Akkreditierung. In: Prävention 24 (2001), Heft 3, S. 67–73, S. 68. Vgl. auch: Brendel, Sabine; Dielmann, Gerd: Zur Reform der Ausbildung in den Pflegeberufen. Standortbestimmung im Bildungssystem und Perspektiven. In: Zeitschrift für Berufs- und Wirtschaftspädagogik 96 (2000), Nr. 1, S. 79–101, S. 89.

558 Vgl. Kälble, Karl: Im Labyrinth gesundheitsbezogener Studiengänge. In: Pflege Aktuell 55 (2001), Heft 7–8, S. 394–398.

559 ADBfK, Schreiben des Ministeriums für Frauen, Jugend, Familie und Gesundheit des Landes Nordrhein-Westfalen an die Verbände vom 23. Mai 2002.

Mit der Umstellung auf die neuen Studienabschlüsse Bachelor und Master war ein Akkreditierungsverfahren verbunden, das die Zuständigkeit der Hochschulen und des Staates neu bestimmte. Der Staat sollte dabei die Ressourcenbasis gewährleisten, die Studiengänge in die Hochschulplanung einbinden und die Aufsicht über die Einhaltung der Strukturvorgaben haben. Die Akkreditierung sollte demgegenüber die fachlichen und inhaltlichen Qualitätsstandards und die Berufsrelevanz der Abschlüsse gewährleisten. Zur Realisierung dieser Ziele wurde die Akkreditierungsagentur für Studiengänge im Bereich Heilpädagogik, Pflege, Gesundheit und Soziale Arbeit als eingetragener Verein gegründet. Die Entwicklung einheitlicher Akkreditierungsverfahren mit der Festlegung entsprechender Standards wurde 2001 von der Robert Bosch Stiftung finanziell unterstützt.[560] Die Etablierung dieser Standards wurde als Chance gesehen, um zum einen die pflegewissenschaftliche Entwicklung in Deutschland zu stärken und zum anderen die Professionalisierung strukturell und inhaltlich voranzutreiben.[561]

Um eine internationale Verständigung über gemeinsame Ziele und Qualitätsstandards in Lehre, Studium und Forschung zu erreichen, richtete die Dekanekonferenz Pflegewissenschaft – gefördert von der Robert Bosch Stiftung – im Mai 2004 eine Konferenz in Berlin aus, zu der europäische Vertreter der pflegewissenschaftlichen Hochschulausbildung eingeladen wurden. Am Ende der Tagung vereinbarten die Teilnehmer, eine europäische Kompatibilität der Pflegestudiengänge anzustreben.[562]

Die Gegner der gestuften Studiengänge argumentierten, dass die Variante der Akademisierung, die das Studium als Ersatz der traditionellen Ausbildung konzipiert, sich als inkompatibel mit den bestehenden und neu entstehenden berufsgesetzlichen und nachgeordneten Regelungen erweise, da Pflegeakademiker ohne Abschluss in einem traditionellen Pflegeberuf gar nicht uneingeschränkt pflegen dürften. Die Ausübung bestimmter pflegerischer Tätigkeiten und die Übernahme von Führungspositionen seien

560 Klüsche, Wilhelm; Sieger, Margot; Störmer, Norbert; Troschke, Jürgen von: Die Akkreditierungsagentur für Studiengänge im Bereich Heilpädagogik, Pflege, Gesundheit und Soziale Arbeit (AHPGS). In: Prävention 24 (2001), Heft 3, S. 74–76.

561 Vgl. Siegel, Ralf: Zum Entwicklungsprozess und den Chancen der Professionalisierung in der Pflege, die mit der Einführung des Zertifizierungsverfahrens durch die AHPGS verbunden sind. In: Pflege und Gesellschaft 7 (2002), Nr. 2, S. 54–59. Siehe auch: Sieger, Margot: Die Akkreditierungsagentur für Studiengänge im Bereich Heilpädagogik, Pflege, Gesundheit und Soziale Arbeit – AHPGS – Bedeutung und Zielsetzung im Kontext der jüngsten Entwicklungen im Hochschulsystem. In: Pflege und Gesellschaft 7 (2002), Nr. 2, S. 49–53.

562 Die Zukunft der Pflege in einem europäischen Hochschulraum. In: Pflege und Management, Juni 2004, S. 7.

immer noch an das Führen der Berufsbezeichnung eines gesetzlich anerkannten Berufs in der Pflege gekoppelt.[563]

Weiter floss in die Argumentation ein, dass die Akademisierung der Pflege, wie sie sich um 2005 in Deutschland darstellte, bisher nur einen bedingten Beitrag zur Professionalisierung der gesamten Berufsgruppe geleistet habe. Verbleibsuntersuchungen zeigten, dass nur etwa jeder fünfte Pflegeakademiker in der direkten Pflege beschäftigt war und auch die Absolventen ihre Arbeitsgebiete nur in geringem Maße in der direkten Pflege sahen.[564] Als wesentliche Erfolge im Professionalisierungsprozess erwiesen sich so die Akademisierung des Pflegemanagements und der Pflegepädagogik sowie der Aufbau von Pflegeforschungsinstituten und die Etablierung von Forschungsverbünden. Die personenbezogene Pflege werde dagegen von den Professionalisierungsbestrebungen kaum tangiert.[565] Pflegeakademiker können so nur bedingt als «Subjekte der Professionalisierung» der Pflege im Sinne der soziologischen Professionstheorien gesehen werden.[566] Daraus folge die Schlussfolgerung, dass

> *das, was Pflege unbestritten von anderen Berufsgruppen zuerkannt [werde], die Pflege von Menschen, fahrlässig aufgegeben [werde] zugunsten einer als möglicherweise angenehmer empfundenen white collar-Tätigkeit. Professionalisierung [meine] hier nichts anderes als die klassische Flucht aus ungeliebten Tätigkeiten.*[567]

Und wieder wurde folglich der Begriff der «professionellen Pflege» diskutiert, die als praktische, patientenbezogene Tätigkeit auf wissenschaftlicher Grundlage erfolgen müsse. Aber noch immer konnte Pflege nur auf ärztliche Anordnung hin durchgeführt und berufliche Autonomie und das von

563 Vgl. Bollinger, Heinrich; Gerlach, Anke; Grewe, Annette: Die Professionalisierung der Pflege zwischen Traum und Wirklichkeit. In: Pundt, Johanne (Hrsg.): Professionalisierung im Gesundheitswesen. Positionen – Potenziale – Perspektiven. Bern 2006, S. 76–92, S. 83.

564 Ebd., S. 76–92, S. 88.

565 Kälble, Karl: Modernisierung durch wissenschaftsorientierte Ausbildung an Hochschulen. Zum Akademisierungs- und Professionalisierungsprozess der Gesundheitsberufe in Pflege und Therapie. In: Bollinger, Heinrich; Gerlach, Anke; Pfadenhauer, Michaela (Hrsg.): Gesundheitsberufe im Wandel. Soziologische Beobachtungen und Interpretationen. Frankfurt a. M. 2005, S. 31–53, S. 46.

566 Siehe Gerlach, Anke: Akademisierung ohne Professionalisierung? Die Berufswelt der ersten Pflegeakademikerinnen in Deutschland. In: Bollinger, Heinrich; Gerlach, Anke; Pfadenhauer, Michaela (Hrsg.): Gesundheitsberufe im Wandel. Soziologische Beobachtungen und Interpretationen. Frankfurt a. M. 2005, S. 71–102.

567 Bollinger, Heinrich; Gerlach, Anke; Grewe, Annette: Die Professionalisierung der Pflege zwischen Traum und Wirklichkeit. In: Pundt, Johanne (Hrsg.): Professionalisierung im Gesundheitswesen. Positionen – Potenziale – Perspektiven. Bern 2006, S. 76–92, Zitat S. 89.

ihr eigentlich angestrebte Monopol für pflegerische Aufgaben und Tätigkeiten nicht durchgesetzt werden.[568]

Zu diesem Zeitpunkt legte der Deutsche Bildungsrat für Pflegeberufe erneut ein Bildungskonzept vor. Mit diesem wollte der Bildungsrat zum einen auf die rasante Entwicklung im deutschen Gesundheitswesen und zum anderen auf die rasch fortschreitende Entwicklung in der Pflege selbst reagieren.[569] Das Konzept aus dem Jahr 2006 folgt der Strategie des lebenslangen Lernens und setzt bei den allgemeinen schulischen Zugangsvoraussetzungen für eine pflegeberufliche Ausbildung an. So soll der Hauptschulabschluss die Voraussetzung für eine Ausbildung zur Pflege-Assistenz darstellen, mit der gleichzeitig der fehlende mittlere Bildungsabschluss nachgeholt werden kann, der zur beruflichen pflegeprofessionellen Ausbildung berechtigt. Die Qualifizierung zur professionell Pflegenden soll dann sowohl über eine berufliche als auch über eine akademische Ausbildung erfolgen, die beide generalistisch ausgerichtet sind. Mit dem beruflichen Ausbildungsabschluss wird auch eine Hochschulzugangsberechtigung erworben, die zur Aufnahme eines Bachelor-Studiengangs befähigt. Die Qualifizierung für spezialisierte Aufgaben in der Pflege erfolgt dann in Master-Studiengängen, nach dessen Abschluss die Möglichkeit zur Promotion gegeben sein soll.[570] Als berufsfachliches Statement gedacht, wollte der DBR mit seinem Konzept die zukünftigen Entwicklungen anregen und Impulse setzen.[571]

Die Deutsche Gesellschaft für Pflegewissenschaft sprach sich zeitgleich dafür aus, «wie international üblich, den Bachelor als ersten berufsqualifizierenden Abschluss einzusetzen». Dabei lehnte sie eine Berufsausbildung als Zulassungsvoraussetzung zum Bachelor-Studium ab. Eine Weiterqualifikation sollte auf Master-Niveau erfolgen und Pädagogik, Management und Klinische Pflege sowie Pflegewissenschaft betreffen.[572]

---

568 Kälble, Karl: Modernisierung durch wissenschaftsorientierte Ausbildung an Hochschulen. Zum Akademisierungs- und Professionalisierungsprozess der Gesundheitsberufe in Pflege und Therapie. In: Bollinger, Heinrich; Gerlach, Anke; Pfadenhauer, Michaela (Hrsg.): Gesundheitsberufe im Wandel. Soziologische Beobachtungen und Interpretationen. Frankfurt a. M. 2005, S. 31–53, S. 47.

569 Siehe Deutscher Bildungsrat für Pflegeberufe (Hrsg.): Pflegebildung offensiv: Das Bildungskonzept des Deutschen Bildungsrates für Pflegeberufe 2006. München 2007, S. 1.

570 Siehe Deutscher Bildungsrat für Pflegeberufe (Hrsg.): Pflegebildung offensiv: Das Bildungskonzept des Deutschen Bildungsrates für Pflegeberufe 2006. München 2007, S. 39–54.

571 Ebd., S. 61.

572 ADBfK, Positionspapier der Deutschen Gesellschaft für Pflegewissenschaft zu ausgewählten Aspekten der Umstrukturierung von pflegebezogenen Studiengängen zu Bachelor- und Masterstudienangeboten aus pflegewissenschaftlicher Sicht, Winter 2006/2007, S. 3ff.

Bedingt durch das neue Krankenpflegegesetz sowie der damit verbundenen neuen Ausbildungs- und Prüfungsordnung und schon zuvor durch die Akademisierungsbestrebungen der Pflege veränderten sich die Ausbildungsstrukturen und -bedingungen für die Pflegeberufe gravierend. Um erstmals einen umfassenden Überblick über die Strukturen und Rahmenbedingungen der Pflegeausbildungen in Deutschland zu bekommen, förderte die Robert Bosch Stiftung die «Pflegeausbildungsstudie Deutschland – PABiS».[573] In der Studie wurde bundesweit die Situation der theoretischen und praktischen Ausbildung in den Berufen der Gesundheits- und Krankenpflege beleuchtet. Die Untersuchung bestand aus zwei aufeinander abgestimmten Befragungsteilen. Die Befragung von Krankenhäusern zur praktischen Ausbildung wurde federführend vom Deutschen Krankenhausinstitut in Düsseldorf durchgeführt, zur theoretischen Ausbildung wurden Pflegebildungseinrichtungen vom Deutschen Institut für angewandte Pflegeforschung in Köln befragt.[574] Insgesamt wurden die Veränderungen der neuen Krankenpflegeausbildung von den Schulen sowie von den Krankenhäusern positiv bewertet.[575] Dennoch gingen den meisten Pflegebildungseinrichtungen und Krankenhäusern die Reformen nicht weit genug. In der überwiegenden Zahl sprachen sie sich für eine Zusammenführung aller drei pflegerischen Ausbildungsberufe aus, wobei die Hälfte für eine vollständige Vereinheitlichung mit nur einem neu zu schaffenden Berufsabschluss plädierte.[576] Die Studie belegt, dass der durch die veränderten Versorgungsanforderungen und neue Aufgaben im Gesundheitswesen in Gang gekommene bildungs- und berufsstrukturelle Wandel im Pflegebereich noch keinesfalls abgeschlossen ist. Zum Abschluss des ersten Jahrzehnts des neuen Jahrtausends ist die Pflege in Deutschland immer noch nicht in eines der bestehenden Ausbildungssysteme eingebunden. Das Gesundheitswesen erfährt weiterhin einschneidende Veränderungen, die zu neuen Anforderungen an die gesundheitliche Versorgung führen und in deren Zusammenhang die Frage nach einer Akademisierung und Professionalisierung der Pflege aktuelle Diskussionen und Auseinandersetzungen

573 Blum, Karl; Isfort, Michael; Schilz, Patricia; Weidner, Frank: Pflegeausbildung im Umbruch – Pflegeausbildungsstudie Deutschland (PABiS) –. Düsseldorf 2006.

574 Deutsches Krankenhausinstitut; Deutsches Institut für angewandte Pflegeforschung; Robert Bosch Stiftung: Zusammenfassung der Ergebnisse der Pflegeausbildungsstudie Deutschland (PABiS) vom April 2006, S. 1f.

575 Ebd., S. 3f.

576 Ebd., S. 11.

erfährt. Im Februar 2011 stellte der Wissenschaftsrat eine Arbeitsgruppe zusammen, die die Weiterentwicklung einer hochschulischen Qualifikation vorantreiben und Qualifikationswege für das deutsche Gesundheitswesen eruieren soll. Diese Frage sollte alle akademischen Gesundheitsberufe betreffen, wozu auch die Pflege gerechnet wurde.[577]

Der Robert Bosch Stiftung ist es gelungen, bei der Reform der Pflegeausbildung und der Akademisierung der Pflege vieles anzuregen und umzusetzen. Aktuell münden die Bemühungen der Stiftung in Aktivitäten, die der Verbesserung der Koordination und Kooperation der Gesundheitsberufe untereinander sowohl bei der Ausbildung, auf Hochschulebene als auch bei der Berufsausübung dienen sollen. Dem liegt die Überzeugung zugrunde, dass nur durch koordiniertes und disziplinübergreifendes Handeln zwischen den Gesundheitsberufen eine qualitativ hochwertige Gesundheitsversorgung erreicht werden kann. 2008 rief die Robert Bosch Stiftung eine Expertengruppe zusammen, um zu analysieren, ob und wie eine Sicherung und Verbesserung der Versorgungsqualität durch Interdisziplinarität, Interprofessionalität und Kooperation in den Gesundheitsberufen erreicht werden kann. Im Oktober 2011 legte die Gruppe ein Memorandum «Kooperation der Gesundheitsberufe» vor. Mit diesem will die Stiftung abermals auf politischer, gesellschaftlicher und wissenschaftlicher Ebene zur Diskussion zum Thema Gesundheitsberufe und ihre Zusammenarbeit beitragen und für eine Umsetzung der vorgeschlagenen Maßnahmen werben.[578]

577 ADBfK, Arbeitsprogramm Hochschulische Qualifikation für das Gesundheitswesen, Wissenschaftsrat, 01.02.2011.

578 Robert Bosch Stiftung: Memorandum. Kooperation der Gesundheitsberufe. Qualität und Sicherstellung der zukünftigen Gesundheitsversorgung. Stuttgart 2011, Vorwort. Vgl. auch: Robert Bosch Stiftung: Ausbildung für die Gesundheitsversorgung von morgen. Stuttgart 2011.

6 Resümee

Im März 2012 veröffentlichte die aus der Gesundheitsminister- sowie aus der Arbeits- und Sozialministerkonferenz bestehende Bund-Länder-Arbeitsgruppe «Weiterentwicklung der Pflegeberufe» die Eckpunkte zur Vorbereitung des neuen Pflegeberufegesetzes. Danach sollen die bisherigen Gesundheits- und Krankenpflegeausbildung, die Altenpflegeausbildung und die Gesundheits- und Kinderkrankenpflegeausbildung zu einer generalistischen Ausbildung zusammengeführt werden.[579]

Während der DBfK die Zusammenführung der drei getrennten Ausbildungen wie bisher auch als Kernelement einer zukunftsfähigen Pflegeberufsgestaltung sieht, wird diese vom Deutschen Berufsverband für Altenpflege weiterhin kritisch betrachtet. Wie schon in den 1990er-Jahren argumentiert man, durch die Einführung einer generalistischen Ausbildung bestehe die Gefahr einer Deprofessionalisierung sowie einer Zunahme des Personalmangels. Der Berufsverband Kinderkrankenpflege Deutschland unterstützt den Grundsatzbeschluss für eine generalistische Pflegeausbildung, betont aber die Unabdingbarkeit der Schwerpunktsetzung in einem Vertiefungsbereich.

Auch der Deutsche Pflegeverband begrüßt die Zusammenführung der bisherigen drei Berufsgruppen. Geschäftsführer Rolf Höfert resümiert jedoch:

> *Eine vorgesehene vierjährige akademische Ausbildung an Hochschulen mit Integration der geregelten beruflichen Pflegeausbildung wäre der richtige Schritt zur Qualifikation, die in Umsetzung der Richtlinie des gemeinsamen Bundesausschusses mit Festlegung der ärztlichen Tätigkeiten zur Übertragung auf Berufsangehörige der Alten- und Kinderkrankenpflege […] zur selbständigen Ausübung von Heilkunde befähigen würde.*[580]

Entsprechend dem Resümee des Geschäftsführers des Deutschen Pflegeverbandes legte der Wissenschaftsrat im Juli 2012 seine «Empfehlungen zu

579 Arens, Frank: Pflegeausbildungen modernisieren und zusammenführen. Im Fokus: das Eckpunktepapier für ein neues Pflegeberufegesetz. In: Pflegezeitschrift 65 (2012), Nr. 7, S. 396–399.
580 «Eine Schwerpunktsetzung ist unabdingbar.» Verbände beziehen Stellung zur generalistischen Pflegeausbildung. In: Pflegezeitschrift 65 (2012), Nr. 7, S. 388f., Zitat S. 389.

hochschulischen Qualifikationen für das Gesundheitswesen» vor, in denen er sich für eine partielle Akademisierung der Gesundheitsfachberufe aussprach.[581] Fachpersonal, das in komplexen Aufgabenbereichen der Pflege, der Therapieberufe und der Geburtshilfe tätig ist, solle künftig an Hochschulen ausgebildet werden. Mit seinen Empfehlungen wollte der Wissenschaftsrat vor allem dem demografisch-epidemiologischen Wandel Rechnung tragen, der eine wachsende Zahl multimorbider, chronisch erkrankter und pflegebedürftiger Patienten zur Folge haben wird. Auf die daraus resultierenden neuen und gestiegenen Qualifikationsanforderungen müsse in der Ausbildung adäquat reagiert werden.[582] Die Arbeitsgemeinschaft Hochschulmedizin, in der die maßgeblichen Institutionen der deutschen Hochschulmedizin zusammengefasst sind[583], nahm dazu eine vehement gegensätzliche Stellung ein. Zwar sprach sie sich für eine akademische Zusatzqualifikation der Gesundheitsfachberufe aus, um dem demografischen Wandel gerecht zu werden, lehnte aber gleichzeitig die vom Wissenschaftsrat vorgeschlagene Überführung des derzeitigen dualen Systems der Ausbildung der Gesundheitsfachberufe in grundständige Bachelor-Studiengänge ab. Durch die Weiterqualifikation der Gesundheitsberufe könnten keine ärztlichen Leistungen surrogiert werden. Patientinnen und Patienten hätten

> *einen Anspruch auf eine Behandlung durch einen Facharzt oder eine Fachärztin. Dieses hohe Behandlungsniveau in Deutschland («Facharztstandard») [dürfe] durch eine primärqualifizierende Akademisierung der Gesundheitsfachberufe nicht in Frage gestellt werden.*[584]

So scheint trotz der fortschreitenden Akademisierung der Pflegeberufe sowie der letzten Novellierung des Krankenpflegegesetzes im Jahr 2004 wenig

581 Wissenschaftsrat: Empfehlungen zu hochschulischen Qualifikationen für das Gesundheitswesen. Köln 2012.

582 Vgl. auch: Neue Qualifizierungswege für Berufe der Gesundheitsversorgung. Wissenschaftsrat spricht sich für eine partielle Akademisierung der Gesundheitsfachberufe aus. Pressemitteilung Nr. 18 des Wissenschaftsrats 2012.

583 Die Arbeitsgemeinschaft Hochschulmedizin wird von folgenden Institutionen getragen: Arbeitsgemeinschaft der Wissenschaftlichen Medizinischen Fachgesellschaften, Bundesärztekammer, Bundesvereinigung der Landeskonferenzen ärztlicher und zahnärztlicher Leiter von Kliniken, Instituten und Abteilungen der Universitäten und Hochschulen Deutschlands, Bundesvertretung der Medizinstudierenden in Deutschland e. V., Deutsche Gesellschaft für Medizinrecht, Deutscher Hochschulverband, Marburger Bund, Medizinischer Fakultätentag.

584 Brauchen technische Assistentenberufe einen Bachelor? Arbeitsgemeinschaft Hochschulmedizin zum Qualifikationsbedarf von Gesundheitsfachberufen. Presseerklärung der Arbeitsgemeinschaft Hochschulmedizin vom 16.07.2012.

anders zu sein als vor zwanzig Jahren. Immer noch ist die Krankenpflegeausbildung nicht in eines der bestehenden Ausbildungssysteme eingebunden. Immer noch wird mit den vielfältigen gesellschaftlichen Veränderungsprozessen argumentiert, die auf das Gesundheitswesen einwirken und weiterhin neue, eigenständige Aufgaben im Pflegebereich fordern. Immer noch droht ein Mangel an Pflegekräften. Immer noch werden Rufe nach einer vollständigen Akademisierung und Professionalisierung der Pflege laut. Was hat sich also verändert?

Aktuell bleibt, dass Forderungen nach Veränderungen in der Pflegeausbildung stets im Zusammenhang mit akutem Personalmangel gestellt werden. Den ersten massiven Personalengpässen im Pflegebereich Mitte der 1950er-Jahre begegnete man mit einer Kürzung der Arbeitszeit, die jedoch den Personalbedarf zunächst weiter ansteigen ließ. Eine Lösung wurde jetzt in der Rationalisierung der Krankenpflege gesehen, und die Schwestern wurden von sogenannten berufsfremden Tätigkeiten entlastet. Als es Mitte der 1960er-Jahre zu einer neuen Ausbildungs- und Prüfungsordnung kam, bestanden vor allem gegen die Anhebung des Zulassungsniveaus starke Bedenken, da die Gefahr existiere, durch die Erhöhung der geforderten Schulbildung wertvolle Pflegekräfte zu verlieren.

Das europäische Übereinkommen zur theoretischen und praktischen Ausbildung von Krankenschwestern und -pflegern verpflichtete die Bundesregierung 1967, das bundesdeutsche Krankenpflegegesetz an dieses Übereinkommen anzupassen. Obwohl die Bundesregierung die Revision schon 1972 beschloss, dauerte die Debatte bis 1985 und wurde auch von der allgemeinen Diskussion über die Reform des Bildungssystems beeinflusst. Entsprechend der Forderung nach einer Öffnung der Hochschulen für mittlere Bildungsabschlüsse und nach einem Ausbau praxisorientierter Studiengänge sollte nach den Empfehlungen des Wissenschaftsrats auch Pflegekräften der Zugang zu einer Hochschulausbildung in praxisorientierten Studiengängen ermöglicht werden. Allerdings begegnete man auch in den eigenen Reihen einer «höheren Ausbildung» mit Skepsis, aus Furcht, im Falle einer Verwissenschaftlichung der Ausbildung käme es zu einem weiteren Mangel an praxisorientierten Pflegekräften. In der folgenden Debatte um eine neue Ausbildungs- und Prüfungsordnung traten die traditionellen Gegensätzlichkeiten der berufsständischen, konfessionellen, politischen und gewerkschaftlichen Interessenverbände deutlich zu Tage. Trotzdem konnten zwischen 1970 und 1979 erste Modellstudiengänge eingerichtet und neue Weiterbildungseinrichtungen gegründet werden. Gleichzeitig wurde aber deutlich, dass lediglich der Wille zu Reformen nicht ausreichte, um die Krankenpflege aus ihrer Sackgasse herauszuholen.

An diesem Punkt der Debatte fing die Robert Bosch Stiftung an, sich ebenfalls mit der Thematik auseinanderzusetzen. Ende der 1970er-Jahre förderte sie unterschiedliche Schwerpunkte im Bereich der Gesundheitspflege und konnte auf diesem Gebiet wichtige Erfahrungen sammeln. So war deutlich geworden, dass nachhaltige Verbesserungen in Einzelbereichen des Gesundheitswesens langjähriger Bemühungen bedürfen. Dazu gehörte nicht nur die Finanzierung wissenschaftlicher Arbeiten, sondern auch die Förderung gesellschaftlicher Diskussions- und Entscheidungsprozesse. Dabei war es vor allem von Bedeutung, Modelle und Vorschläge in einem neutralen Umfeld zu entwickeln, diese ausreichend argumentiert abzusichern, um sie dann Eingang in den Prozess der politischen Willensbildung finden zu lassen.

Als es 1985 zur Novellierung des Krankenpflegegesetzes kam, wurde zwar die Anzahl der theoretischen Stunden während der Ausbildung erhöht und erstmals ein Ausbildungsziel für die Kranken-, Kinderkrankenpflege und Krankenpflegehilfe definiert, die Durchlässigkeit zum tertiären Bildungsbereich aber immer noch nicht einheitlich geregelt. Währenddessen führte die fachliche Debatte über Pflegeprozesse, patientenorientierte Pflege, Pflegemodelle und -theorien dazu, dass die einzelnen Pflegeorganisationen eine akademische Qualifikationsmöglichkeit mehr und mehr befürworteten. Auch der sich Ende der 1980er-Jahre wieder verstärkt bemerkbar machende Fachkräftemangel trug zu diesem Gesinnungswandel bei, so dass weitere Pflegestudiengänge an Fachhochschulen eingerichtet werden konnten. Dabei zielten die Reformbestrebungen zu Beginn der 1990er-Jahren im Ausbildungsgefüge der Krankenpflegeberufe vor allem auf eine Anhebung des Qualifikationsniveaus von Lehr- und Leitungskräften ab. Die Diskussion bereicherte eine Professionalisierungsdebatte, die einen handlungsorientierten Ansatz in den Mittelpunkt stellte. Vermehrt verwies man darauf, dass professionelles Handeln vor allem an der fachlichen Qualifikation erkennbar sei. So wurde eine pflegeanalytische Kompetenz zur Umsetzung des Pflegewissens in der Praxis gefordert, die auch im Hinblick auf die veränderten Verhältnisse im Pflegebereich und die gewandelten Gesundheitsbedürfnisse der Bevölkerung an Bedeutung gewann.

Die Robert Bosch Stiftung begann jetzt, sich intensiver mit der Pflege und deren Problemen auseinanderzusetzen und rief 1990 eine Kommission zur Verbesserung der Aus- und Weiterbildung in der Pflege ins Leben.

Schon zuvor hatte die Stiftung die Erarbeitung von Konzepten zur Verbesserung des Pflegemanagements und der Aus-, Fort- und Weiterbildung unterstützt. Die Fachkommission erarbeitete eine Denkschrift zur Hochschulqualifikation, die sich in erster Linie an die Bildungspolitik richtete, die ja die Rahmenbedingungen für entsprechende Hochschulausbildungen setzen muss. Der Argumentationsstrang des Memorandums «Pflege braucht Eliten» begann mit einer Analyse der Ursachen, die die Notwendigkeit profilierter Führungskräfte in Leitungs- und Lehrfunktionen verdeutlichte. Schließlich wurde aufgezeigt, dass durch eine höhere Qualifikation einiger besonders wichtiger Leistungsträger in den Pflegeberufen sowohl die Attraktivität des Berufes durch eine Anhebung des Prestiges gesteigert als auch die Qualität und Effizienz der Versorgung längerfristig verbessert werden könnten. Mit dem parallel dazu entwickelten Stipendien- und Qualifizierungsprogramm für lehrende und leitende Pflegekräfte gelang es der Robert Bosch Stiftung, zu einer konkreten Verbesserung in der Praxis der Pflege durch Personalaufbau beizutragen. Durch die Heranbildung eines wissenschaftlichen Nachwuchses, der so in Deutschland noch nicht existierte, konnte die Einrichtung von pflegebezogenen Studiengängen vorbereitet und vorangebracht werden.

In den folgenden Jahren wurde die Denkschrift immer wieder als wichtige Grundlage für die Begründung von Hochschulstudiengängen herangezogen. Vor allem die Zusammensetzung der Kommission, die sowohl aus Pflegepraktikern als auch aus Berufspolitikern bestand, und so eine Verschränkung des wissenschaftlichen und berufspolitischen Diskurses gewährleistete, führte zu einer breiten Akzeptanz in der Pflegeöffentlichkeit. Kritik erfuhr die Beschränkung des Studiums nur für Lehr- und Leitungskräfte, wodurch das Wissenschaftsfeld Pflege «radikal» eingeengt werde und so ein Argument gegen die Etablierung von universitären Studiengängen liefere. Dabei plädierte man für grundständige primärqualifizierende Studiengänge, die das gesamte Berufsfeld auf eine professionelle Basis stellten. Trotz dieser Kritik fungierte die Denkschrift regelrecht als Initialzündung, und eine Vielzahl von pflegebezogenen Studiengängen konnte eingerichtet werden. Gerade durch die Beschränkung auf Leitungspositionen war es der Robert Bosch Stiftung gelungen, bei sozialpolitischen Akteuren und Einrichtungen auf offene Ohren zu stoßen, da ihr Vorschlag als kompatibel mit den herkömmlichen Strukturen erschien.

Ungeachtet dieser Aktivitäten schien im Verlauf der 1990er-Jahre die Pflegequalität in der Bundesrepublik noch nicht ausreichend gesichert, was vor allem auf eine unzureichende pflegerische Grundausbildung und eine mangelhafte Fort- und Weiterbildung zurückgeführt wurde. Der 1993 gegründete Bildungsrat für Pflegeberufe wollte dem entgegentreten. In seinem ersten Bildungskonzept forderte er eine vertikale und horizontale Durchlässigkeit der Bildungsprogramme bis in den tertiären Bereich hinein sowie erstmals eine generalistische Grundausbildung. Auch andere Bundesverbände der Pflege unterstützten diese Forderungen. Wieder reagierte die Robert Bosch Stiftung und lud 1998 ausgewiesene Fachleute zu einer «Zukunftswerkstatt Pflege» ein. Diese erarbeitete die Denkschrift «Pflege neu denken», die im November 2000 der Öffentlichkeit vorgestellt wurde. Neben einer generalistischen Pflegeausbildung mit späterer Schwerpunktsetzung sprach sich die Kommission auch für eine zweijährige Pflegeausbildung aus. Gerade dieser Vorschlag geriet immer wieder in den Fokus der Kritik, erschien es doch fraglich, ob eine qualifizierte Ausbildung in der Pflege in zwei Jahren zu bewältigen sei. Dennoch konnte die Stiftung auch mit ihrer zweiten Denkschrift Akzente setzen und die intensive Diskussion weiter anregen.

Die Erweiterung des Krankenpflegegesetzes um die sogenannte «Modellklausel» im November 2000 ermöglichte es, generalistische und integrative Ausbildungsmodelle im Pflegebereich zu erproben. Auch hier wurde die Robert Bosch Stiftung aktiv, in dem sie zum einen die Gründung des «Transfernetzwerks Innovative Pflegeausbildung» initiierte, dessen Ziel es war, den Fachaustausch zwischen den Modellprojekten zu koordinieren, und zum anderen am stiftungseigenen Robert-Bosch-Krankenhaus in Stuttgart eine Modellschule für integrative Pflegeausbildung ins Leben rief. Als Antwort auf die Kritik an der Empfehlung zu einer zweijährigen Pflegeausbildung richtete die Stiftung ebenfalls am Robert-Bosch-Krankenhaus einen zweijährigen Ausbildungsgang zur «Fachangestellten für Gesundheit und Pflege» ein.

Im Zuge der Einführungen von Bachelor- und Masterstudiengängen auch im Pflegebereich wurde währenddessen abermals der Begriff der «professionellen Pflege» diskutiert, die als praktische, patientenbezogene Tätigkeit auf wissenschaftlicher Basis erfolgen müsse. Auch das 2004 novellierte Krankenpflegegesetz erlaubte aber Pflege weiterhin nur auf ärztliche Anordnung. Das kurz darauf vom Deutschen Bildungsrat für Pflegeberufe vorgelegte Bildungskonzept setzte hier an und folgte der Strategie lebenslangen Lernens. Neben einer Ausbildung zur Pflege-Assistenz und einer generalistischen pflegeprofessionellen Ausbildung empfahl der DBR auch eine Ausbildung auf Hochschulniveau. Im Vorfeld der Diskussionen um das neue Krankenpflegegesetz 2010/11 forderten Berufspädagogen trotz alledem abermals eine entschlossene Reform der Pflegeausbildung. Im Januar 2012 veröffentlichte der Berufspädagoge Bernd Schramm, Mitglied der Bundesarbeitsgemeinschaft Pflegebildung des DBfK, ein leidenschaftliches Plädoyer für eine generalistische Pflegeausbildung, eine parallele Pflegeausbildung auf Hochschulniveau und eine zweijährige Pflegeassistenzausbildung. Er verwies darauf, dass entsprechende Modelle schon lange existieren – beispielsweise das Memorandum «Pflege neu denken» der Robert Bosch Stiftung aus dem Jahr 2000 und das 2006 erschienene Bildungskonzept des Deutschen Bildungsrats für Pflegeberufe. Dabei müsse das Bildungssystem im Sinne einer gerechten Bildungslandschaft horizontal und vertikal durchlässig sein.[585]

Auch wenn sich die Forderungen nach Veränderungen im Ausbildungsgefüge der Pflegeberufe immer gleichen, ist es einzelnen Akteuren wie dem Deutschen Bildungsrat für Pflegeberufe und der Robert Bosch Stiftung gelungen, vieles anzuregen, umzusetzen und so eine maßgebliche Rolle im Akademisierungsprozess einzunehmen. Bei aller Kritik an den noch ungenügenden Resultaten der bisher erfolgten Akademisierung und Professionalisierung muss jedoch in Betracht gezogen werden, dass die ersten akademisch ausgebildeten Pflegekräfte den Arbeitsmarkt erst vor etwa zehn Jahren betraten. Erste empirische Untersuchungen über deren berufliches Selbstverständnis zeigen, dass sie im Gegensatz zu den traditionell ausgebildeten Pflegenden strukturell besser in der Lage sind, sich durchzusetzen, Routineprozesse in Frage zu stellen und Rahmenbedingungen mitzugestalten.[586] Welche Veränderungen sich durch dieses neue Selbstverständnis der «studierten» Pflegenden künftig zeigen werden, blieb abzuwarten. Auf den aktuellen Vorschlag der Bund-Länder-Arbeitsgruppe «Weiterentwicklung der Pflegeberufe» sollen die pädagogisch qualifizierten Pflegekräfte an Ausbildungsstätten jedenfalls künftig über eine pflegepädagogische Hochschulbildung verfügen und soll dies auch gesetzlich festgelegt werden. Zudem

585 Schramm, Bernd: Ein kurzes Gastspiel auf Station. Krankenpflegegesetz 2003 und die Folgen: Plädoyer für eine Reform. In: Pflegezeitschrift 65 (2012), Nr. 1, S. 36–39, S. 39.

586 Gerlach, Anke: Akademisierung ohne Professionalisierung? Die Berufswelt der ersten Pflegeakademikerinnen in Deutschland. In: Bollinger, Heinrich; Gerlach, Anke; Pfadenhauer, Michaela (Hrsg.): Gesundheitsberufe im Wandel. Soziologische Beobachtungen und Interpretationen. Frankfurt a. M. 2005, S. 71–102, S. 97. Vgl. auch: Hähner-Rombach, Sylvelyn/Recken, Heinrich: Kommentar zum Aufsatz von Hilde Steppe: Dienen ohne Ende. Die historische Entwicklung der Arbeitszeit in der Krankenpflege in Deutschland. In: Pflege 25 (2012), Heft 2, S.133–135, hier S.134.

geht die Arbeitsgruppe davon aus, dass bestimmte Tätigkeiten zur selbständigen Ausübung der Heilkunde durch die Pflegeberufe übernommen werden sollen. Die entsprechenden Zusatzqualifikationen dazu sollen auf Hochschulebene erworben werden.[587] Ausgehend von den heute prognostizierten demografischen und versorgungsbezogenen Entwicklungen müssen sich die zu erwerbenden Kompetenzen im Pflegebereich den zu erwartenden Versorgungsbedarfen anpassen. Nach neuesten Studien bezieht sich der zu erwartende Fachkräftemangel aber nicht mehr nur auf Pflegekräfte, sondern auch auf den ambulanten Versorgungsbereich, der in Deutschland in der Regel von Hausärzten abgedeckt wird.[588] In der Konsequenz bedarf es einer umfassenden Umstrukturierung des derzeitigen Gesundheitssystems. Die Veränderungen müssen dabei auch die Aufgabenfelder der Akteure in der Gesundheitsversorgung betreffen. Pflegefachkräfte sollen also – wie es auch die Bund-Länder-Arbeitsgruppe in ihren Eckpunkten zur Vorbereitung des neuen Pflegeberufegesetzes formuliert – bisherige ärztliche Aufgaben übernehmen, sowohl im delegativen wie auch im eigenverantwortlichen Sinne.[589] Mit hoher Wahrscheinlichkeit werden sich also für den Pflegebereich in naher Zukunft massive Erweiterungen des Tätigkeitsfelds ergeben, die einen erhöhten Bedarf sowohl an klassisch ausgebildetem als auch an akademisch qualifiziertem Pflegepersonal erfordern werden.

Dass eine qualitativ hochwertige Pflege wissenschaftliche Grundlagen benötigt, steht mittlerweile außer Zweifel. Um das zu ermöglichen, muss jedoch auch die Pflegeforschung Unterstützung finden. Noch liegt Deutschland in der Entwicklung von Pflegewissenschaft und Pflegeforschung erheblich im Rückstand. Um dem abzuhelfen unterstützte die Robert Bosch Stiftung die Erarbeitung einer Agenda, um auf die Bedeutung von Pflegeforschung und nachhaltiger Förderstrukturen hinzuweisen. Im November 2012 veröffentlichte die Projektgruppe, in der fünf namhafte pflegebezogene Lehrstühle der Bundesrepublik vertreten waren[590], eine diesbezügliche Agenda, mit dem Ziel, die Politik aufzufordern, dieses Forschungsgebiet auch in Deutschland künftig verlässlich und kontinuierlich mit Fördermitteln zu versehen.[591]

---

587 Arens, Frank: Pflegeausbildungen modernisieren und zusammenführen. Im Fokus: das Eckpunktepapier für ein neues Pflegeberufegesetz. In: Pflegezeitschrift 65 (2012), Nr. 7, S. 396–399, S. 398.
588 Rogalski, Hagen; Dreier, Adina; Hoffmann, Wolfgang; Oppermann, Roman Frank: Zukunftschance Pflege – von der Professionalisierung zur Restrukturierung des Aufgabenfeldes. In: Pflege 25 (2012), Heft 1, S.11–21, S.13.
589 Ebd., S.11–21, S.14.

Der Veränderungsprozess für die berufliche und akademische Aus-, Fort- und Weiterbildungsstruktur im Pflegebereich ist also weiterhin im Gange, wäre aber ohne die Anregungen wichtiger Akteure im Gesundheitswesen weder derzeit noch vor einigen Jahren möglich gewesen. Die Robert Bosch Stiftung setzte hier Maßstäbe. Aufgrund des Stiftungsengagements fühlten sich andere ermutigt, selbst auf das Geschehen im Ausbildungsgefüge der Pflege einzuwirken. Ein zentrales Arbeitsprinzip der Stiftung wurde so erfüllt: Für einen begrenzten Zeitraum ein gesellschaftlich wichtiges, aber wenig beachtetes Thema aufzugreifen mit dem Ziel, andere zur Nachahmung und Weiterführung zu motivieren.[592]

590 Dazu gehörten Prof. Johann Behrens (Pflegeforschungsverbund Mitte-Süd, Institut für Gesundheits- und Pflegewissenschaft, Martin-Luther-Universität Halle-Wittenberg), Prof. Dr. Stefan Görres (Pflegeforschungsverbund Nord, Institut für Public Health und Pflegeforschung (IPP), Universität Bremen), Prof. Dr. Doris Schaeffer (Pflegeforschungsverbund NRW, Institut für Pflegewissenschaft, Universität Bielefeld), Prof. Dr. Sabine Bartholomeyczik (Deutsches Zentrum für Neurodegenerative Erkrankungen (DZNE) Witten und Fakultät für Gesundheit, Department für Pflegewissenschaft, Universität Witten/Herdecke) und Prof. Dr. Renate Stemmer (Deutsche Gesellschaft für Pflegewissenschaft e.V. , Katholische Hochschule Mainz).

591 Vgl. Behrens, Johann; Görres, Stefan; Schaeffer, Doris; Bartholomeyczik, Sabine; Stemmer, Renate (Hrsg.): Agenda Pflegeforschung für Deutschland. Halle a. d. Saale 2012, S. 5.

592 Vgl. Robert Bosch Stiftung: Perspektive: Gesundheit. Förderung der Robert Bosch Stiftung in Alltag, Beruf und Wissenschaft. Stuttgart 2005, S. 33.

Literatur

Abt-Zegelin, Angelika: Pflegewissenschaft als Fundament pflegeberuflicher Bildung. In: Bundesausschuss der Länderarbeitsgemeinschaften der Lehrerinnen und Lehrer für Pflegeberufe: Bildung und Pflege. Pflege braucht Lehre(r). 25 Jahre BA. Stuttgart/New York 1997, S.121–123.

Abt-Zegelin, Angelika: Studiengänge in der Pflege: Pflegewissenschaft. In: Bundesausschuss der Länderarbeitsgemeinschaften der Lehrerinnen und Lehrer für Pflegeberufe: Bildung und Pflege. Pflege braucht Lehre(r). 25 Jahre BA. Stuttgart/New York 1997, S.158–160.

Abt-Zegelin, Angelika: Neue Pflege denken. In: Pflege und Gesellschaft 6 (2001), Nr.3, S.73–77.

Abt-Zegelin, Angelika; Bienstein, Christel: Pflege neu denken: Zukunft der Pflegeausbildung. In: Die Schwester/Der Pfleger 40 (2001), Nr.1, S.167–172.

Adams, Marie-Elisabeth: Die heutige Situation der Krankenschwester unter den Aspekten des verschärften Mangels an Pflegekräften und den sich daraus ergebenden sozial-hygienischen Gegenwartsproblemen. Hamburg 1967.

Albrecht, Hans; Büchner, Edith; Engelke, Dirk R.: Arbeitsmarkt und Arbeitsbedingungen des Pflegepersonals in Berliner Krankenhäusern. Analysen und Maßnahmenvorschläge. Berlin 1982.

Allmendinger, Claus-Michael: Struktur, Aufgabe und Bedeutung der Stiftungen von Robert Bosch und seiner Firma. Ein Beitrag zur Geschichte des Stiftungswesens in Württemberg von 1900 bis 1964. Wirtschaftswissenschaftliche Dissertation, Stuttgart 1977.

Arbeitsgemeinschaft der Sozialdemokratinnen und Sozialdemokraten im Gesundheitswesen: Das ASG-Reformkonzept der Pflegebildung. Hrsg. vom Bundesvorstand der ASG SPD-Parteivorstand – Referat Gesundheitspolitik/ASG. Bonn 1996.

Arbeitsgemeinschaft Medizinfachberufe in der Therapie und Geburtshilfe (Hrsg.): Medizinalfachberufe im Gesundheitswesen. Wege zur Professionalisierung. Positionspapier der AG MTG. Stand: Januar 1999. Köln 1999.

Arbeitsgemeinschaft Medizinfachberufe in der Therapie und Geburtshilfe/Arbeitsgruppe Lehrerprofil (Hrsg.): Studiengang für Lehrkräfte der Medizinalfachberufe. Konzeptionspapier der AG MTG. Stand: Januar 1999. Köln 1999.

Arens, Frank: Pflegeausbildungen modernisieren und zusammenführen. Im Fokus: das Eckpunktepapier für ein neues Pflegeberufegesetz. In: Pflegezeitschrift 65 (2012), Nr.7, S.396–399.

Arndt, Marianne: Krankenpflegeausbildung an der Universität. Nicht Luxus, sondern Notwendigkeit. In: Die Schwester/Der Pfleger 28 (1989), Nr.1, S.67.

Arndt, Marianne: Hohe Schulen helfen beim Helfen. Krankenpflege auf dem Weg zur Wissenschaft. In: Rheinischer Merkur vom 26.11.1993.

Arndt, Marianne: Nurses' Medication Errors: An Interpretative Study of Experiences. Frankfurt a.M./Berlin/Bern/New York/Paris/Wien 1994.

Arnold, Michael; Grundmann, Ekkehard; Heimann, Hans; Lasch, Hans-Gotthart; Mattern, Hans-Jakob; Ungeheuer, Edgar: Die Ausbildung zum Arzt in der Bundesrepublik Deutschland – Denkschrift zu einer Reform der ärztlichen Ausbildung. Gerlingen 1982.

Auer, Christine R.: Geschichte der Pflegeberufe als Fach: die Curriculum- Entwicklung in der pflegerischen Aus- und Weiterbildung. Diss. sc. hum Heidelberg 2007. Eigenverlag, Heidelberg 2008.

Bach, Brigitte: Statement der ÖTV zum Thema: Perspektiven für die Aus- und Weiterbildung in Pflegeberufen. In: Forschungsinstitut der Friedrich-Ebert-Stiftung, Abteilung Arbeits- und Sozialforschung (Hrsg.): Zukunft der Pflege – Zukunft der Pflegeberufe. Eine Tagung der Friedrich-Ebert-Stiftung am 9. Juni 1994 in Erfurt. Bonn 1994, S. 77–80.

Bals, Thomas: Professionalisierung des Lehrens im Berufsfeld Gesundheit. Köln 1990.

Bals, Thomas: Die Zukunft der Lehrerausbildung für die Gesundheitsfachberufe. In: Krankenpflege 46 (1992), Heft 1, S.14–17.

Balzer, Katrin: Streitgespräch zur Zukunft der Pflegeausbildung: Die Suche nach Konsens hat Konsens. In: Pflegezeitschrift 55 (2002), Nr. 3, S.164–166.

Balzer, Katrin: 10 Jahre Pflege braucht Eliten: Zeitenwechsel. In: Pflegezeitschrift 55 (2002), Nr.12, S. 850–851.

Bartholomeyczik, Sabine: Die Bedeutung der Pflegeforschung für die Krankenpflege. In: Deutsche Krankenpflegezeitschrift 45 (1992), Nr. 5, S. 322–327.

Bartholomeyczik, Sabine: Professionalisierung der Pflege – zwischen Abhängigkeit und Omnipotenz. In: Verhaltenstherapie und Psychosoziale Praxis 29 (1997), Heft 1, S. 5–13.

Bartholomeyczik, Sabine: Zur Entwicklung der Pflegewissenschaft in Deutschland. In: Pflege 12 (1999), Nr. 3, S.158–162.

Bartholomeyczik, Sabine; Mogge-Grotjahn, Hildegard; Zander, Christel (Hrsg.): Pflege als Studium – Europäischer Kontext – Curriculum-Entwurf – Expertenurteile. Beiträge zu einem Fachhochschul-Curriculum. Bochum 1993.

Bartholomeyczik, Sabine; Müller, Elke (Hrsg.): Pflegeforschung verstehen. München/Wien/Baltimore 1997.

Bauer Marita: Statement des Deutschen Berufsverbandes für Pflegeberufe zum Thema: Perspektiven für die Aus- und Weiterbildung in Pflegeberufen. In: Forschungsinstitut der Friedrich-Ebert-Stiftung, Abteilung Arbeits- und Sozialforschung (Hrsg.): Zukunft der Pflege – Zukunft der Pflegeberufe. Eine Tagung der Friedrich-Ebert-Stiftung am 9. Juni 1994 in Erfurt. Bonn 1994, S. 81–87.

Beck, Frank; Bräuer, Simone; Brücher, Maike; Fischer, Thomas; Mais-Kemmler, Inge; Philipp, Susanne: AuBiKo.futuri – zukunftsfähiges Ausbildungskonzept für die Pflegeberufe in Deutschland. In: Pflegepädagogik. PR-InterNet (2004), Nr. 2, S. 69-79.

Beekmans, Heinz: «Pflege braucht Eliten» – aus der Universität. In: Stuttgarter Zeitung vom 22.10.1992.

Beer, Gisela: Zum Thema Diplom-Mediziner (Pflege). In: Deutsche Krankenpflegezeitschrift 26 (1973), Heft 10, S. 560.

Behrendt, Heidrun: Analyse, Vergleich und Perspektiven zur Pflegeausbildung in den europäischen Ländern. Göttingen 2008.

Behrens, Johann; Görres, Stefan; Schaeffer, Doris; Bartholomeyczik, Sabine; Stemmer, Renate (Hrsg.): Agenda Pflegeforschung für Deutschland. Halle a. d. Saale 2012.

Beier, Jutta: Pflege- und Medizinpädagogik an der Humboldt-Universität Berlin. In: Pflege-Pädagogik 1 (1991), Nr. 2, S. 8–13.

Bienstein, Christel: Professionelle Pflege. In: Die Schwester/Der Pfleger 27 (1988), Nr. 3, S. 215–217.

Bienstein, Christel: Inhalt und Zielsetzung der patientenorientierten Krankenpflege. In: Krankenpflege 43 (1989), Nr. 5, S. 214–216.

Bienstein, Christel: Ganzheitliche Pflege – was ist das, was kann sie leisten? In: Krankenpflege 44 (1990), Nr. 3, S.152-155.
Bienstein, Christel: Pflegestandards. Eine Hilfe zur Qualitätssicherung – Teil 1. In: Pflege Aktuell 49 (1995), Nr.1, S 24–26.
Bienstein, Christel: Pflegestandards. Kriterien und Strukturelemente. Teil 2. In: Pflege Aktuell 49 (1995), Nr. 2, S.103–107.
Bienstein, Christel: Pflegestandards. Beispiele zum Erstellen medialer Standards. Teil 3. In: Pflege Aktuell 49 (1995), Nr. 3, S. 201–202.
Bienstein, Christel: Studium Pflegewissenschaft an der Universität Witten/Herdecke. In: Die Schwester/Der Pfleger 34 (1995), Nr.11, S.1040–1041.
Bienstein, Christel: Zukunftswerkstatt Robert Bosch Stiftung – Pflegeausbildung in der Zukunft. In: Hochschulforum Pflege 5 (2001), Nr.1, S. 22.
Bischoff, Claudia: Frauen in der Krankenpflege. Zur Entwicklung von Frauenrolle und Frauenberufstätigkeit im 19. und 20. Jahrhundert. Überarb. u. erw. Neuaufl., Frankfurt a. M./New York 1992.
Bischoff, Claudia: Qualifizierung der Lehrerinnen und Lehrer an den pflegeberufsbildenden Schulen. Zur Situation in Deutschland. In: Deutsche Krankenpflege-Zeitschrift. Beilage: Berufspolitik 45 (1992), Nr. 9, S.18–23.
Bischoff, Claudia; Botschafter, Petra: Betrifft: Studiengang Pflegepädagogik in Berlin. In: PflegePädagogik 1 (1991), Nr. 2, S. 41–43.
Bischoff, Claudia; Botschafter, Petra: Der Griff nach der Wissenschaft: Tagungsbericht. In: PflegePädagogik 1 (1991), Nr. 2, S. 23–25.
Bischoff, Claudia/Botschafter, Petra: Die wissenschaftliche Lehrerausbildung als Voraussetzung einer professionellen Lehrtätigkeit in der Pflege. In: Krankenpflege 45 (1991), Nr.1, S. 20–24.
Bischoff, Claudia; Botschafter, Petra: Universität oder Fachhochschule – das ist hier die Frage! In: PflegePädagogik 2 (1992), Nr.1, S. 4–11.
Bischoff, Claudia; Botschafter, Petra (Hrsg.): Neue Wege in der Lehrerausbildung für Pflegeberufe. Melsungen 1993.
Bischoff-Wanner, Claudia: 170 Jahre Sonderwege in der Ausbildung der Pflege – und kein Ende!? Über das Ausbildungsmodell «Pflege neu denken». Hrsg. von der Robert Bosch Stiftung. In: Pflege und Gesellschaft 6 (2001), Nr. 3, S. 78–86.
Bisler, Wolfgang: Wandel und Zukunft der Krankenpflege. Festvortrag aus Anlaß der Jubiläumsfeierlichkeiten zum 50jährigen Bestehen der Krankenpflegeschule am St. Elisabeth Krankenhaus Thuine in Trägerschaft der Kongregation der Franziskanerinnen vom Heiligen Märtyrer Georg zu Thuine. In: PflegePädagogik 7 (1997), Nr. 3, S.10–24.
Blum, Karl; Isfort, Michael; Schilz, Patricia; Weidner, Frank: Pflegeausbildung im Umbruch – Pflegeausbildungsstudie Deutschland (PABiS) –. Düsseldorf 2006.
Bock-Rosenthal, Erika (Hrsg.): Professionalisierung zwischen Praxis und Politik. Der Modellstudiengang Pflegemanagement an der Fachhochschule Münster. Bern/Göttingen/Toronto/Seattle 1999.
Bock-Rosenthal, Erika: Entwicklung des Modellstudiengangs an der Fachhochschule Münster. In: Bock-Rosenthal, Erika (Hrsg.): Professionalisierung zwischen Praxis und Politik. Der Modellstudiengang Pflegemanagement an der Fachhochschule Münster. Bern/Göttingen/Toronto/Seattle 1999, S. 65–83.
Boelsen, Birgit: Gleiche Rechte – gleiche Pflichten. Wer muß sich in der Krankenpflege emanzipieren? In: Krankenpflege 29 (1975), Nr. 5, S.189–190.

Bögemann-Großheim, Ellen: Zum Verhältnis von Akademisierung, Professionalisierung und Ausbildung im Kontext der Weiterentwicklung pflegerischer Berufskompetenz in Deutschland. In: Pflege und Gesellschaft 9 (2004), Nr. 3, S. 100–107.

Bollinger, Heinrich: Die Akademisierung der Pflege. Eine Zwischenbilanz, 1. Teil. In: Die Schwester/Der Pfleger 38 (1999), Nr. 4, S. 340–342.

Bollinger, Heinrich: Die Akademisierung der Pflege. Eine Zwischenbilanz, 2. Teil. In: Die Schwester/Der Pfleger 38 (1999), Nr. 5, S. 416–419.

Bollinger, Heinrich: Profession – Dienst – Beruf. Der Wandel der Gesundheitsberufe aus berufssoziologischer Perspektive. In: Bollinger, Heinrich; Gerlach, Anke; Pfadenhauer, Michaela (Hrsg.): Gesundheitsberufe im Wandel. Soziologische Beobachtungen und Interpretationen. Frankfurt a. M. 2005, S. 13–30.

Bollinger, Heinrich; Grewe, Annette: Die akademisierte Pflege in Deutschland zu Beginn des 21. Jahrhunderts. Entwicklungsbarrieren und Entwicklungspfade. In: Jahrbuch für kritische Medizin 37. Qualifizierung und Professionalisierung. Hamburg 2002, S. 43–59.

Bollinger, Heinrich; Gerlach, Anke; Grewe, Annette: Die Professionalisierung der Pflege zwischen Traum und Wirklichkeit. In: Pundt, Johanne (Hrsg.): Professionalisierung im Gesundheitswesen. Positionen – Potenziale – Perspektiven. Bern 2006, S. 76–92.

Bollinger, Heinrich; Gerlach, Anke; Pfadenhauer, Michaela (Hrsg.): Gesundheitsberufe im Wandel. Soziologische Beobachtungen und Interpretationen. Frankfurt a. M. 2005.

Botschafter, Petra: Selbstverständlich, aber nicht akzeptiert – die Forderung nach einer universitären Ausbildung von Pflegelehrer/innen. In: Bischoff, Claudia; Botschafter, Petra (Hrsg.): Neue Wege in der Lehrerausbildung für Pflegeberufe. Melsungen 1993, S. 125–143.

Botschafter, Petra; Moers, Martin: Pflegewissenschaft und Pflegenotstand. Einrichtung eines Studienganges «LehrerIn der Pflege» an der Freien Universität Berlin? In: Jahrbuch für Kritische Medizin. Band 15. Argument-Sonderband 190. Hamburg 1990, S. 123–139.

Botschafter, Petra; Steppe, Hilde: Theorie- und Forschungsentwicklung in der Pflege. In: Schaeffner, Doris; Moers, Martin; Rosenbrock, Rolf (Hrsg.): Public Health und Pflege. Zwei neue gesundheitswissenschaftliche Disziplinen. Berlin 1994, S. 72–86.

Brendel, Sabine; Dielmann, Gerd: Zur Reform der Ausbildung in den Pflegeberufen. Standortbestimmung im Bildungssystem und Perspektiven. In: Zeitschrift für Berufs- und Wirtschaftspädagogik 96 (2000), Nr. 1, S. 79–101.

Brenner, Günter: Sind Unterrichtsschwester und Unterrichtspfleger Lehrkräfte im schulrechtlichen Sinn? In: Die Schwester/Der Pfleger 27 (1988), Nr. 3, S. 172–175.

Bundesausschuss der Länderarbeitsgemeinschaften der Lehrerinnen und Lehrer für Pflegeberufe: Bildung und Pflege. Pflege braucht Lehre(r). 25 Jahre BA. Stuttgart/New York 1997.

Bundesausschuss der Lehrerinnen und Lehrer für Pflegeberufe: Reform des Bundesausschusses (BA) erfolgreich durchgeführt: Gründung als Bundesverband. In: PflegePädagogik 8 (1998), Nr. 4.

Bundesausschuss der Lehrerinnen und Lehrer für Pflegeberufe: Bildungskonzept. Berufsfachschule für Gesundheits- und Sozialpflege – Richtlinie und Lehrplan. Zweijähriger Bildungsgang – Fach(ober)schulreife – Gesundheits- und Sozialpflegeassistentin. O. O. 2003.

Bundesministerium für Familie, Senioren, Frauen und Jugend (Hrsg.): Bessere Ausbildung – bessere Pflege. Bundesseniorenministerin Bergmann legt Gesetzesentwurf zur bundeseinheitlichen Neuordnung der Altenpflegeausbildung vor. Pressemitteilung vom 30. März 1999.

Burns, Nancy; Grove, Susan K.: Pflegeforschung verstehen und anwenden. München 2005.

Cappell, Eckhard: Professionalisierung in der Altenpflege? In: Krankenpflege 47 (1993), Nr. 6, S. 372–375.

Caritasverband für das Bistum Essen e. V. (Hrsg.): Gemeinsame (Grund-)Ausbildung in der Alten-, Kranken- und Kinderkrankenpflege. Ein Testcurriculum für die theoretische Ausbildung in der gemeinsamen Grundstufe. Essen 1998.

Deutscher Berufsverband für Krankenpflege (DBfK): Bildungskonzept für Pflegeberufe. Krankenpflege – Kinderkrankenpflege – Altenpflege des Deutschen Berufsverbandes für Krankenpflege (DBfK). In: Krankenpflege 44 (1990), Nr. 2, S. 87–90.

Deutscher Berufsverband für Pflegeberufe (DBfK): DBfK macht den Weg für Studiengänge frei. In: Krankenpflege 47 (1993), Nr. 2, S. 84.

Deutscher Berufsverband für Pflegeberufe (DBfK) (Hrsg.): Pflege-Standpunkte International. ICN-Resolutionen 1991, 1993. Frankfurt a. M. 1994.

Deutscher Berufsverband für Pflegeberufe DBfK (Hrsg.): Bildungskonzept Pflege 2000. Eschborn, 2. Aufl. 1994 (Erstauflage: 1993).

Deutscher Bildungsrat für Pflegeberufe (DBR): Qualifikation statt Qualitätsabbau. Presseerklärung des Deutschen Bildungsrates für Pflegeberufe (DBR) zur Novellierung des Krankenpflegegesetzes. In: Focus. PR-InterNet 10/2000, S. 326–327.

Deutscher Bildungsrat für Pflegeberufe (Hrsg.): Pflegebildung offensiv: Das Bildungskonzept des Deutschen Bildungsrates für Pflegeberufe 2006. München 2007.

Deutscher Caritasverband: Position des Deutschen Caritasverbandes zur Neuordnung der Ausbildungsstrukturen von Pflegeberufen. In: Caritas-Korrespondenz 65 (1997), Nr. 4, S. 15–22.

Deutscher Verein zur Förderung von Pflegewissenschaft und -förderung (Hrsg.): Wir über uns... O. O., 5. Aufl. 1996.

Dewe, Bernd: Professionsverständnisse – eine berufssoziologische Betrachtung. In: Pundt, Johanne (Hrsg.): Professionalisierung im Gesundheitswesen. Positionen – Potenziale – Perspektiven. Bern 2006, S. 23–35.

Dielmann, Gerd: Zur aktuellen Ausbildungs- und Berufssituation der «LehrerInnen für Pflegeberufe in der Bundesrepublik Deutschland. In: PflegePädagogik 1 (1991), Heft 1, S. 18–25.

Dielmann, Gerd: Neuer Pflegeberuf? – Zum Stand der Diskussion zwischen den Sozialpartnern und zuständigen Ministerien zur Schaffung eines dualen Pflegeberufs auf Grundlage des Berufsbildungsgesetzes. In: Dr. med. Mabuse 23 (1998), Nr. 115, S. 18–20.

Dielmann, Gerd: Weiterentwicklung der Pflegeausbildung – Eine Notwendigkeit aus Arbeitnehmersicht. In: Die Schwester/Der Pfleger 38 (1999), Nr. 4, S. 336–339.

Dielmann, Gerd: Zur Integration der Pflegeausbildungen in das Berufsbildungssystem. Duales und System, Berufsfachschule und Berufszulassungsgesetz im Vergleich. In: PflegePädagogik 9 (1999), Nr. 3, S. 11–21.

Dielmann, Gerd: Fachausschuss Pflegelehrer/innen in der ÖTV konstituiert. In: Infodienst Krankenhäuser, Nr. 11 vom April 2001, S. 25–26.

Dielmann, Gerd: Nerv getroffen. Leserbrief betr.: Barbara Meifort, Eliten brauchen Heloten, Dr. med. Mabuse 130, S. 40ff. In: Dr. med. Mabuse 26 (2001), Heft 132, S. 10f.

Dielmann, Gerd: Pflege neu gedacht? In: Infodienst Krankenhäuser, Nr. 11 vom April 2001, S. 26–27.

Dielmann, Gerd: Pflegeausbildung neu gedacht? – Zum Ausbildungsmodell einer Zukunftswerkstatt der Robert Bosch Stiftung. In: Pflege und Gesellschaft 6 (2001), Nr. 3, S. 87–93.

Dielmann, Gerd: Weiterbildungsregelungen der Länder für Pflegeberufe – eine Übersicht. In: Theorie und Praxis der Sozialen Arbeit 52 (2001), Nr. 9, S. 350–355.

Dielmann, Gerd: Zur Diskussion um eine Reform der Ausbildung in den Pflegeberufen. In: Jahrbuch für kritische Medizin 37. Qualifizierung und Professionalisierung. Hamburg 2002, S. 60–79.

Dietze, Friedhelm: Hochschulstudium Pflegemanagement. Notwendigkeit und Erwartungen. In: Deutsche Krankenpflegezeitschrift 44 (1991), Heft 5, 1991, S. 327–332.

Dittrich, Friedericke: WHO-Report. Folgerungen und Vorschläge für die Aus- und Fortbildung in der Krankenpflege. In: Krankenpflege 28 (1974), Nr. 1, S. 3–5.

Drees, Annette: Die Ärzte auf dem Weg zu Prestige und Wohlstand. Sozialgeschichte der württembergischen Ärzte im 19. Jahrhundert. Münster 1988.

Edenhofer, Ottmar: Die «wilden Schwestern» kämpfen für eine akademische Ausbildung. In: Frankfurter Allgemeine Zeitung vom 20.11.1993.

Ehrenreich, Barbara; English, Deirdre: Hexen, Hebammen und Krankenschwestern. The Witches are back! München, 17. Aufl. 2001 (Erstauflage: 1975).

Eichblatt, Wolfgang: Bericht über die 5. Delegiertenversammlung des Deutschen Berufsverbandes für Krankenpflege am 22./23. September 1978 in Essen. In: Krankenpflege 32 (1978), Nr. 11, S. 377–378.

Elster, Ruth: Der Agnes-Karll-Verband und sein Einfluss auf die Entwicklung der Krankenpflege in Deutschland. Ein Beitrag zur Geschichte der Krankenpflege in Deutschland. Hrsg. vom Deutschen Berufsverband für Pflegeberufe. Frankfurt a. M. 2000.

Elster, Ruth: Aufforderung zum Dialog. In: Pflege Aktuell 55 (2001), Heft 7–8, S. 418.

Ertl-Schmuck, Roswitha: Pflege neu denken. Zur Zukunft der Pflegeausbildung. Rezension. In: Pflegemagazin 2 (2001), Heft 4, S. 51–54.

Fabian, Anne-Kathrin: Auch in Zukunft wird es keine «Eier legende Wollmilchsau» geben. Heftige Diskussion um die Ausbildungsreform in der Pflege. In: Pflegezeitschrift 53 (2000), Nr. 7, S. 443–445.

Fabian, Anne-Kathrin: Zukunftswerkstatt Pflegeausbildung: Wir müssen neu denken. In: Pflegezeitschrift 54 (2001), Nr. 6, S. 384–385.

Fachbereich Pflege- und Gesundheitswissenschaften der Evangelischen Fachhochschule Darmstadt (Hrsg.): Pflegewissenschaft im Alltag. Untersuchungen aus verschiedenen Arbeitsfeldern. Frankfurt a. M. 1998.

Fehr, Jörn; Laga, Gerd (Hrsg.): Beiträge zur Professionalisierung der Pflegeberufe. Hannover 1997.

Fehr, Jörn: Allgemeiner Kennzeichnung von Professionen und Professionalisierung mit Ausblick auf den Pflegesektor. In: Fehr, Jörn; Laga, Gerd (Hrsg.): Beiträge zur Professionalisierung der Pflegeberufe. Hannover 1997, S. 3–14.

Femmer, H. J.; Haesler, Henry W.: Krankenpflegeausbildung, berufliche Fortbildung und Weiterbildung. In: Krankenpflege 31 (1977), Nr. 1, S. 2–7.

Fietzek, Lothar; Kraushaar, Dieter (Hrsg.): Fachhochschule Frankfurt am Main. Pflege auf dem Weg zur Hochschule. Ein neuer Studiengang. Frankfurt a. M. 1993.

Forschungsinstitut der Friedrich-Ebert-Stiftung, Abteilung Arbeits- und Sozialforschung (Hrsg.): Zukunft der Pflege – Zukunft der Pflegeberufe. Eine Tagung der Friedrich-Ebert-Stiftung am 9. Juni 1994 in Erfurt. Bonn 1994.

Fredrich, Silke: Einfach nur zuhören. In: Rheinische Post vom 27.09.2003.

Freidson, Eliot: Der Ärztestand. Berufs- und wissenssoziologische Durchleuchtung einer Profession. Stuttgart 1979.

Frenz, Rudi: Zur Entwicklung der Weiter- und Fortbildung in der Krankenpflege. In: Deutsche Krankenpflegezeitschrift 44 (1991), Heft 5, 1991, S. 323–327.

Gauss, Uta: Die generalistische Pflegeausbildung – eine Bestimmung beruflicher Handlungskompetenzen. In: Bundesausschuss der Länderarbeitsgemeinschaften der Lehrerinnen und Lehrer für Pflegeberufe: Bildung und Pflege. Pflege braucht Lehre(r). 25 Jahre BA. Stuttgart/New York 1997, S.110–113.

Gensch, Sigrid Kristina: Berufseinstieg und Arbeitsmarktchancen von Absolventen der Pflegestudiengänge. In: Beiträge zur Hochschulforschung 26 (2004), Heft 1, S. 66–89.

Gerlach, Anke: Akademisierung ohne Professionalisierung? Die Berufswelt der ersten Pflegeakademikerinnen in Deutschland. In: Bollinger, Heinrich; Gerlach, Anke; Pfadenhauer, Michaela (Hrsg.): Gesundheitsberufe im Wandel. Soziologische Beobachtungen und Interpretationen. Frankfurt a. M. 2005, S. 71–102.

Gerster, Eyke: Pflegewissenschaft – zwischen Szylla und Charybdis. In: Pflegezeitschrift. Fachzeitschrift für stationäre und ambulante Pflege 47 (1994), August, S. 431.

Gerster, Eyke: Bildungsoffensive der Pflegeverbände. Der Deutsche Bildungsrat für Pflegeberufe. In: Pflegezeitschrift 48 (1995), Nr.10, S. 582–585.

Gewerkschaft Erziehung und Wissenschaft Hauptvorstand (Hrsg.): GEW-Diskussionspapier «Eckpunkte zur Aus- und Weiterbildung für personenbezogene Dienstleistungsberufe». Frankfurt a. M., 20.01.2000.

Gesellschaft für Kinderkrankenhäuser und Kinderabteilungen in Deutschland e.V.: Vorschlag des BMG geht in die richtige Richtung – nur integrierte Pflege-Ausbildung wird Bedürfnissen kranker Kinder und Jugendlicher gerecht. In: Kinderkrankenschwester 20 (2001), Nr. 2, S. 69.

Gewerkschaft Öffentliche Dienste, Transport und Verkehr (Hrsg.): Pflege in Not, wir handeln. Vorschläge und Forderungen der Gewerkschaft Öffentliche Dienste, Transport und Verkehr zur Reform der Aus-, Fort- und Weiterbildung in den Pflegeberufen. Bearbeitet von Gerd Dielmann. Stuttgart 1990.

Gewerkschaft Öffentliche Dienste, Transport und Verkehr: Reform der Aus-, Fort- und Weiterbildung in den Pflegeberufen. Bildungspolitische Vorstellungen der Gewerkschaft Öffentliche Dienste, Transport und Verkehr (ÖTV) zur Reform der Aus-, Fort- und Weiterbildung in den Pflegeberufen. ÖTV-Schriftenreihe Berufsbildung 11. Stuttgart 1996.

Gitter, Wolfgang: Vorschläge zur Strukturreform der Gesetzlichen Krankenversicherung. Bayreuth 1987.

Gizycki, Rainald von; Gärtner, Hans: Zukunftsaussichten von Berufen. Überlegungen, Szenarien und Thesen zur Berufsausbildung. Sozialwissenschaftliche Reihe des Batelle-Instituts, Band 7. München/Oldenburg 1982.

Golombek, Günter: Weiterbildung in der Krankenpflege. Grundlagen und Entwicklungen (1). In: Die Schwester/Der Pfleger 32 (1993), Nr. 3, S. 876–879.

Göpel, Eberhard; Hölling, Günter; Schmithals, Friedemann: Kultureller Wandel und Veränderungen gesundheitsbezogener Berufsbilder. Ein Memorandum zur Ausbildung in den Gesundheitsberufen. Bielefeld 1996.

Göpel, Eberhard; Hölling, Günter; Schmithals, Friedemann: Sozialer Wandel und Veränderungen gesundheitsbezogener Berufsbilder. Konsequenzen für die Ausbildung in den Gesundheitsberufen. Memorandum zur Ausbildung in den Gesundheitsberufen. Aktualisierte Fassung, Bielefeld 2003.

Görres, Stefan: Welche LehrerInnen braucht die Pflege? Aspekte eines pflegespezifischen Bildungskonzeptes. In: Pflege 9 (1996), Heft 1, S. 48–55.

Görres, Stefan; Adolph, Holger: Umsetzungsbarrieren im Wissenstransfer innovativer Pflegekonzepte. Ergebnisse einer Untersuchung. In: Zeitschrift für Gerontologie und Geriatrie 30 (1997), Nr. 2, S. 100–108.

Görres, Stefan; Bohns, Stefanie; Stöver, Martina; Krippner, Antje: Organisationskulturen gestalten. Modellprojekt «Integrierte Pflegeausbildung in Bremen». In: Pflegemagazin 2 (2001), Heft 1, S. 48–54.

Grewe, Annette; Stahl, Sigrid: Zukunft aus der Geschichte? Die Beharrlichkeit einer Professionalisierungsidee als konstitutives Element von Hochschulbildungskonzepten für die Pflege. In: Bollinger, Heinrich; Gerlach, Anke; Pfadenhauer, Michaela (Hrsg.): Gesundheitsberufe im Wandel. Soziologische Beobachtungen und Interpretationen. Frankfurt a. M. 2005, S. 55–69.

Grieshaber, Uschi: Pflegewissenschaft: Universität Witten/Herdecke startet neuen Studiengang. Forschung steht im Mittelpunkt. In: Forum Sozialstation 20 (1996), Nr. 80 vom Juni, S. 18–19.

Grusdat, Matthias; Wolters, Paul; Domscheit, Stefan: Pflegeförderung. Zur Situation in der Bundesrepublik Deutschland. Gerlingen 1993. (Robert Bosch Stiftung: Materialien und Berichte 39. Förderungsgebiet Gesundheitspflege.)

Hackmann, Mathilde: Wie alles anfing... Zur Geschichte der Pflegeforschung in Westdeutschland. In: Pflegezeitschrift 64 (2011), Heft 4, S. 240–243.

Hackmann, Mathilde: «Florence ist tot, Agnes ist tot und wir machen uns auch kaputt!» Die Demonstrationen anlässlich des westdeutschen Pflegenotstandes 1989. In: Pflegezeitschrift 64 (2011), Heft 8, S. 500–502.

Hähner-Rombach, Sylvelyn; Recken, Heinrich: Kommentar zum Aufsatz von Hilde Steppe: Dienen ohne Ende. Die historische Entwicklung der Arbeitszeit in der Krankenpflege in Deutschland. In: Pflege 25 (2012), Heft 2, S. 133–135.

Hampel, Klaus: Professionalisierungstendenzen in den Krankenpflegeberufen. Ein theoretischer und empirischer Beitrag zu neuen Berufsbildern in den paramedizinischen Berufen. Münster 1983.

Heller, Andreas: Pflege und Public Health. Zur Situation und Entwicklung zweier gesundheitswissenschaftlicher Disziplinen. In: Heller, Andreas; Schaeffer, Doris; Seidl, Elisabeth (Hrsg.): Akademisierung von Pflege und Public Health. Ein wissenschaftlicher Dialog. Wien/München/Bern 1995, S. 192–210.

Heller, Andreas; Schaeffer, Doris; Seidl, Elisabeth (Hrsg.): Akademisierung von Pflege und Public Health. Ein wissenschaftlicher Dialog. Wien/München/Bern 1995.

Hellige, Barbara; Holler, Gerhard: Leitfaden zur Neuordnung des Pflegedienstes. Schriftenreihe des Bundesministeriums für Gesundheit, Band 31. Baden-Baden 1993.

Herder-Dorneich, Philipp; Sieben, Günter; Thiemeyer, Theo (Hrsg.): Wege zur Gesundheitsökonomie. Band I hrsg. von der Robert Bosch Stiftung. Gerlingen 1981.

Herder-Dorneich, Philipp; Sieben, Günter; Thiemeyer, Theo (Hrsg.): Wege zur Gesundheitsökonomie. Band II hrsg. von der Robert Bosch Stiftung. Gerlingen 1982.

Hesse, Hans Albrecht: Berufe im Wandel: ein Beitrag zum Problem der Professionalisierung. Stuttgart 1968.

Hessisches Ministerium für Jugend, Familie und Gesundheit (Hrsg.): Zur Zukunft der Pflegeberufe in Hessen. Bildungskonzept zur Aus-, Fort- und Weiterbildung im Bereich der Pflegeberufe. Wiesbaden 1992.

Hester, Renate; Schlegl, Frank: Kritische Anmerkungen zum Thema «Generalistische Ausbildung» in den Pflegeberufen. In: Kinderkrankenschwester 20 (2001), Nr. 2, S. 70–71.

Hoefer, Henriette: Die Krankenpflegeschule – ein funktionelles Nichts? In: Die Schwester/Der Pfleger 27 (1988), Nr. 3, S. 162–164.

Hoefer, Henriette: Ungleicher Lohn für gleiche Arbeit. Ist die tarifliche Eingruppierung von Leitern und Unterrichtskräften an Kranken- und Kinderkrankenpflegeschulen ungerecht im Vergleich mit Lehrern? In: Die Schwester/Der Pfleger 27 (1988), Nr. 3, S. 164.

Höfert, Rolf: Zukunftsorientierte Aus-, Weiter- und Fortbildung. In: Heilberufe 47 (1995), Heft 10, S. 12–13.

Hoppe, Eva: «Was heißt und zu welchem Zweck studiert man Medizinpädagogik?» In: Deutsche Krankenpflegezeitschrift 44 (1991), Heft 5, 1991, S. 332–335.

Huber, Ellis: «Kostenträger haben die Bedeutung der Pflege für das Gesundheitssystem von morgen noch nicht erkannt.» Plädoyer für eine integrierte Versorgung statt segmentierter Hilfen. In: Forum Sozialstation 27 (2003), Nr. 120 vom Februar 2003, S. 16–21.

Huber, Johann; Stöcker, Gertrud: Begründung für ein generalistisches Ausbildungskonzept – Ansätze für eine Ausbildungsreform. In: Bundesausschuss der Länderarbeitsgemeinschaften der Lehrerinnen und Lehrer für Pflegeberufe: Bildung und Pflege. Pflege braucht Lehre(r). 25 Jahre BA. Stuttgart/New York 1997, S. 113–116.

Huber, Johann; Stöcker, Gertrud: Studiengänge in der Pflege: Pflegemanagement. In: Bundesausschuss der Länderarbeitsgemeinschaften der Lehrerinnen und Lehrer für Pflegeberufe: Bildung und Pflege. Pflege braucht Lehre(r). 25 Jahre BA. Stuttgart/New York 1997, S. 165–168.

Huber, Johann: Pflegeausbildung im berufsbildenden System der Länder. In: Bundesausschuss der Länderarbeitsgemeinschaften der Lehrerinnen und Lehrer für Pflegeberufe: Bildung und Pflege. Pflege braucht Lehre(r). 25 Jahre BA. Stuttgart/New York 1997, S. 123–154.

Huercamp, Claudia: Ärzte und Professionalisierung in Deutschland. Überlegungen zum Wandel des Arztberufes im 19. Jahrhundert. In: Geschichte und Gesellschaft 6 (1980), S. 349–382.

Huneke, Michael J.; Krampe, Eva-Maria: Neue Strukturen für die Pflegeausbildung? In: Pflege Aktuell 53 (1999), Nr. 4, S. 208–211.

Hutwelker, Monika: Zum Problem der Professionalisierungsbedürftigkeit pflegerischen Handelns. In: Bollinger, Heinrich; Gerlach, Anke; Pfadenhauer, Michaela (Hrsg.): Gesundheitsberufe im Wandel. Soziologische Beobachtungen und Interpretationen. Frankfurt a. M. 2005, S. 147–159.

Isensee, Josef: Kirchenautonomie und sozialstaatliche Säkularisierung in der Krankenpflegeausbildung – Zur Verfassungsmäßigkeit der Erstreckung des Berufsbildungs-Modells auf kirchliche Einrichtungen. Rechtsgutachten für den Katholischen Krankenhausverband Deutschlands und den Deutschen Evangelischen Krankenhausverband. Bonn 1980.

Isfort, Michael: Was ist Profession, was Professionalität, woran ist professionelles Handeln zu erkennen und wie wird es in der pflegerischen Praxis umgesetzt? Teil I: Wissen und Tun. In: Pflege Aktuell 57 (2003), Heft 5, S. 274–277.

Isfort, Michael: Was ist Profession, was Professionalität, woran ist professionelles pflegerisches Handeln zu erkennen und wie wird es in der pflegerischen Praxis umgesetzt? Eine theoretische Abhandlung. Teil II: Die Professionalität soll in der Praxis ankommen. In: Pflege Aktuell 57 (2003), Heft 6, S. 325–329.

Jahn, Heidrun: Pflege im Kontext von Bachelor und Master. In: Pflege Aktuell 58 (2004), Heft 9, S. 481–484.

Kälble, Karl: Bachelor und Master für gesundheitsbezogene Berufe – Neue Entwicklungen und Akkreditierung. In: Prävention 24 (2001), Heft 3, S. 67–73.

Kälble, Karl: Im Labyrinth gesundheitsbezogener Studiengänge. In: Pflege Aktuell 55 (2001), Heft 7–8, S. 394–398.

Kälble, Karl: Modernisierung durch wissenschaftsorientierte Ausbildung an Hochschulen. Zum Akademisierungs- und Professionalisierungsprozess der Gesundheitsberufe in Pflege und Therapie. In: Bollinger, Heinrich; Gerlach, Anke; Pfadenhauer, Michaela (Hrsg.): Gesundheitsberufe im Wandel. Soziologische Beobachtungen und Interpretationen. Frankfurt a. M. 2005, S. 31–53.

Käppeli, Silvia: Was für eine Wissenschaft braucht die Pflege? In: Pflege 12 (1999), Nr. 3, S.153–157.

Kellnhauser, Edith: Krankenpflegekammern und Professionalisierung der Pflege. Ein internationaler Vergleich mit Prüfung der Übertragbarkeit auf die Bundesrepublik Deutschland. Melsungen 1994.

Kellnhauser, Edith: Die Pflegestudiengänge an der Katholischen Fachhochschule Mainz. Implementierung und Entwicklung von 1992 bis 1999. Mainz 1999.

Kesselring, Annemarie: Weshalb Pflegeforschung so wichtig ist. In: Pflege Aktuell 50 (1996), Nr. 5, S. 332–336.

Keun, Friedrich; Prott, Roswitha: Einführung in die Krankenhaus-Kostenrechnung: Anpassung an neue Rahmenbedingungen. Wiesbaden 2008.

Klie, Thomas: Die Zukunft der Pflege. Zwischen Mythos und Modernisierung. In: Dr. med. Mabuse 26 (2001), Heft 130, S. 51–56.

Kling-Kirchner, Cornelia: Auf dem Weg zu einem neuen Selbstverständnis. Pflege zwischen Sozialwissenschaft und Medizin. In: Pflege Aktuell 48 (1994), S. 602–604.

Kling-Kirchner, Cornelia: Zur Professionalisierung in der Pflege. In: Pflegezeitschrift 47 (1994), Nr.10, S. 2–11.

Klüsche, Wilhelm; Sieger, Margot; Störmer, Norbert; Troschke, Jürgen von: Die Akkreditierungsagentur für Studiengänge im Bereich Heilpädagogik, Pflege, Gesundheit und Soziale Arbeit (AHPGS). In: Prävention 24 (2001), Heft 3, S. 74–76.

Krampe, Eva-Maria: Warum eine neue Konferenz? In: Pflege Aktuell 54 (2000), Sonderbeilage zu Nr. 7–8.

Krampe, Eva-Maria: Zweite WHO-Ministerkonferenz Pflege- und Hebammenwesen. München 15.–17. Juni 2000. In: Pflege Aktuell 54 (2000), Sonderbeilage zu Nr. 7–8.

Krampe, Eva-Maria: Emanzipation durch Professionalisierung? Akademisierung des Frauenberufs Pflege in den 1990er-Jahren: Erwartungen und Folgen. Frankfurt a. M. 2009.

Krankenpflegegesetz. Öffentliche Anhörung beim Ausschuß Jugend, Familie und Gesundheit des Deutschen Bundestages am 30.5.1979. In: Krankenpflege 33 (1979), Nr. 7/8, S. 260–261.

Kraushaar, Dieter; Müller, Margret: Der ‚Studiengang Pflege' an der Fachhochschule Frankfurt am Main. In: Fietzek, Lothar; Kraushaar, Dieter (Hrsg.): Fachhochschule Frankfurt am Main. Pflege auf dem Weg zur Hochschule. Ein neuer Studiengang. Frankfurt a. M. 1993, S. 9–63.

Kraushaar, Dieter: Pflege auf dem Weg zur Hochschule. Ein neuer Studiengang an der Fachhochschule Frankfurt/Main stellt sich vor. In: Altenpflege Forum 2 (1994), Nr. 1, S. 18–29.

Kraushaar, Dieter: Pflegestudium an der Fachhochschule. In: Schaeffner, Doris; Moers, Martin; Rosenbrock, Rolf (Hrsg.): Public Health und Pflege. Zwei neue gesundheitswissenschaftliche Disziplinen. Berlin 1994, S. 226–248.

Kraushaar, Dieter: Die Pflegestudiengänge der Hochschule sollen sich ergänzen. In: Stach, Meinhard; Wiechmann-Schröder, Gabriele; Kipp, Martin (Hrsg.): Zur Professionalisierung der Pflege. Dokumentation eines Workshops und Beiträge zur Entwicklung und Institutionalisierung des Pflegestudiums an der Universität Gesamthochschule Kassel. Alsbach 1995, S. 107–118.

Krauth, Jürgen: Robert Bosch Stiftung. Der Stand der Pflegeausbildungs-Reform. In: Pflege und Management Nr. 62, 2003, S. 16–17.

Krauth, Jürgen; Kruse, Andreas; Weidner, Frank: Diskussion um Reform der Pflegeausbildung zieht weitere Kreise. In: Pflegemagazin 3 (2002), Heft 3, S. 54–58.

Kreutzer, Susanne: Vom «Liebesdienst» zum modernen Frauenberuf. Die Reform der Krankenpflege nach 1945. Frankfurt 2005.

Kreutzer, Susanne: Die «Hollywood-Schwestern». Nach dem Krieg: US-Amerikaner nehmen Einfluss auf die Professionalisierung der Pflege. Eine neue Pflegeelite soll entstehen. In: Pflegezeitschrift 64 (2011), Heft 11, S. 688–690.

Krohwinkel, Monika: Krankenpflegeforschung in Europa. 1. Internationale Konferenz der Krankenpflegeforscher in Utrecht (29.–22. September 1978). In: Krankenpflege 33 (1979), Heft 3, S. 83–85.

Krohwinkel, Monika; Schröck, Ruth; Bartholomeyczik, Sabine: Denkschrift. Zur Lage der Pflegeforschung in der Bundesrepublik Deutschland. Im Auftrag des Bundesministeriums für Gesundheit. Frankfurt a. M. 1991.

Krohwinkel, Monika: Agnes Karll Institut für Pflegeforschung. In: Krankenpflege 46 (1992), Heft 1, S. 11–13.

Krohwinkel, Monika (Hrsg.): Der Pflegeprozess am Beispiel von Apoplexiekranken. Schriftenreihe des Bundesministeriums für Gesundheit Bd. 16. Baden-Baden 1993.

Krüger, Helga; Piechotta, Gudrun; Remmers, Hartmut (Hrsg.): Innovation der Pflege durch Wissenschaft. Perspektiven und Positionen. Bremen 1996.

Krüger, Helga; Rabe-Kleberg, Ursula; Mischo-Kelling, Maria: Pflegewissenschaft als universitäre Ausbildung. In: Krüger, Helga; Piechotta, Gudrun; Remmers, Hartmut (Hrsg.): Innovation der Pflege durch Wissenschaft. Perspektiven und Positionen. Bremen 1996, S. 11–32.

Kruse, Anna-Paula: Die Krankenpflegeausbildung in ihrer unklaren Stellung zwischen dualer Ausbildung und Berufsfachschulausbildung und die Bestrebungen um eine Integration in das Bildungssystem (Sekundarstufe II). Diplomarbeit. Sonderdruck aus der Deutschen Krankenpflegezeitschrift. September, Oktober, November und Dezember 1978.

Kruse, Anna-Paula: Krankenpflegeausbildung seit Mitte des 19. Jahrhunderts. 2. überarb. Aufl., Stuttgart/Berlin/Köln 1995 (Erstauflage: 1987).

Kruse, Anna Paula: Pflege neu denken. Zur Zukunft der Pflegeausbildung. In: Pflegepädagogik. PR-InterNet (2001), Nr. 1, S. 30–39.

Kruse, Anna-Paula: Rückblick und Bilanz aus Sicht der Jury. In: Robert Bosch Stiftung (Hrsg.): Förderpreis Pflegeschulen 2003/2004. Gemeinsam lernen und handeln. Stuttgart 2005, S. 28–33.

Kruse, Anna-Paula: Der Anfang nach dem Ende. Krankenpflegealltag in den Nachkriegsjahren. Berlin, 2. Aufl. 2009.

Kühnert, Sabine: Sozialer und demographischer Wandel als Rahmenbedingungen für die Zukunft der Pflege – Qualifizierungsbedarf und Qualifizierungsstrategien zur Professionalisierung der Pflege. In: Forschungsinstitut der Friedrich-Ebert-Stiftung, Abteilung Arbeits- und Sozialforschung (Hrsg.): Zukunft der Pflege – Zukunft der Pflegeberufe. Eine Tagung der Friedrich-Ebert-Stiftung am 9. Juni 1994 in Erfurt. Bonn 1994, S. 49–59.

Kurtenbach, Hermann: Statement des Bundesministeriums für Gesundheit zum Thema: Perspektiven für die Aus- und Weiterbildung in Pflegeberufen. In: Forschungsinstitut der Friedrich-Ebert-Stiftung, Abteilung Arbeits- und Sozialforschung (Hrsg.): Zukunft der Pflege – Zukunft der Pflegeberufe. Eine Tagung der Friedrich-Ebert-Stiftung am 9. Juni 1994 in Erfurt. Bonn 1994, S. 105–114.

Langsdorff, Maja: «Pflege braucht Eliten». In: Stuttgarter Zeitung vom 1.10.1994.

Lorenz-Krause, Regina; Uhländer-Masiak, Elisabeth (Hrsg.): Frauengesundheit. Perspektiven für Pflege- und Gesundheitswissenschaften. Bern/Göttingen/Toronto/Seattle, 1. Aufl. 2003.

Löser, Ingeborg: Pflege studieren. Der Akademisierungsprozeß in den Pflegeberufen am Beispiel hessischer Pflegestudiengänge. Frankfurt a. M. 1995.

Maasch, Inge: Rezension «Pflege neu denken». In: Die Diakonieschwester 98 (2002), Heft 1.

McClelland, Charles E.: The German experience of professionalization. Modern learned professions and their organizations from the early nineteenth century to the Hitler era. Cambridge 1991.

Meifort, Barbara: Eliten brauchen Heloten. Heiteres Berufebasteln in der Krankenpflege. In: Dr. med. Mabuse 26 (2001), Heft 130, S. 40–44.

Meifort, Barbara; Mettin, Gisela: Gesundheitspflege. Überlegungen zu einem BBiG-Pflegeberuf. Hrsg. vom Generalsekretär des Bundesinstitut für Berufsbildung. Bielefeld 1998.

Meyer, Jörg-Alexander: Gefühls- und Beziehungsarbeit. Eine Chance zur Profilierung des Berufsbildes Pflege oder neue Sackgasse? In: Pflege Aktuell 48 (1994), Nr. 6, S. 377–379.

Ministerium für Arbeit, Gesundheit und Soziales des Landes Nordrhein-Westfalen (Hrsg.): Strukturreform der Pflegeausbildungen. Gutachten über Handlungsbedarf zur Neustrukturierung von Berufsbildern der gesundheits- und sozialpflegerischen Berufe und bildungspolitische Schlußfolgerungen. Forschungsgesellschaft für Gerontologie, Dortmund. Im Auftrag des Ministeriums für Arbeit, Gesundheit und Soziales des Landes Nordrhein-Westfalen Düsseldorf 1996.

Ministerium für Gesundheit, Familie und Sozialordnung Baden Württemberg (Hrsg.): Pflegeberufe in den 90er-Jahren. Bericht einer Expertenarbeitsgruppe. Stuttgart 1989.

Mischo-Kelling, Maria; Wittneben, Karin (Hrsg.): Pflegebildung und Pflegetheorien. München/Wien/Baltimore 1995.

Mischo-Kelling, Maria: Zur Ausbildung in der Pflege. In: Mischo-Kelling, Maria; Wittneben, Karin (Hrsg.): Pflegebildung und Pflegetheorien. München/Wien/Baltimore 1995, S. 207–251.

Moers, Martin: Anforderungs- und Berufsprofil der Pflege im Wandel. In: Schaeffner, Doris; Moers, Martin; Rosenbrock, Rolf (Hrsg.): Public Health und Pflege. Zwei neue gesundheitswissenschaftliche Disziplinen. Berlin 1994, S.159–172.

Moers, Martin: Aktuelle Probleme der Pflegeausbildungen. In: PflegePädagogik 7 (1997), Nr. 2, S. 33–36.

Mogge-Grotjahn, Hildegard: Pflege in Europa, Bestandsaufnahme und vergleichende Analyse pflegebezogener Studiengänge in Europa. In: Bartholomeyczik, Sabine; Mogge-Grotjahn, Hildegard; Zander, Christel (Hrsg.): Pflege als Studium – Europäischer Kontext – Curriculum-Entwurf – Expertenurteile. Beiträge zu einem Fachhochschul-Curriculum. Bochum 1993, S. 7–112.

Mohr, Brigitte: Auf dem Weg zum «Gesundheitsfachberuf». Krankenpflege gilt immer noch als «Heilhilfsberuf» für Frauen/Künftig Studium für Leitungskräfte? In: Frankfurter Allgemeine Zeitung vom 9.5.1992.

Müller, Elke: Die geschichtliche Entwicklung der Pflegeforschung. In: Bartholomeyczik, Sabine/Müller, Elke (Hrsg.): Pflegeforschung verstehen. München/Wien/Baltimore 1997, S.1–28.

Neiheiser, Ralf; Walger, Martin: Die Novellierung des Krankenpflegegesetzes. In: Das Krankenhaus 95 (2003), Nr. 7, S. 534–538.

Neue Strukturen für Pflege. Robert-Bosch-Krankenhaus veranstaltet Symposium. In: Stuttgarter Zeitung vom 8.3.2001.

Neumann, Eva-Maria: Emanzipation der Pflege durch Verwissenschaftlichung der Pflegepraxis. In: Krüger, Helga; Piechotta, Gudrun; Remmers, Hartmut (Hrsg.): Innovation der Pflege durch Wissenschaft. Perspektiven und Positionen. Bremen 1996, S. 43–54.

Nolte, Anke: Zukunftswerkstatt Pflegeausbildung. In: Heilberufe 47 (1995), Heft 10, S. 4–5.

Oelke, Uta: Gemeinsame (Grund-)Ausbildung in der Alten-, Kranken- und Kinderkrankenpflege. Ein erster Modellversuch in Deutschland. In: Caritas und Pflege 50 (1998), Heft 3.

Oelke, Uta: Gemeinsame (Grund-)Ausbildung in der Alten-, Kranken- und Kinderkrankenpflege. Ein erster Modellversuch in Deutschland. In: Krankendienst 71 (1998), Nr.10, S. 339–344.

Oelke, Uta: Gemeinsame (Grund-)Ausbildung in der Alten-, Kranken- und Kinderkrankenpflege. In: Kinderkrankenschwester 19 (2000), Nr. 9, S. 367–370.

Panke-Kochinke, Birgit: Die Geschichte der Krankenpflege (1679–2000). Ein Quellenbuch. Frankfurt a. M. 2001.

Payer, Peter: Unterwegs. Biographische Notizen. Unveröffentlichtes Manuskript, 2. überarb. Aufl., Stuttgart 2002.

Payer, Peter; Walter, Christoph: Die Robert Bosch Stiftung. Stuttgart o. J. (Neudruck nach: Arbeitsgemeinschaft Deutscher Stiftungen (Hrsg.): Lebensbilder deutscher Stiftungen. 5. Band: Stiftungen aus Vergangenheit und Gegenwart. Tübingen 1986, S.195–215.).

Picht, Georg: Die deutsche Bildungskatastrophe. Analyse und Dokumentation. Freiburg i. Br. 1964.

Piechotta, Gudrun: Weiblich oder kompetent? Der Pflegeberuf im Spannungsfeld von Geschlecht, Bildung und gesellschaftlicher Anerkennung. Bern/Göttingen/Toronto/Seattle 2000.

Pinding, Maria; Thomae, Jutta; Kirchlechner, Berndt: Krankenschwestern in der Ausbildung. Eine empirische Untersuchung. Stuttgart 1972.

Prem, Marlies: Krankenpflege – hochschulreif? In: Krankenpflege 28 (1974), Nr.1, S. 6–7.

Projektgruppe Studentische Fachtagung (Hrsg.): Gesundheits- und Pflegewissenschaften zwischen Vision und Wirklichkeit. Viertes Jahrbuch der Studentischen Fachtagung Gesundheits- und Pflegewissenschaften. Frankfurt a. M. 1996.

Psychologische Forschungsgruppe Schönhals; Taubert, Johanna: Berufliche Motivation von Krankenpflegepersonal. Eine qualitative Studie mit Langzeitanalyse. Hrsg. von der Robert Bosch Stiftung. Gerlingen 1987.

Pundt, Johanne (Hrsg.): Professionalisierung im Gesundheitswesen. Positionen – Potenziale – Perspektiven. Bern 2006.

Pundt, Johanne: Professionalisierung im Gesundheitswesen – Einstimmung in das Thema. In: Pundt, Johanne (Hrsg.): Professionalisierung im Gesundheitswesen. Positionen – Potenziale – Perspektiven. Bern 2006, S. 7–20.

Reimann, Renate: Pflegeplanung – Was bedeutet geplante Pflege in der Berufspraxis? In: Krankenpflege 33 (1979), Heft 5, S.154–157.

Reinwardt, Jens: Ausbildung in den neuen Bundesländern. In: Krankenpflege 46 (1992), Heft 10, S. 579–581.

Remmers, Hartmut: Pflegerisches Handeln. Wissenschafts- und Ethikdiskurse zur Konturierung der Pflegewissenschaft. Bern/Göttingen/Toronto/Seattle, 1. Aufl. 2000.

Rezension «Pflege neu denken». In: Pflege Aktuell 55 (2001), Nr. 2.

Rieder, Kerstin: Zwischen Lohnarbeit und Liebesdienst. Belastungen in der Krankenpflege. Weinheim/München 1999.

Robert Bosch Stiftung fördert neue Wege der Kranken- und Altenpflege. In: Krankenpflegejournal 31 (1993), Heft vom Mai, S. 213–214.

Robert Bosch Stiftung fördert Weiterbildung. Pflege braucht Eliten. In: Stuttgarter Zeitung vom 20.04.1993.

Robert Bosch Stiftung präsentiert Zukunftskonzept. Pflege neu denken. In: Heilberufe 53 (2001), Heft 1, S. 76.

Robert Bosch Stiftung (Hrsg.): Beiträge zur Gesundheitsökonomie Band 20: Krankenhausfinanzierung in Selbstverwaltung – Kommissionsbericht, Teil I. Gerlingen 1987.

Robert Bosch Stiftung (Hrsg.): Beiträge zur Gesundheitsökonomie Band 26: Das Arztbild der Zukunft – Analysen künftiger Anforderungen an den Arzt. Konsequenzen für die Ausbildung und Wege zu ihrer Reform. Abschlußbericht des Arbeitskreises Medizinerausbildung der Robert Bosch Stiftung – Murrhardter Kreis. 2. Aufl., Gerlingen 1990.

Robert Bosch Stiftung: Was ist gute Krankenpflege in unserer Gesellschaft wert? Beiträge und Ergebnisse der Fachtagung für leitende Frauen und Männer aus krankenpflegerischen Berufen im März 1991 in Bad Boll. Gerlingen 1991.

Robert Bosch Stiftung (Hrsg.): Pflege braucht Eliten. Denkschrift der «Kommission der Robert Bosch Stiftung zur Hochschulausbildung für Lehr- und Leitungskräfte in der Pflege» mit systematischer Begründung und Materialien. Gerlingen 1992. (Beiträge zur Gesundheitsökonomie 28, hrsg. von der Robert Bosch Stiftung.)

Robert Bosch Stiftung GmbH (Hrsg.): Pflege braucht Eliten – Denkschrift der «Kommission der Robert Bosch Stiftung zur Hochschulausbildung für Lehr- und Leitungskräfte in der Pflege». Gerlingen 1992.

Robert Bosch Stiftung (Hrsg.): Pflege braucht Eliten – Tagungsbericht. Symposium zur Präsentation der Denkschrift zur Hochschulausbildung für Lehr- und Leitungskräfte in der Pflege am 29. April 1992 im Wissenschaftszentrum Bonn. Gerlingen 1992.

Robert Bosch Stiftung: Neue Wege in der Praxis der Kranken- und Altenpflege. Förderungsprogramm Robert Bosch Stiftung, Gesundheitspflege. Flyer, Oktober 1993.

Robert Bosch Stiftung: Pflege braucht Eliten. Kurzfassung der Denkschrift der Kommission der Robert-Bosch-Stiftung zur Hochschulausbildung für Lehr- und Leitungskräfte in der Pflege. In: Altenpflege Forum 1 (1993), Nr.1, S.1–8.

Robert Bosch Stiftung: Pflegewissenschaft. Grundlegung für Lehre, Forschung und Praxis. Denkschrift. Gerlingen 1996. (Robert Bosch Stiftung: Materialien und Berichte 46. Förderungsgebiet Gesundheitspflege.)

Robert Bosch Stiftung: Förderpreis Krankenpflegeschulen 1997. Initiative – Engagement – Innovation. Preisverleihung am 27. November 1997 im Marmorsaal Weissenburg-Park, Stuttgart. Dokumentation der prämierten Projekte. Stuttgart 1998.

Robert Bosch Stiftung: Förderpreis Krankenpflegeschulen 1998. Initiative – Engagement – Innovation. Preisverleihung am 26. Oktober 1998 im Linden-Museum, Stuttgart. Dokumentation der prämierten Projekte. Stuttgart 1999.

Robert Bosch Stiftung: Pflege neu denken. Zur Zukunft der Pflegeausbildung. Stuttgart 2000.

Robert Bosch Stiftung; Universität Witten/Herdecke, Institut für Pflegewissenschaft: 8. Begleitkolleg Pflege. Stipendien- und Hospitationsprogramm der Robert Bosch Stiftung. «Qualifizierung von Lehr- und Leitungskräften in der Pflege». Postgraduiertenprogramm am Institut für Pflegewissenschaft der Universität Witten/Herdecke, Fakultät für Medizin. 13.–15. August 2000, Universität Witten/Herdecke. Stuttgart 2000.

Robert Bosch Stiftung: Förderpreis Pflege alter Menschen 1999. Betreuen und Begleiten als Inhalt der pflegerischen Ausbildung. Preisverleihung am 17. November 1999 im Museum Würth, Künzelsau. Dokumentation der prämierten Projekte. Stuttgart 2001.

Robert Bosch Stiftung: Symposium Pflege neu denken – Zur Zukunft der Pflegeausbildung. Symposium zur Präsentation der Schrift «Pflege neu denken Zur Zukunft der Pflegeausbildung» am 24. November 2000 im Abgeordnetenhaus Berlin. Tagungsbericht. Stuttgart 2001.

Robert Bosch Stiftung: Zehn Jahre «Pflege braucht Eliten»: Qualifizierung von Lehr- und Leitungskräften in der Pflege; Stipendiaten und Kollegiaten 1992–2002. Stuttgart 2002.

Robert Bosch Stiftung: Förderpreis Pflegeschulen 2001/2002. Innovative Projekte in der Pflegeausbildung. Preisverleihung am 30. Mai 2002 im Großen Refraktor, Telegrafenberg, Potsdam. Dokumentation der prämierten Projekte. Stuttgart 2003.

Robert Bosch Stiftung: Ideenwettbewerb 2002/2003 «Pflege neu denken – zukunftsfähige Ausbildungskonzepte». Dokumentation. Organisation und Durchführung: Institut für angewandte Pflegeforschung (iap), Universität Bremen. Stuttgart 2004.

Robert Bosch Stiftung: Förderpreis Pflegeschulen 2003/2004. Gemeinsam lernen und handeln. Preisverleihung am 5. November 2004 im Marmorsaal Weissenburg-Park, Stuttgart.. Dokumentation der prämierten Projekte. Stuttgart 2005.

Robert Bosch Stiftung: Perspektive: Gesundheit. Förderung der Robert Bosch Stiftung in Alltag, Beruf und Wissenschaft. Stuttgart 2005.

Robert Bosch Stiftung: Zehn Jahre Pflege braucht Eliten – Ein Resümee. Stuttgart 2005.

Robert Bosch Stiftung: Ausbildung für die Gesundheitsversorgung von morgen. Stuttgart 2011.

Robert Bosch Stiftung: Memorandum. Kooperation der Gesundheitsberufe. Qualität und Sicherstellung der zukünftigen Gesundheitsversorgung. Stuttgart 2011.

Robert Bosch Stiftung GmbH: Tätigkeitsbericht 1974–1977. Stuttgart 1978.

Robert Bosch Stiftung GmbH: Tätigkeitsbericht 1978–1979. Stuttgart 1980.

Robert Bosch Stiftung GmbH: Bericht 1980–1981. Stuttgart 1982.

Robert Bosch Stiftung GmbH: Bericht 1982–1983. Stuttgart 1984.
Robert Bosch Stiftung GmbH: Bericht 1984–1985. Stuttgart 1986.
Robert Bosch Stiftung GmbH: Bericht 1986–1987. Stuttgart 1988.
Robert Bosch Stiftung GmbH: Bericht 1988–1989. Stuttgart 1990.
Robert Bosch Stiftung GmbH: Bericht 1990–1991. Stuttgart 1992.
Robert Bosch Stiftung GmbH: Bericht 1992–1993. Stuttgart 1994.
Robert Bosch Stiftung GmbH: Bericht 1994–1995. Stuttgart 1996.
Robert Bosch Stiftung GmbH: Bericht 1996–1997. Stuttgart 1998.
Robert Bosch Stiftung GmbH: Bericht 1998–1999. Stuttgart 2000.
Robert Bosch Stiftung GmbH: Bericht 2000. Stuttgart 2001.
Robert Bosch Stiftung GmbH: Bericht 2001. Stuttgart 2002.
Robert Bosch Stiftung GmbH: Bericht 2002. Stuttgart 2003.
Robert Bosch Stiftung GmbH: Bericht 2003. Stuttgart 2004.
Robert Bosch Stiftung GmbH: Bericht 2004. Stuttgart 2005.
Robert Bosch Stiftung GmbH: Bericht 2005. Stuttgart 2006.
Robert Bosch Stiftung GmbH: Bericht 2006. Stuttgart 2007.
Robert Bosch Stiftung GmbH: Bericht 2007. Stuttgart 2008.
Robert Bosch Stiftung GmbH: Bericht 2008. Stuttgart 2009.
Robert Bosch Stiftung GmbH: Bericht 2009. Stuttgart 2010.
Robert Bosch Stiftung GmbH: Bericht 2010. Stuttgart 2011.
Robert Bosch Stiftung GmbH: Bericht 2011. Stuttgart 2012.

Rogalski, Hagen; Dreier, Adina; Hoffmann, Wolfgang; Oppermann, Roman Frank: Zukunftschance Pflege – von der Professionalisierung zur Restrukturierung des Aufgabenfeldes. In: Pflege 25 (2012), Heft 1, S.11–21.

Sachverständigenrat für die konzentrierte Aktion im Gesundheitswesen: Jahresgutachten 1991: Das Gesundheitswesen im vereinten Deutschland. Baden-Baden 1991.

Sarfatti-Larson, Margali: The Rise of Professionalism. A Sociological Analysis. Berkley 1977.

Satrapa-Schill, Almut: Neue Wege in der Altenpflege. Die Stuttgarter Robert Bosch Stiftung hat einen neuen Förderschwerpunkt «Kranken- und Altenpflege» eingerichtet. In: Blätter der Wohlfahrtspflege 139 (1992), Nr.11 und 12, S. 293–294.

Schade, Angelika: Qualitätssicherung für neue Studiengänge in den Gesundheitsfachberufen und sozialen Berufen. Die Akkreditierungsagentur für Studiengänge im Bereich Heilpädagogik, Pflege, Gesundheit und Soziale Arbeit (AHPGS) im Gefüge des deutschen Akkreditierungssystems. In: Pflege und Gesellschaft 7 (2002), Nr. 2, S. 45–48.

Schaeffner, Doris; Moers, Martin; Rosenbrock, Rolf (Hrsg.): Public Health und Pflege. Zwei neue gesundheitswissenschaftliche Disziplinen. Berlin 1994.

Schaeffner, Doris; Moers, Martin; Rosenbrock, Rolf: Zum Verhältnis von Public Health und Pflege. In: Schaeffner, Doris; Moers, Martin; Rosenbrock, Rolf (Hrsg.): Public Health und Pflege. Zwei neue gesundheitswissenschaftliche Disziplinen. Berlin 1994, S. 7–25.

Schaeffner, Doris: Zur Professionalisierbarkeit von Public Health und Pflege. In: Schaeffner, Doris; Moers, Martin; Rosenbrock, Rolf (Hrsg.): Public Health und Pflege. Zwei neue gesundheitswissenschaftliche Disziplinen. Berlin 1994, S.103–126.

Schaeffer, Doris: Neugestaltung der Pflege: Innovations- und Professionalisierungschancen in einem sich ökonomisierenden Gesundheitswesen. In: Pflege und Gesellschaft 3 (1998), Nr. 4, S. 6–10.

Schaeffer, Doris: Entwicklungsstand und -herausforderungen der bundesdeutschen Pflegewissenschaft. In: Pflege 12 (1999), Nr. 3, S. 141–152.

Schaeffer, Doris: Care Management. Pflegewissenschaftliche Überlegungen zu einem aktuellen Thema. In: Pflege 13 (2000), Nr. 1, S. 17–26.

Schaeffner, Doris; Moers, Martin: Pflegewissenschaft. Neue Perspektiven für die Pflege durch Akademisierung? In: Dr. med. Mabuse 18 (1993), Heft 87, S. 32–34.

Schmidbaur, Marianne: Vom «Lazaruskreuz» zu «Pflege aktuell». Professionalisierungsdiskurse in der deutschen Krankenpflege 1903–2000. Königstein/Taunus 2002.

Schneeweiß, Burkhardt: Rezension «Pflege neu denken – zur Zukunft der Pflegeausbildung» der Robert Bosch Stiftung. In: Pädiatrie und Grenzgebiete 41 (2002), Heft 1, S. 72.

Schön, Siegrun: Gründung eines Berufsverbandes in der ehemaligen DDR im Rückblick. Der Deutsche Berufsverband für Krankenpflege – Landesverband Berlin Ost und Land Brandenburg. In: Deutsche Krankenpflegezeitschrift 44 (1991), Heft 5, 1991, S. 339–340.

Schramm, Bernd: Ein kurzes Gastspiel auf Station. Krankenpflegegesetz 2003 und die Folgen: Plädoyer für eine Reform. In: Pflegezeitschrift 65 (2012), Nr. 1, S. 36–39.

Schröck, Ruth: Forschung in der Krankenpflege: Methodologische Probleme. In: Pflege 1 (1988), Nr. 2, S. 84–93.

Schröck, Ruth: Wie kann Gesundheitsförderung unter gesundheitsgefährdenden Bedingungen stattfinden? In: Krankenpflege 42 (1988), Nr. 2, S. 56–57.

Schröck, Ruth: Herausforderung und Probleme der Pflegeforschung. In: Krankenpflege 43 (1989), Nr. 12, S. 634–641.

Schröck, Ruth: Unter Wert verkauft. Ein Verein fördert die Pflegewissenschaft durch Sammlungen und Dokumentationen. In: Altenpflege 16 (1991), Nr. 2, S. 108–110.

Schröck, Ruth: Zur Akademisierung der Pflege. In: Deutsche Krankenpflege-Zeitschrift 45 (1992), Nr. 5, S. 320–322.

Schröck, Ruth: Zum moralischen Handeln in der Pflege. Drittes Internationales Osnabrücker Symposium Pflegewissenschaft 17./18. November 1994. In: Pflege 8 (1995), Nr. 4, S. 315–323.

Schröck, Ruth: Pflegeprofessorinnen in Deutschland. In: Die Schwester/Der Pfleger 34 (1995), Nr. 3, S. 203–207.

Schröck, Ruth: Praxisverbundene Pflegeforschung. Der Studiengang Krankenpflegemanagement an der FH Osnabrück. In: Altenpflege Forum 3 (1995), Nr. 4, S. 117–118.

Schröck, Ruth: Wieder eine Premiere. In: Pflege und Gesellschaft 1 (1996), Heft 1, S. 1–2.

Schröck, Ruth: Des Kaisers neue Kleider? Bedeutung der Pflegetheorien für die Entwicklung der Pflegewissenschaft in Deutschland. In: Dr. med. Mabuse 22 (1997), Heft 107, S. 39–45.

Schröck, Ruth; Drerup, Elisabeth (Hrsg.): Pflegetheorien in Praxis, Forschung und Lehre. Freiburg i. Br. 1997. (Materialien zur Pflegewissenschaft, Bd. 1.)

Schulte, M. Ulrike; Drerup, Elisabeth: Berufsverbände der Krankenpflege. Freiburg i. Br. 1992.

Schwartz, Friedrich Wilhelm; Badura, Bernd: Public Health. Ansätze zu Aufbaustudiengängen in Deutschland - Erfahrungen aus dem Ausland. Hrsg. von der Robert Bosch Stiftung. Gerlingen 1991.

Seidl, Elisabeth (Hrsg.): 1. Symposium Pflegeberuf und Universität. Tagungsbericht mit ergänzenden Beiträgen am 18. November 1988 in Wien. Wien 1988.

Seidl, Elisabeth (Hrsg.): Betrifft: Pflegewissenschaft. Beiträge zum Selbstverständnis einer neuen Wissenschaftsdisziplin. Wien/München/Bern 1993.

Semrau, Manfred: Voraussetzungen für die Einrichtung eines Studienangebotes für Pflegepersonen an der Hochschule. In: Seidl, Elisabeth (Hrsg.): 1. Symposium Pflegeberuf und Universität. Tagungsbericht mit ergänzenden Beiträgen am 18. Nov. 1988 in Wien. Wien 1988. S. 28–37.

Semrau, Manfred: Voraussetzungen für die Einrichtung eines Studienangebotes für Pflegepersonen an der Hochschule. In: Seidl, Elisabeth (Hrsg.): 1. Symposium Pflegeberuf und Universität. Tagungsbericht mit ergänzenden Beiträgen am 18. November 1988 in Wien. Wien 1988, S. 28–37.

Seyd, Wolfgang: Professionalisierung der Pflege: Nur ein Schlagwort. In: Stach, Meinhard; Wiechmann-Schröder, Gabriele; Kipp, Martin (Hrsg.): Zur Professionalisierung der Pflege. Dokumentation eines Workshops und Beiträge zur Entwicklung und Institutionalisierung des Pflegestudiums an der Universität Gesamthochschule Kassel. Alsbach 1995, S.167–181.

Siegel, Ralf: Zum Entwicklungsprozess und den Chancen der Professionalisierung in der Pflege, die mit der Einführung des Zertifizierungsverfahrens durch die AHPGS verbunden sind. In: Pflege und Gesellschaft 7 (2002), Nr. 2, S. 54–59.

Sieger, Margot: Studiengänge in der Pflege: Pflegeausbildung auf Fachhochschulniveau. In: Bundesausschuss der Länderarbeitsgemeinschaften der Lehrerinnen und Lehrer für Pflegeberufe: Bildung und Pflege. Pflege braucht Lehre(r). 25 Jahre BA. Stuttgart/New York 1997, S.169–170.

Sieger, Margot: Gestufte Studiengänge – eine neue Qualität der Bildung für die Pflege. In: Pflege und Gesellschaft 6 (2001), Nr. 3, S. 94–99.

Sieger, Margot: Die Akkreditierungsagentur für Studiengänge im Bereich Heilpädagogik, Pflege, Gesundheit und Soziale Arbeit – AHPGS – Bedeutung und Zielsetzung im Kontext der jüngsten Entwicklungen im Hochschulsystem. In: Pflege und Gesellschaft 7 (2002), Nr. 2, S. 49–53.

SPD: Pflegeausbildung grundlegend reformieren. In: Pflege intern 1995, Nr.12, S. 6.

Stach, Meinhard; Wiechmann-Schröder, Gabriele; Kipp, Martin (Hrsg.): Zur Professionalisierung der Pflege. Dokumentation eines Workshops und Beiträge zur Entwicklung und Institutionalisierung des Pflegestudiums an der Universität Gesamthochschule Kassel. Alsbach 1995.

Stellungnahme des DBfK zum «Entwurf eines Gesetzes über die Berufe in der Krankenpflege und den Beruf der Hebamme und des Entbindungshelfers» vom Dez. 1977. In: Krankenpflege 32 (1978), Nr. 3, S. 91–92.

Stemmer, Renate: Pflege-Professionalisierung. In: Dr. med. Mabuse 28 (2003), Heft 146, S. 39–42.

Steppe, Hilde: Die Perspektiven in der Krankenpflege für die 90er-Jahre. In: Krankenpflege 43 (1989), Nr. 5, S. 212–214.

Steppe, Hilde: Weiterbildung muss sein! Referat für das 2. Berliner Krankenpflegesymposium, Berlin, 18. November 1991. In: Deutsche Krankenpflegezeitschrift, Beilage «Dokumentation Aus- und Fortbildung», 45 (1992), Heft 5, S. 28–32.

Steppe, Hilde: Konferenz der Weiterbildungsinstitute. In: Krankenpflege 46 (1992), Heft 1, S.13.

Steppe, Hilde: Unterrichtsschwester/Unterrichtspfleger oder Lehrer/in für Pflegeberufe? Zur Situation der Weiterbildung für Lehrkräfte in Pflegeberufen. In: Bischoff, Claudia; Botschafter, Petra (Hrsg.): Neue Wege in der Lehrerausbildung für Pflegeberufe. Melsungen 1993, S.111–123.

Steppe, Hilde: Perspektiven der professionellen Pflege – Krankenpflege im Dienst der Gesundheit. Referat für den 22. Kongress der Deutschen Zentrale für Volksgesundheitspflege, Frankfurt, 28. Oktober 1992. In: Ulmer, Eva-Maria; Krampe, Eva-Maria; Haas, Walburga; Wackerhagen, Hilde (Hrsg.): Hilde Steppe: «Die Vielfalt sehen, statt das Chaos zu befürchten». Ausgewählte Werke. Bern/Göttingen/Toronto/Seattle 2003, S. 39–48.

Steppe, Hilde: Die Entwicklung eines pflegerischen Bildungskonzepts am Beispiel des Bundeslandes Hessen. In: Heller, Andreas; Schaeffer, Doris; Seidl, Elisabeth (Hrsg.): Akademisierung von Pflege und Public Health. Ein wissenschaftlicher Dialog. Wien/München/Bern 1995, S. 52–66.

Stiefel, Marie-Luise: Verbesserung der gesundheitlichen und pflegerischen Versorgung im häuslichen Lebenszusammenhang. Bestandsaufnahme zum Förderungsbedarf. Hrsg. von der Robert Bosch Stiftung. Gerlingen 1987.

Stöcker, Gertrud: Studiengänge in der Pflege: Lehramt Pflege. In: Bundesausschuss der Länderarbeitsgemeinschaften der Lehrerinnen und Lehrer für Pflegeberufe: Bildung und Pflege. Pflege braucht Lehre(r). 25 Jahre BA. Stuttgart/New York 1997, S. 161–165.

Stöcker, Gertrud: Statement zur Präsentation der Denkschrift der Robert-Bosch-Stiftung «Pflege neu denken – Zur Zukunft der Pflegeausbildung». In: Focus. PR-InterNet 12/2000, S. 433–435.

Stöcker, Gertrud (Hrsg.): Bildung und Pflege. Eine berufs- und bildungspolitische Standortbestimmung. 2. überarb. Aufl., Hannover 2002.

Stöcker, Gertrud: Entwicklung der pflegeberuflichen Bildung. In: Stöcker, Gertrud (Hrsg.): Bildung und Pflege. Eine berufs- und bildungspolitische Standortbestimmung. 2. überarb. Aufl., Hannover 2002, S. 21–37.

Stöcker, Gertrud: Berufliche Pflege im Spannungsfeld der Gesundheits- und Pflegepolitik. In: Stöcker, Gertrud (Hrsg.): Bildung und Pflege. Eine berufs- und bildungspolitische Standortbestimmung. 2. überarb. Aufl., Hannover 2002, S. 56–67.

Störmer, Michael: Die Krankenpflegeausbildung in Deutschland. Begründungsaspekte und Optionen einer bildungsstrukturellen Reform. In: Pflegezeitschrift 53 (2000), Nr. 7, S. 2–12.

Stratmeyer, Peter: Anforderungen an die Krankenpflegeausbildung im Zeitalter demographischen und epidemischen Wandels. In: Jahrbuch für kritische Medizin 37. Qualifizierung und Professionalisierung. Hamburg 2002, S. 80–95.

Taubert, Johanna: Pflege auf dem Weg zu einem neuen Selbstverständnis. Berufliche Entwicklung zwischen Diakonie und Patientenorientierung. 2. Aufl., Frankfurt a. M. 1994.

Taubert, Johanna: Modellversuch «Internationaler Studiengang für Pflegeleitung» an der Hochschule Bremen. Abschlussbericht. Bremen 1999.

Thiekötter, Andrea: Pflegeausbildung in der Deutschen Demokratischen Republik. Ein Beitrag zur Berufsgeschichte der Pflege. Frankfurt a. M. 2006.

Trimble, Kerstin: Die Pflege braucht ihre Eliten mehr denn je. Nach intensiver Förderung gibt die Stiftung den Stab an die Führungskräfte aus den Pflegeberufen weiter. In: Bosch-Zünder 82 (2002), Heft Nr. 12, S. 15.

Ulmer, Eva-Maria; Krampe, Eva-Maria; Haas, Walburga; Wackerhagen, Hilde (Hrsg.): Hilde Steppe: «Die Vielfalt sehen, statt das Chaos zu befürchten». Ausgewählte Werke. Bern/Göttingen/Toronto/Seattle 2003.

Vereinte Dienstleistungsgewerkschaft, ver.di-Landesbezirk Bayern: Argumente und Fakten zu Diskussion über die Einführung einer Pflegekammer in Bayern. München 2011.

Wagner, Franz: Fort- und Weiterbildung. In: Bundesausschuss der Länderarbeitsgemeinschaften der Lehrerinnen und Lehrer für Pflegeberufe: Bildung und Pflege. Pflege braucht Lehre(r). 25 Jahre BA. Stuttgart/New York 1997, S.170–172.

Wagner, Franz: München und was dann? In: Pflege Aktuell 54 (2000), Sonderbeilage zu Nr. 7–8.

Wagner, Franz: Pflegebildung – neu denken? Pflegebildung – neu handeln? In: Pflege Aktuell 55 (2001), Nr.1, S. 31–33.

Wander, Marianne: Die Stellung von Schul- und Pflegedienstleitungen. In: Deutsche Krankenpflege-Zeitschrift 45 (1992), Heft 2, S. 2–7.

Wanner, Bernd: Lehrer zweiter Klasse? Historische Begründung und Perspektiven der Qualifizierung von Lehrerinnen und Lehrern der Pflege. 2. Aufl., überarb. und erw. von Claudia Bischoff, Frankfurt a. M. 1993 (Erstauflage: 1987).

Wanner, Franz: Pflegebildung – neu denken? Pflegebildung – neu handeln? In: Pflege Aktuell 55 (2001), Nr.1, S. 31–33.

Weidner, Frank: Voraussetzungen einer professionellen und gesundheitsfördernden Pflegepraxis – Ergebnisse einer empirischen Studie. In: Prävention. Zeitschrift für Gesundheitsförderung 21 (1998), Nr. 4, S.110–114.

Weidner, Frank: Professionelle Pflegepraxis und Gesundheitsförderung. Eine empirische Untersuchung über Voraussetzungen und Perspektiven des beruflichen Handelns in der Krankenpflege. Frankfurt a. M. 1995.

Weidner, Frank; Moers, Martin: Akademisierung und Professionalisierung der Pflege in Deutschland – Entwicklung, Stand und Perspektiven –. In: Prävention. Zeitschrift für Gesundheitsförderung 21 (1998) Nr. 4, S. 99–105.

Weinrich, Rosemarie: Gedanken zum Berufsbild Krankenpflege. In: Krankenpflege 36 (1982), Nr.1, S. 2–3.

Wendler-Hülse, Irene: Von Alma-Ata über Wien nach München. In: Pflege Aktuell 54 (2000), Sonderbeilage zu Nr. 7–8.

Wendt León, Marcela: Krankenpflegeausbildung in Europa. Stuttgart/Berlin/Köln 1995.

WHO-Ministerkonferenz Pflege- und Hebammenwesen vom 15.–17.06.2000. In: Pflege Konkret 3 (2000), Nr. 8, S. 2–3.

Wiese, Michael: Zum Prozess der Akademisierung der Pflege in der BRD. In: Stach, Meinhard; Wiechmann-Schröder, Gabriele; Kipp, Martin (Hrsg.): Zur Professionalisierung der Pflege. Dokumentation eines Workshops und Beiträge zur Entwicklung und Institutionalisierung des Pflegestudiums an der Universität Gesamthochschule Kassel. Alsbach 1995, S.143–165.

Winter-von Lersner, Christa: Der Bedarf an akademisch ausgebildeten Pflegenden nimmt zu. Akademisierung der Pflege. In: Pflegezeitschrift 48 (1995), Nr.10, S. 696–698.

Wintersberger, Barbara: Buchbesprechung Pflege neu denken. In: Mitteilungen der Sanitätsverwaltung 102 (2001), Nr. 4, S. 55.

Wissenschaftsrat: Empfehlungen zur Struktur und zum Ausbau des Bildungswesens im Hochschulbereich nach 1970. Band 1–3. Bonn 1970.

Wissenschaftsrat: Dreijährige Studiengänge im Gesundheitswesen. Vorschläge für Modellversuche. Bonn 1973.

Wissenschaftsrat (Hrsg.): Empfehlungen zur Entwicklung der Fachhochschulen in den 90er-Jahren. Köln 1991.

Wissenschaftsrat: Empfehlungen zu hochschulischen Qualifikationen für das Gesundheitswesen. Köln 2012.

Wittneben, Karin: Pflegekonzepte in der Weiterbildung zur Pflegelehrkraft. Über Voraussetzungen und Perspektiven einer kritisch-konstruktiven Didaktik der Krankenpflege. Frankfurt a. M./Berlin/Bern/New York/Paris/Wien, 3. unveränd. Aufl. 1991.

Wittneben, Karin: Zur Situation der Weiterbildung von Pflegekräften zu Pflegelehrkräften in Deutschland von 1903 bis 1993. In: Mischo-Kelling, Maria; Wittneben, Karin (Hrsg.): Pflegebildung und Pflegetheorien. München/Wien/Baltimore 1995, S. 252–291.

Zander, Christel: Curriculumentwurf für einen Diplomstudiengang Pflege in der Fachrichtung Sozialwesen an einer Fachhochschule. In: Bartholomeyczik, Sabine; Mogge-Grotjahn, Hildegard; Zander, Christel (Hrsg.): Pflege als Studium – Europäischer Kontext – Curriculum-Entwurf – Expertenurteile. Beiträge zu einem Fachhochschul-Curriculum. Bochum 1993, S.113–162.

Zielinski, Wiebke; Korporal, Johannes: Zur Begründung eines Hochschulstudiengangs für Leitende in Pflegeberufen und Institutionen der Pflege. In: Schaeffner, Doris; Moers, Martin; Rosenbrock, Rolf (Hrsg.): Public Health und Pflege. Zwei neue gesundheitswissenschaftliche Disziplinen. Berlin 1994, S. 261–278.

Zopfy, Ilsedore: Warum brauchen wir die generalistische Ausbildung für die Pflege? In: Pflege Aktuell 54 (2000), Nr. 5, S. 276–278.

Artikel ohne Autorennennung, Broschüren, Denkschriften

Auf der Suche nach dem Schlüssel zur Realität. Pflegetheorien im Wandel der Zeit. In: Pflegezeitschrift 55 (2002), Nr.12, S. 869–869.

Ausbildung in Pflegeberufen – Experten stellen Reformkonzepte vor. In: Pflege Aktuell 51 (1997), Nr. 6, S. 296-297.

Auszug aus den Empfehlungen des Wissenschaftsrates zur Struktur und zum Ausbau des Bildungswesens nach 1970 – Band 2. In: Die Agnes Karll-Schwester – Der Krankenpfleger 25 (1971), Nr. 7, S. 283–286.

Denkschrift der Robert-Bosch-Stiftung «Pflege braucht Eliten»... In: Frankfurter Allgemeine Zeitung vom 05.02.1994.

Denkschrift der Robert-Bosch-Stiftung zu Lehr- und Leitungskräften in der Pflege. Fazit: «Pflege braucht Eliten». In: Marburger Bund – Ärztliche Nachrichten 6 (1992), vom 15.05.1992.

Die Krankenpflege aus der Krise führen. In: Berliner Ärzte 29 (1992), Heft 6, S. 6.

Diskussion um Reform der Pflegeausbildung zieht Kreise. In: Pflegezeitschrift 55 (2002), Nr. 5.

Diskussion um Reform der Pflegeausbildung zieht weitere Kreise. In: Die Schwester/Der Pfleger 41 (2002), Nr. 5, S. 361.

«Eine Schwerpunktsetzung ist unabdingbar.» Verbände beziehen Stellung zur generalistischen Pflegeausbildung. In: Pflegezeitschrift 65 (2012), Nr. 7, S. 388f.

Entwicklung und Erprobung eines Studiengangs mit berufspädagogischem Fachrichtungsprofil für Lehrkräfte in der Alten- und Kranken-/Kinderkrankenpflege: Berufliche Erstausbildung und Lehramtsstudium als biographische Bausteine. Zweiter Zwischenbericht im November 1994. Typoskript o. O., o. J.

Entwicklung und Erprobung eines Studiengangs mit berufspädagogischem Fachrichtungsprofil für Lehrkräfte in der Alten- und Kranken-/Kinderkrankenpflege: Berufliche Erstausbildung und Lehramtsstudium als biographische Bausteine. Anschlussantrag für die II. Phase der Gesamtlaufzeit. Typoskript o. O., o. J.

Erklärung von München. Pflegende und Hebammen – ein Plus für Gesundheit. 17. Juni 2000. In: Pflege Aktuell 54 (2000), Sonderbeilage zu Nr. 7–8.

Förderungsprogramm «Qualifizierung von Lehr- und Leitungskräften in der Pflege». In: Deutsche Krankenpflege-Zeitschrift 46 (1993), Nr. 6, S. 434.

«Gespenst des Pflegekräftemangels geht um». Robert Bosch-Krankenhaus noch nicht betroffen – Zukunftswerkstatt. In: Stuttgarter Nachrichten vom 12.03.2001.

Integrative Pflegeausbildung: Das Stuttgarter Modell. Ausbildungsmanual. Hrsg. von der Kerngruppe Curriculum. Stuttgart 2003.

Neues Modell für die Pflegeausbildung. In: Volksstimme vom 02.12.2000.

Pflege braucht Eliten. In: Kinderkrankenschwester 11 (1992), Nr. 6, S. 213.

Pflege braucht Eliten. In: Frankfurter Allgemeine Zeitung vom 10.04.1993.

Pflege neu denken. In: Caritas und Pflege 53 (2001), Heft 1 vom Januar bis März 2001.

Pflege neu denken. In: Pflegezeitschrift 54 (2001), Nr. 1.
Pflegereferate. «Krankenpflege» im Gespräch mit Hilde Steppe. Interview: Eva-Maria Krampe. In: Ulmer, Eva-Maria; Krampe, Eva-Maria; Haas, Walburga; Wackerhagen, Hilde (Hrsg.): Hilde Steppe: «Die Vielfalt sehen, statt das Chaos zu befürchten». Ausgewählte Werke. Bern/Göttingen/Toronto/Seattle 2003, S. 107–111.
Pflegeverbände zur generalistischen Ausbildung. In: Pflege Aktuell 54 (2000), Nr. 6, S. 324–325.
Reform der Ausbildung für Pfleger gefordert. Stiftung möchte einheitliches Berufsbild. In: Der Tagesspiegel vom 25.11.2000.
Reform der Pflegeausbildung überfällig. Robert Bosch Stiftung stellt Ausbildungsmodell der Zukunft vor. In: Die Schwester/Der Pfleger 40 (2001), Nr. 1, S. 8.
Qualifizierung und Professionalisierung. Jahrbuch für kritische Medizin 37. Hamburg 2002.
Symposium der Robert Bosch Stiftung. Pflege braucht Eliten. Forderung nach Akademisierung der Pflegeberufe. In: Deutsches Ärzteblatt 89 (1992), Heft 20 vom 15.05.1992, S. 1836–1839.
«Überwiegend positive Resonanz». Leserbrief der Zukunftswerkstatt der Robert Bosch Stiftung betr.: Barbara Meifort, Eliten brauchen Heloten, Dr. med. Mabuse 130, S. 40ff. In: Dr. med. Mabuse 26 (2001), Heft 132, S. 10.
«Verkammerung ist derzeit der einzige Weg, Pflege politisch zu gestalten.» Interview mit Prof. Dr. Gerhard Igl. In: Forum Sozialstation, Nr. 155 vom Dezember 2008.
Die Zukunft der Pflege in einem europäischen Hochschulraum. In: Pflege und Management, Juni 2004, S. 7.
Zur Diskussion gestellt: Die Pflegeausbildung. Soll die Pflegeausbildung künftig an Fachhochschulen oder in berufsbildenden Zentren stattfinden? In: Pflege Aktuell 51 (1997), Nr. 11, S. 664–666.
Zweite WHO-Ministerkonferenz. Pflege- und Hebammenwesen. München, 15.–17. Juni 2000. Von Alma-Ata nach München. Konferenzbericht. Erwartungen. Fazit. Münchner Erklärung. In: Pflege Aktuell 54 (2000), Sonderbeilage zu Nr. 7–8.
80 000 Schwestern und Pfleger gesucht. In: Die Rheinpfalz vom 25.11.2000.

Abkürzungsverzeichnis

ADBfK	Archiv des Deutschen Berufsverbandes für Pflegeberufe
ADS	Arbeitsgemeinschaft Deutscher Schwesternverbände und Pflegeorganisationen
ARBSG	Archiv der Robert Bosch Stiftung GmbH
BA	Bundesausschuss der Lehrerinnen und Lehrer für Pflegeberufe
BALK	Bundesarbeitsgemeinschaft Leitender Krankenpflegekräfte
BeKD	Berufsverband Kinderkrankenpflege Deutschland
DBfK	Deutscher Berufsverband für Krankenpflege/Deutscher Berufsverband für Pflegeberufe
DBR	Deutscher Bildungsrat für Pflegeberufe
DBVA	Deutscher Berufsverband für Altenpflege
DPV	Deutscher Pflegeverband
GFRRBSG	Geschäftsführungsregistratur der Robert Bosch Stiftung GmbH
RBSG	Robert Bosch Stiftung

Glossar*

Bewilligung

Im Falle einer Bewilligung eines an eine Stiftung gestellten Antrags dürfen die gewährten finanziellen Mittel nur für den bewilligten Zweck verwendet werden.

Eigenprojekt und Fremdprojekt

Eine operativ tätige Stiftung verfolgt ihre Ziele mit Eigenprogrammen und -projekten. Eine fördernde Stiftung stellt Mittel für Fremdprojekte zur Verfügung, die entweder eine Ergänzung zu bereits vorhandenen Programmen darstellen, diese in innovativer Weise weiterführen oder zur Verstärkung der Stiftungsziele in einzelnen Themenschwerpunkten wesentlich beitragen. (Anmerkung: Die Robert Bosch Stiftung versteht sich sowohl als operativ tätige Stiftung, die ihre Ziele mit Eigenprogrammen verfolgt, als auch als fördernde Stiftung, die es Dritten ermöglicht, interessante Ansätze – Projekte und Initiativen – zur Bewältigung gesellschaftlicher Aufgaben im In- und Ausland zu entwickeln und umzusetzen.)

Geschäftsführer

Die Stiftungsgeschäftsführer führen gemeinsam die Geschäfte einer Stiftung. Diese sind vor allem die Vermögensverwaltung, die Erfüllung des Stiftungszweckes sowie die Besorgnis der laufenden Verwaltungsangelegenheiten der Stiftung. Dabei haben sie besonders darauf zu achten, dass die Bestimmungen der Gemeinnützigkeitsverordnung eingehalten werden.

Kuratorium

Aufgabe des Kuratoriums einer Stiftung ist es, über die Verwendung der für die Erfüllung des Stiftungszwecks zur Verfügung stehenden Mittel zu

* Das Glossar bezieht sich auf Termini, die so speziell in der Robert Bosch Stiftung verwendet werden.

entscheiden. Die Geschäftsführung beruft die Kuratoriumssitzungen ein, in denen das Kuratorium über grundsätzliche Fragen der Förderpolitik, die Entwicklung und Genehmigung von Förderprogrammen und über die von den Geschäftsführern vorgelegten Förder- oder Zuwendungsanträge zu entscheiden hat.

Rahmenbewilligung

Legt eine Stiftung einen Förderschwerpunkt fest, kann für diesen Schwerpunkt eine bestimmte Rahmenbewilligung ausgesprochen werden. Finanzielle Mittel der Rahmenbewilligung können dann entweder für ein Eigenprojekt in Anspruch genommen oder für ein Fremdprojekt bewilligt werden.

Verwendungsnachweis

Um sicherzustellen, dass die bewilligten Mittel auch für den geplanten Zweck eingesetzt werden, muss der Bewilligungsempfänger Verwendungsnachweise über die verbrauchten Mittel bei der Stiftung einreichen.

Personenverzeichnis

(in alphabethischer Reihenfolge)

Kurt Beiersdörfer: Seit 1991 stellvertretender Leiter des Referats für Wohlfahrtspflege, davor stellvertretender Leiter des Referats für Gesundheitspflege. Austritt aus der Robert Bosch Stiftung 1995.

Dieter Berg: Von 2000 bis 2013 Geschäftsführer der Robert Bosch Stiftung.

Ministerialdirigent a. D. Dr. jur. Ulrich Bopp: Geschäftsführer der Robert Bosch Stiftung von 1990 bis 2002.

Dipl. rer. pol. Hans-Jürgen Firnkorn: Eintritt in die Robert Bosch Stiftung 1978. Seit 1989 Leiter des Referats für «Gesundheitspflege, Sozial- und Naturwissenschaften», später Bereichsleiter des Programms «Gesundheit und Humanitäre Hilfe». Diesem stand er bis zu seinem Ausscheiden aus der Stiftung im Jahr 2000 vor.

Dr. Peter Payer: Wurde 1970 als erster fester Mitarbeiter der Stiftung eingestellt. Seit 1972 stellvertretender Geschäftsführer, seit 1977 ordentlicher Geschäftsführer der Robert Bosch Stiftung. 1990 Verabschiedung in den Ruhestand.

Dr. Almut Satrapa-Schill: Trat 1977 in die Stiftung ein und war bis 1991 im Referat für Wohlfahrtspflege tätig, zuletzt als stellvertretende Leiterin. Bis 1999 stellvertretende Leiterin des Programmbereichs Gesundheitspflege. Anschließende Leitung des Programmbereichs zwei für «Pflege und Humanitäre Hilfe». Bis Ende 2013 leitete sie den Sonderbereich Zukunftsfragen der Gesundheitsversorgung.

Helga Solinger: Die ehemalige Ministerin für Arbeit und Soziales des Landes Baden Württemberg war von 2001 bis 2011 im Kuratorium der Robert Bosch Stiftung vertreten.